中医师承学堂
一所没有围墙的大学

田合禄中医太极三部六经体系
讲　稿

田合禄　著
黄文安　张健荣　整理

全国百佳图书出版单位
中国中医药出版社
·北 京·

图书在版编目（CIP）数据

田合禄中医太极三部六经体系讲稿 / 田合禄著 ; 黄文安 , 张健荣整理 . -- 北京 : 中国中医药出版社 , 2024.7

（中医师承学堂）

ISBN 978-7-5132-8658-9

Ⅰ . ①田… Ⅱ . ①田… ②黄… ③张… Ⅲ . ①中医学 Ⅳ . ① R2

中国国家版本馆 CIP 数据核字 (2024) 第 048348 号

中国中医药出版社出版

北京经济技术开发区科创十三街 31 号院二区 8 号楼

邮政编码　100176

传真　010-64405721

河北盛世彩捷印刷有限公司印刷

各地新华书店经销

开本 710×1000　1/16　印张 27　字数 427 千字

2024 年 7 月第 1 版　2024 年 7 月第 1 次印刷

书号　ISBN 978 – 7 – 5132 – 8658 – 9

定价　98.00 元

网址　www.cptcm.com

服 务 热 线　010-64405510

购 书 热 线　010-89535836

维 权 打 假　010-64405753

微信服务号　zgzyycbs

微商城网址　https://kdt.im/LIdUGr

官 方 微 博　http://e.weibo.com/cptcm

天猫旗舰店网址　https://zgzyycbs.tmall.com

内容提要

　　本书通过梳理田合禄老师多年来的发言、讲座等，去粗取精，精炼为48讲，涉及8个方面内容：中医太极三部六经体系、五运六气是中医学的核心理论之一、《黄帝内经》是中医学的源头活水、用五运六气解读《伤寒论》、用五运六气解读《脾胃论》、五诊法的临证运用、中医治未病、答学生问。本书的内容既有对经典理论独辟蹊径的解读，又有对临证实践深入而不懈的探索。本书的特色在于将田合禄老师的学术思想和临证经验之精华做了一次整合，让读者有一个全面认识，可以为进一步深入学习打下基础。本书可以作为五运六气初学者的入门读物，还可以为相关专业人员提供参考，从而开阔视野，打开思路。

目　录

《黄帝内经》是中医学的源头活水

用五运六气解读《伤寒论》

用五运六气解读《脾胃论》

五诊法的临证运用

中医治未病

答学生问

中医太极三部六经体系

第1讲
中医太极三部六经体系概述

2015 年 7 月 2 日

大家晚上好，今天我给大家讲一讲中医太极三部六经体系。

一、三部六经体系的创建过程

我们的论坛是三部六经论坛，首先讲这个体系的创建过程。三部六经体系于 20 世纪 80 年代建立，经过 25 年艰辛的历程，这个理论体系逐步完善，最终成为以三部六经为百病纲领，体系完整，逻辑性强，易学易懂，切合临床实际，既能用于外感，又能用于内伤的完整理论体系。创建过程可以分为三个阶段。

1. 起步阶段 本阶段的专著有 1990 年出版的《中医外感三部六经说》。

2. 发展阶段 本阶段纳入了五运六气理论，专著有 2002 年出版的《中医运气学解秘——医易宝典》、2005 年出版的《五运六气临床应用大观》、2010 年出版的《中医太极三部六经体系：伤寒真原》、2011 年出版的《中医太极三部六经体系：针灸真原》。

3. 成熟阶段 本阶段纳入了内伤理论，专著有 2014 年出版的《五运六气解读〈伤寒论〉》、2015 年出版的《五运六气解读〈脾胃论〉》。

整个创建过程十分艰辛，没有名师指导，只有个人艰苦跋涉，而今迈步从头越，举目天下光明，无限风光。我下一阶段的研究目标是将中医标准化、普及化，希望更多的同道参与进来，让中医为世界人民造福。

二、中医学要与时俱进

中医有许多种说法，如"古中医""纯中医"等，这些都不可取。中医向来不是故步自封的，历朝历代都在发展，中医不仅是前进的，而且是与时俱进的。比如，唐代孙思邈就将佛家的"四大学说"纳入中医，还将许多外来药物写入《千金要方》《千金翼方》之中。不要一谈到中医，就想象要穿上唐装、汉服才是中医，我们穿现在的衣服就可以是中医，是不是好中医关键看你的临床效果。与时俱进的中医要吸纳先进的科学技术，比如核磁、CT、B超等诊疗手段，它们不是西医的专利，中医也可以拿来为我所用。

三、中医太极三部六经体系的源流与发展

《黄帝内经》建立了三部六经学说，《素问·三部九候论》论述了通过三部以诊断、预测疾病的方法，强调了三部的重要性，说："人有三部，部有三候，以决死生，以处百病，以调虚实，而除邪疾。"《素问·离合真邪论》说："不知三部者，阴阳不别，天地不分。地以候地，天以候天，人以候人，调之中府，以定三部。"《灵枢·百病始生》中也有"内外三部之所生病"的论述。

明代医家马莳《黄帝内经素问注证发微》说："盖人身大体自纵而言之，则以上、中、下为三部，自横而言之，则以表、里、半表半里为三部，故谓上下、中外之三员也。"

到了清代就更具体了，医家章虚谷在《医门棒喝二集·卷二·太阳上篇》中说："上焦外通太阳、阳明，中焦外通少阳、太阴（太极部），下焦外通少阴、厥阴。"章虚谷这段话非常重要，他把太阳、阳明放在上焦，把少阳、太阴放在中焦，这是很重要的提示。吴樽在《理瀹骈文》中说："人之一身，自纵言之，则以上、中、下为三部；自横言之，则又以在表、在里、在半表里为三部。"这比马莳和章虚谷前进了一步，把横向的、纵向的合在一起，这就是我提出的三部六经体系。三部六经体系是很重要的，如《素问·疏五过论》说："审于分部，知病本始"，明确指出只有审分部才能诊病；《素问·离合真邪论》说："不知三部者，阴阳不别，天地不分"，可见分部的重要性；《素问·八正神明论》说："知其所在者，知诊三部九候之病脉处而治之"。由此可见，掌握分部是诊治疾病的首要任务。只有通过三部取得脉象、部位，才能确定病位、病势、病性，然后定出治疗方案，选方用药，这就是张仲景《伤寒论》辨某病脉证并治的理论依据。这就是三部六经体系的渊源。

四、三部六经体系的主要内容

章虚谷的《医门棒喝二集·卷二·太阳上篇》将《伤寒论》的六经纳入三部里，但是只有纵向的上、中、下三焦三部，没有横向的在表、在里、在表里三部。我在 1990 年出版的《中医外感三部六经说》中明确提出了《伤寒论》的三部六经体系概念，现已发展成为一套体系完整，富有系统性、逻辑性、实用性的中医理论体系。《伤寒论》是一部外感病专著，外感病的特点在于"时"，即四时。《黄帝内经》所说的"时立气布"即不同的时间、地点有不同的气，如春温、夏热、秋燥、冬寒等，人在不同的时间、地点所感受的外邪是不同的，所得外感病也就不同。张仲景特别重视"时"，因此创立了六经病欲解时（图 1-1）。

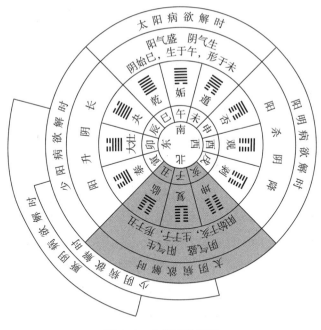

图 1-1　六经病欲解时

从图 1-1 可以看到，四经应四时是张仲景治疗外感病的纲领，少阳主春、太阳主夏、阳明主秋、太阴主冬，我由此创建了中医太极三部六经体系。

1. 横向的三部六经体系 《素问·六元正纪大论》说："岁半之前，天气主之，岁半之后，地气主之"。《素问·至真要大论》说："初气终三气，天气主之"，"四气尽终气，地气主之"。岁半之前为上半年春夏，天气为阳，成为阳仪系统。岁半之后为下半年秋冬，地气为阴，成为阴仪系统。上、下半年之交的长夏成为天地之气交，是暑夏湿热之气，由主气三之气少阳三焦、四之气太阴脾组成，即标本中气理论中从本的两经，在中部成为太极系统。从图 1-1 可以看到，从寅到未上半年春夏阳仪系统主太阳、少阳、厥阴三经，包括伤寒、中风、温病三证。从申到丑下半年秋冬阴仪系统主阳明、太阴、少阴三经，即宋本《伤寒论》的辨痉湿暍三种病证。它充分体现了张仲景《伤寒论》以四时阴阳理论为大纲，其撰用《阴阳大论》名不虚传。寒、燥、湿三种为阴邪，伤人春夏阳仪系统太阳、少阳、厥阴的阳气，所以厥阴病为伤寒的最低面，厥阴病篇共有 56 条，有 24 条的条首冠以"伤寒"二字。风、暑、热三气为阳邪，伤人秋冬阴仪系统阳明、太阴、少阴的阴气，所以少阴病为温病的最低面，少阴病篇共 45 条，却没有一条的条首言及"伤寒"二字。由此可知，阳仪系统的阳气在表，属于表部；阴仪系统的阴气在里，属于里部；太阴系统在中（图 1-2）。

从寅到未是上半年春夏系统，属于阳仪表部系统，它有太阳少阳合病、并病，这里面包括伤寒、中风、温病，为什么？因为太阳之上寒气主之，少阳之上相火主之，厥阴之上风气主之，所以说这三邪随它们而来。从申到丑是下半年秋冬系统，属于阴仪系统，秋天的气候是燥，初秋是湿，少阴之上热气主之，这时候包括燥，痉病就是燥气，有湿痹、有中热，这是后半年三大病证，张仲景区分得十分清楚。所以说，春夏阳仪系统，阳气卫外是在表的，秋冬阴仪系统，阴气守内是在里的。张仲景《伤寒论》中也有横向表里之说，如第 46 条、第 124 条"表证仍在"，第 61 条、第 170 条"无表证"，第 252 条、第 257 条"无表里证"，第 74 条"有表里证"，第 148 条"此为半在里半在外"，也就是阳仪、阴仪的分法。《伤寒论》中也有交代太阳心是主营的，阳明肺是主卫的，这是根据运气来说的，所以《伤寒论·辨脉法》说："风则伤卫，寒则伤荣。荣卫俱病，骨节烦疼"，这句就涉及表证、里证的问题。横向的三部六经体系我们讲到这里。

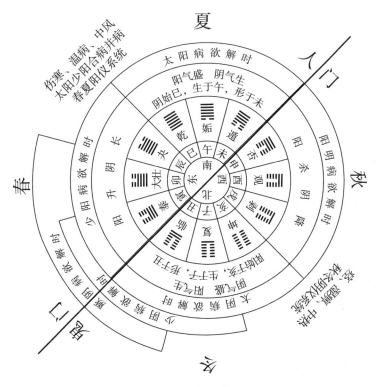

图1-2　两仪示意图

2. 纵向的三部六经体系 《素问·金匮真言论》说："背为阳，腹为阴。""夏秋病在阳"就是《伤寒论》的"病发于阳"，"冬春病在阴"就是《伤寒论》的"病发于阴"。"背为阳，阳中之阳，心也；背为阳，阳中之阴，肺也；腹为阴，阴中之阴，肾也；腹为阴，阴中之阳，肝也；腹为阴，阴中之至阴，脾也。此皆阴阳、表里、内外、雌雄相输应也，故以应天之阴阳也。"太阳主夏心，阳明主秋肺，所以病发于阳是太阳阳明病，包含所有外感病的初发病，心肺居横膈膜之上，属于上焦，所以章虚谷把太阳、阳明归属于上焦是正确的。太阴主冬脾，少阳主春三焦，《素问·六节藏象论》说："脾、胃、大肠、小肠、三焦、膀胱者……此至阴之类，通于土气"，病发于阴即太阴脾和少阳三焦病属于中焦，章虚谷把少阳三焦和太阴脾放在中焦是有道理的。病发于阳、病发于阴用图1-3表示。

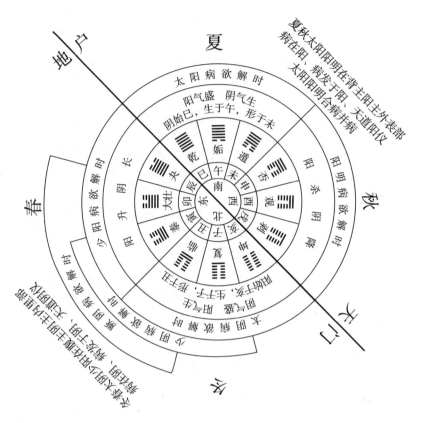

图1-3 天道病发于阳和病发于阴示意图

从四时阴阳讲，少阴在子而天道一阳来复（《金匮要略·脏腑经络先后病脉证第一》"冬至之后，甲子夜半少阳起，少阴之时阳始生，天得温和"），厥阴在丑而地道一阳来复，潜藏于下，所以少阴肾和厥阴肝在下焦。章虚谷在《医门棒喝二集·卷二·太阳上篇》中说："上焦外通太阳、阳明，中焦外通少阳、太阴，下焦外通少阴、厥阴"。太阳表阳心为热，阳明为燥金，少阳为三焦相火，太阴为脾湿，少阴表阴肾为寒，厥阴为风木，故《素问·五运行大论》说："风寒在下，燥热在上，湿气在中，火游行其间。"张仲景在《伤寒论》中也有上、中、下三焦之说，如第243条"属上焦"、第230条"上焦得通"、第159条"理中焦"、第145条"无犯胃气及上二焦"、第124条"热在下焦"、第159条"利在下焦"、第282条"下焦虚有寒"。上、中、下三焦表示外感病的发展趋势，在上轻而在下重。吴鞠通说："治上焦如羽，非轻不举；治中焦如衡，非平不安；治下焦如权，非重不沉"。按五运六气理论标本中气说，厥阴从中气少阳，阳明从中气太阴，少阳太阴在中属于太极部，而太阳厥阴在表，阳明少阴在里，就形成了横向的表、里、太极部三部，此三部表示感受外邪的性质。伤寒伤人表部阳仪系统的阳气，故首先侵犯太阳；风热伤人里部阴仪系统的阴气，故首先侵犯阳明肺；湿热直取中道太阴少阳。外感病伤寒、风热、湿热三大病种来源和传变途径，横向三部言病性，纵向三部言病势，既系统，又清楚，轻重缓急十分明白，便于掌握，便于应用。这样我们就抓住了《伤寒论》的主要东西，将它系统化、逻辑化，便于临床应用。这些都是在前人成果上建立起来的，今后我们还有一些内容补充到三部六经体系里来。将横向三部六经体系和纵向三部六经体系结合在一起，用《黄庭经》黄庭理论和五运六气标本中气理论就可以将《伤寒论》的六经病欲解时变成中医太极三部六经体系。

3. 少阳太阴为太极部的四个证据

证据一：《黄庭经》

少阳太阴为太极部，这在《黄庭经》里面就有论述。《黄庭经·上有章》说："上有魂灵下关元，左为少阳右太阴，后有密户前生门，出日入月呼吸存"。这就明确地将少阳和太阴放在了中焦太极部位，即章虚谷所说的中焦少阳太阴，在《黄庭经》中称为"黄庭部位"。魏荔彤在他的《伤寒论本义》里面就引用这句话，他说："《黄庭经》所言上有黄庭，下有关元，前有幽阙，后有命门"，上下前后四穴之中为人之中，此中存气为中气，这就是太极部位。

证据二：张子和《儒门事亲》

少阳太阴为太极部，这在张子和的《儒门事亲》中提过。他的一首歌诀说："少阳从本为相火，太阴从本湿上坐。厥阴从中火是家，阳明从中湿是我。太阳少阴标本从，阴阳二气相包裹。风从火断汗之宜，燥与湿兼下之可。万病能将火湿分，彻开轩岐无缝锁"。张子和的万病都源于黄庭太极中的少阳三焦相火或太阴脾湿，春厥阴肝从中气少阳三焦相火，秋阳明肺从中气太阴脾湿，夏太阳和冬少阴是阴阳之征兆。

证据三：李东垣"甲己化土，此仲景妙法也"

少阳太阴为太极部位的证据还有李东垣所说"甲己化土，此仲景妙法也"。所谓甲己化土，就是指少阳三焦相火生太阴脾土，即黄庭太极。李东垣在《医学发明》中说："坤元一正之土，虽主生长，阴静阳躁，禀乎少阳元气乃能生育也。""坤"就是太阴脾，只有在少阳三焦相火的作用下才能腐熟水谷、化生气血，这个说得非常地道。

证据四：清代《秘本伤寒第一书》

清代《秘本伤寒第一书》卷首讲的是五运六气，这本书是用五运六气解读《伤寒论》的。这本书把太阴脾和少阳三焦作为太极阴阳的核心纲领，如图1-4所示。

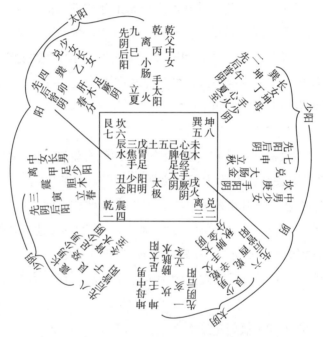

图 1-4 《秘本伤寒第一书》书中图

所以说，少阳太阴作为中焦是有渊源、有发展过程的，这样我们就有充分的理由来创建中医太极三部六经体系，这个体系是非常系统、逻辑、完整的。

4. 标本中气三部六经体系和司天在泉三部六经体系 中医太极三部六经体系虽然细分为标本中气三部六经、横向的三部六经、纵向的三部六经和司天在泉三部六经四部分，其实还是一个三部六经体系。这个三部六经体系请参看《五运六气解读人体生命》（2019年，中国中医药出版社出版）。这种四分法是以标本中气理论为基础的，可以从横向的方面看，也可以从纵向的方面看。五运六气有两大内容，一个是标本中气，一个是司天在泉。标本中气以内伤为主，以黄庭太极为主，是生神的地方；司天在泉是对治外感来说的，和《伤寒论》的六经病欲解时结合起来就能看懂了。我把图 1-5 给大家看看。

纵向＼横向	表部	表里合部	里部	
上焦部	太阳（应夏、心火）		阳明（应秋肺金）	阳
中焦部	少阳（应仲夏三焦相火）	太阴（应长夏、脾土）	阴阳交接
下焦部	厥阴（应春、肝木）		少阴（应冬、肾水）	阴
	阳	阴阳交接	阴	

图 1-5　三部六经分法图

图 1-5 中，横向表里分，表部阳厥阴肝系统和太阳心系统，是主春夏的系统，风寒伤阳；里部阴是阳明肺系统和少阴肾系统，是主秋冬的系统，燥热伤阴；太极部是太阴脾系统和少阳三焦系统，暑夏时段湿热伤中。我们再纵向上下分，上焦是太阳心系统和阳明肺系统，燥热在上，章虚谷说"太阳阳明主上焦"；中焦是太阴湿太阴脾系统和少阳三焦系统，湿火在中，章虚谷说"中焦是少阳和太阴"；下焦是厥阴肝系统和少阴肾系统，风寒在下，章虚谷说"下焦是厥阴和少阴"。这样我们就将伤寒和温病统一起来了，统一在太极三部六经体系之中，有很强的系统性、逻辑性，也适于临床应用，易学、易懂、易掌握。把这个部分转换一下，成为图 1-6。

图 1-6 就是标准的中医太极三部六经体系图。阳仪为阳在表，病发于阳的太阳阳明主表，其次是我们常见的大表部系统。大表部外感有太阳阳明合病、并病和太阳少阳合病、并病，李东垣谓内伤"春夏少阳阳气不升，则上焦心肺系不足，则大气下陷"。阴仪为阴在里，病发于阴的太阴少阳主里，其次是我们常见的大里部系统。大里部系统以太阴脾病和少阴肾病为主，最多见太阴少阴合病、并病的四逆汤证。所以图 1-6 可见，中间太极图里的阳鱼是少阳三焦相火，阴鱼是从本的太阴脾水，它们就在太极部位、在中焦。左边厥阴从中焦少阳相火，那么厥阴主春天，主升，阳气的升发，升发到夏

天就是上面的太阳，太阳心火，夏天。右边是阳明从太极的太阴脾土，这个阴气是降的，到了秋天阴气下降，所以阳明肺是降的，阴气是降的，秋降了就到冬藏了，下面阴气更重，少阴重阴必阳就一阳来复，这样大家就可以看得很清楚了。张子和特别重视太极部位的湿火，它是产生万病的根源，厥阴风要从太极，而阳明燥也要从太极，所以张子和说："休治风兮休治燥，治得火时风燥了"。六经他抓住四经，四经都从湿火来治，只有太阳少阴从本从标，就标本之治，而且它们是重阳必阴、重阴必阳的。这样我们就把外感和内伤统一到一起，将伤寒和温病也统一到一起，这是治疗百病的纲领。通过《黄帝内经》《伤寒论》建立起来的中医太极三部六经体系可以统纳百病，外感内伤统统在这里面，便于大家掌握，遣方用药非常方便、系统。

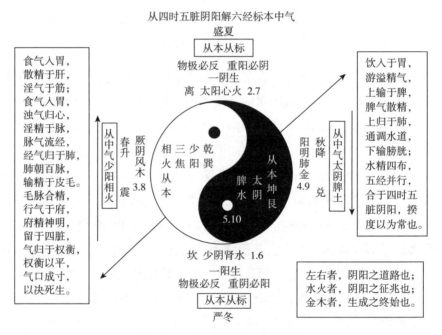

图1-6 中医太极三部六经体系图

以上把太极三部六经体系简单地给大家介绍了，它里面涉及的内容还很多，比如具体的方剂、治法等。今天只讲概述，希望大家多多指导，就讲到这里，谢谢。

五运六气是中医学的核心理论之一

第2讲
运气学基础知识

2015 年 7 月 29 日

大家晚上好，我很高兴和大家一起学习五运六气。

说起五运六气大家就头痛，觉得五运六气学起来非常难，不好学。其实五运六气并不神秘，也不难学，我们每个人每天都生活在五运六气当中，用孔子的一句话说，就是百姓日用而不知罢了。换句话说，我们人的生存离不开五运六气，在生活中你就能捕捉到五运六气的基本内容。

一、五运六气的核心内容——天、地、人三才之道

上是讲天，下是讲地，中是讲人，五运六气就是讲这三件事。《素问·气交变大论》说："夫道者，上知天文，下知地理，中知人事，可以长久。"五运六气难不难？不难。现代人，特别是城市里的人觉得非常难，不知道这是什么意思。我们每天看到的太阳，冬至在什么地方升起、什么地方落下？夏至在什么地方升起、什么地方落下？现代人说不出来，不知道。其实这些基础知识正如顾炎武所说，在上古时代是妇孺皆知的事情。只要大家留心，就能把五运六气学好。大家多多留心去观天、观地、观人，就能把运气学好。

天道方面包括日、月、地、五星、二十八宿的运动规律及历法等方面内容。关于历法，中国古代有两套授时的系统，一套是南面观日月，另一套是北面观北斗星。地道方面包括五方、气运、地时、地势，以及四时阴阳、万物生长化收藏、万物生长壮老已的过程，这些都是需要我们观察的。人道方面包括人的生活起居、疾病、治疗等内容。总的来说，五运六气包括以下内容。

第一，五运六气是研究天、地、人三才之道的自然科学，是探索人类生

态环境的人文科学。

第二,五运六气对于自然科学的探索采用了多学科的知识,可称为百科全书,是一门复杂的系统科学,有严密的整体逻辑思维。

第三,五运六气研究的目的是强调营造天地人和谐的人类最佳生态环境,是运气可调。《素问·天元纪大论》说:"上以治民,下以治身,使百姓昭著,上下和亲,德泽下流,子孙无忧,传之后世,无有终时,可得闻乎?""上终天气,下毕地纪。"《素问·六元正纪大论》说:"通天之纪,从地之理……天地升降,不失其宜……先立其年,以明其气。金木水火土,运行之数;寒暑燥湿风火,临御之化,则天道可见,民气可调。"

第四,五运六气是以阴阳、五行、天干为推演纲目,将自然和生命体融合为一体,形成了独特的自然科学理论,从而阐述自然、生命、疾病、时空的变化规律。

第五,天人的关系。这里面的天人关系有两种,一是天人相应,一是天人合一,这是两个不同的概念。现在一些人主张《黄帝内经》里只有天人相应,没有天人合一,这种观点不全面,应该说两种关系都有。天人相应是指两个物体之间的感应,如两个物体之间的气场干扰、电磁之间的作用等,这是指两个物体。而天人合一是指两个物体之间的,一个进入另一个之内,融合为一,所以这两个概念不一样。比如《黄帝内经》里面的天人相应,就是两个物体相通相感,两个物体没有合一,是可以分离的。《黄帝内经》里有多处涉及,如"参天地而应阴阳""人与天地相参也""日月相应"等。而天人合一同样有,如《素问·六节藏象论》说:"天食人以五气,地食人以五味。五气入鼻,藏于心肺,上使五色修明,音声能彰;五味入口,藏于肠胃,味有所藏,以养五气,气和而生,津液相成,神乃自生。"还有"天地合气,命之曰人"。这些都是讲天地之气进入人体以后,融合到形体里面去了,所以说它是合一的。天的五气、地的五味进入人体,与人的形体合二为一,并且主宰着、滋养着形体,再也不能分离了,这是天人合一。我们学习《黄帝内经》一定要注意这两种关系,特别是在学习五运六气的时候,这两种关系都存在。学习五运六气时这方面内容少不了,至于怎么把它们运用到临床当中要看情况去决定。

二、五运六气的组成

　　五运六气是由五运和六气两部分组成的，简称"运气"。现在人们一说五运六气不知道是指什么，大家要把它们分清楚。《素问·天元纪大论》说："天以六为节，地以五为制。"《素问·六节藏象论》说："天以六六之节，以成一岁，人以九九制会"。可以看到，"地以五为制"是指五运，它是讲地道的，"天以六为节"是讲六气的，所以说六气是天的阴阳，五运是地的阴阳，一个讲天，一个讲地，它们是天地之阴阳。这个概念必须树立起来，这样便于大家学习。五运讲地道阴阳，六气讲天道阴阳。这在《黄帝内经》里面有说明。《素问·五运行大论》说："土主甲己，金主乙庚，水主丙辛，木主丁壬，火主戊癸。"这是讲五运的，这五运是地的阴阳。"子午之上，少阴主之；丑未之上，太阴主之；寅申之上，少阳主之；卯酉之上，阳明主之；辰戌之上，太阳主之；巳亥之上，厥阴主之。"这是讲天的阴阳。岐伯说："是明道也，此天地之阴阳也"。《素问·天元纪大论》说："寒暑燥湿风火，天之阴阳也，三阴三阳上奉之。木火土金水，地之阴阳也，生长化收藏下应之。"五运六气就是讲天地阴阳变化的。以四时阴阳变化为主，一年为一个小周期，六十年为一个大周期。《素问·阴阳应象大论》特别强调天地阴阳问题，说："阴阳者，天地之道也，万物之纲纪，变化之父母，生杀之本始，神明之府也。"《素问·四气调神大论》说："四时阴阳者，万物之根本也。所以圣人春夏养阳，秋冬养阴，以从其根，故与万物沉浮于生长之门。逆其根，则伐其本，坏其真矣。故阴阳四时者，万物之终始也，死生之本也，逆之则灾害生，从之则苛疾不起，是谓得道。"四时阴阳是万物之终始，是生存之本，顺之则生，逆之则亡。所以，这些天地阴阳大家必须注意。

　　掌握天地阴阳，就掌握五运六气了。学习五运六气很难吗？四时的阴阳变化大家是不是都能够感觉到、捕捉到呢？现在一些人讲《黄帝内经》的阴阳、五行，认为这些内容都是哲学的问题，往哲学上靠，这样大家就容易糊涂。其实阴阳是大家能够看得见、摸得着的，有人把它搞神秘了，闹得大家稀里糊涂。《黄帝内经》里面一再强调这个问题，观天道就是要看天象的。《素问·五运行大论》说："天垂象，地成形，七曜纬虚，五行丽地。地者，所以载生成之形类也。虚者，所以列应天之精气也。形精之动，犹根本之与枝叶也，仰观其象，虽远可知也。"地是载生成之形类的，天空是日月星体运行的。五运六气并不难，只要你每天用心观察就可以了。

·六气讲天道，它以日、地关系为主，其次有五星、二十八宿。五运讲地道，地道是以月、地关系为主。我在《中医运气学解秘》一书中详细剖析了《五气经天图》，我把这个叫《日月运行图》，里面讲的是天道和地道的关系。在《黄帝内经》运气七篇里，讲天道的有《六微旨大论》《六元正纪大论》，讲地道的有《五运行大论》《五常政大论》《气交变大论》，天地合讲的有《天元纪大论》《至真要大论》。临床上有《刺法论》《本病论》。

这样来讲，五运是指木运、火运、土运、金运、水运，它们配以天干来推演每年的岁运和五个季节的变化规律。六气是风、寒、暑、湿、燥、火，配以地支来推演每年岁气和六个时间段的变化规律。五运和六气相结合就是五运六气，是综合天地推演每年自然、生命、疾病、时空变化规律的，这样大家就容易理解了。

《黄帝内经》里面内容虽然很多，但它是一个概念、一个概念分篇去讲，看起来多，实际并不多。张仲景在《伤寒例》中把它们概括得非常清楚、非常简单。《伤寒例》里讲一年春夏秋冬四时的正气变化，就是春风、夏热、秋凉、冬寒，四时的正气变化，是主气。这个主气是怎么来的？是地球的大气层，就是地球的气场。学过现代知识的人都知道，地球有自己的气场——大气层，那么地球的气场——大气层就是四时的正气，我们的运气叫作主气。《伤寒例》里讲春、夏、秋、冬非四时正气的变化，就是夏天不热反而寒凉，冬天不冷反而热，这就是非四时主气，那么运气就叫作客气。这个客气怎么来的？它是地球气场——大气层之外的天体对地球的作用力，这很好理解，所以说运气并不复杂、并不难。

运气七篇说得比较散乱，《伤寒例》把它归纳得很清楚，就是一个四时正气为病，一个非四时正气为病，也就是一个主气为病，一个客气为病。就像今年一样，今年的司天是太阴湿土，今年的夏天总体上有那么热吗？这就是非四时正气为病的变化，就是客气。是日月星辰对地球的作用力，这个力量我们归纳起来，就像今年一样，它是湿气，湿气加临在三之气的主气少阳相火之上，这就是主气客气。这非常好理解。如果说夏天该热的时候突然遭受寒冷之气，比如说太阳寒水司天，这就来了倒寒，就容易形成寒疫。如果说冬天该冷的时候不冷，反而是少阳相火在泉，冬天暖了，《伤寒例》把它叫作冬温，这就是非时之气的变化。所以五运六气并不难，特别是张仲景给我们进行了概括。

三、如何掌握五运六气

《黄帝内经》给出了规律：用六十甲子周期干支进行推演。我们的老祖宗把这些知识都传给我们了。《素问·天元纪大论》说："欲知天地之阴阳者，应天之气，动而不息，故五岁而右迁；应地之气，静而守位，故六期而环会。动静相召，上下相临，阴阳相错，而变由生也。""上下周纪，其有数乎？鬼臾区曰：天以六为节，地以五为制。周天气者，六期为一备；终地纪者，五岁为一周。君火以明，相火以位。五六相合，而七百二十气为一纪，凡三十岁，千四百四十气，凡六十岁，而为一周，不及太过，斯皆见矣。"这个《伤寒例》里面讲得很清楚。六十年《伤寒例》说"用斗历"，为什么要用斗历呢？大家可能认为是指北斗，其实不是。斗历是指北斗星转一圈是360°，指的是360天为一个周期的历法，《黄帝内经》说"三百六十日法也"。三百六十日法就是六十甲子日周期干支的推演。《素问·至真要大论》说："天地合气，六节分而万物化生矣。"六节指一年的六气，"六气分治，司天地"，也就是司天在泉，"天地之大纪，人神之通应也"，这个人之神就是司天以五气、司地以五味所生的那个神，这个神是通天地的，所以说"神乃自生"之神。《黄帝内经》讲的是不是很清楚呢？只不过它是用古文讲出来了，其实并不深奥。用现代的话说，只要大家每天留心一点观天、观地、观人，把这三件事情做好，就学会五运六气了。

今天我给大家先把基本的概念和名词讲了，以后讲运气的推算、六气的推算这些内容，今天就讲到这里吧。

第3讲
学习五运六气的前提和五运六气的基本内容

2015 年 7 月 29 日

一、学习五运六气的前提

写一本书、一篇文章，或是做一个项目，都要先确定一个命题，然后设定一些条件，最后在设定的条件下，找出论据、论证。学习五运六气也有基本条件，《黄帝内经》写五运六气首先提出五运六气的命题，然后设定以下条件。

1.五运六气必须是一年内的五运和六气，不得跨年度。《素问·至真要大论》说："初气终三气，天气主之……四气尽终气，地气主之。"《素问·六元正纪大论》说："岁半以前，天气主之；岁半以后，地气主之。"五运和六气必须是一年内的五运和六气。

五运、六气的始点具有天文背景，应从一年的立春或"正月朔日"开始，不能跨越年度到大寒节，这是"天之道，气之常"。

2. "皆归始春"，从一年的春天开始。五运六气基本理论的要点是推算五运和六气，其基本条件是明确设立一个推演始点，因六气必须是在一年之中的六气，故其始点必须符合既是年首又是春季之首的条件。

《素问·六节藏象论》说："帝曰：何以知其胜？岐伯曰：求其至也，皆归始春，未至而至，此谓太过，则薄所不胜，而乘所胜也。命曰气淫不分，邪僻内生，工不能禁。至而不至，此谓不及，则所胜妄行，而所生受病，所不胜薄之也，命曰气迫。所谓求其至者，气至之时也。"

《素问·六元正纪大论》说："夫六气者，行有次，止有位，故常以正月朔日平旦视之，睹其位而知其所在矣。运有余，其至先，运不及，其至后，此天之道，气之常也。运非有余非不足，是谓正岁，其至当其时也。"

　　春有两个含义：一是太阳历，立春到立夏为春天，这个春天始于立春；二是阴阳合历，正月、二月、三月为春天，这个春天始于正月初一。

　　在历元年（也称纪元年），立春和正月初一是合在一起的。大家要明白，每一种历法都有一个历元年。谈历法不能不知道每一种历法的历元年。

　　太阳历主六气之寒温，决定于日地关系，求之于立杆测日影。《素问·六节藏象论》曰："立端于始，表正于中，推余于终，而天度毕矣。"

　　阴阳合历看运，决定于月地关系，主风雨，参合五星、二十八星。《素问·八正神明论》说："凡刺之法，必候日月星辰四时八正之气，气定乃刺之。是故天温日明，则人血淖液而卫气浮，故血易泻，气易行；天寒日阴，则人血凝泣而卫气沉。月始生，则血气始精，卫气始行；月廓满，则血气实，肌肉坚；月廓空，则肌肉减，经络虚，卫气去，形独居。是以因天时而调血气也。是以天寒无刺，天温无疑。月生无泻，月满无补，月廓空无治。是谓得时而调之。因天之序，盛虚之时，移光定位，正立而待之。故曰：月生而泻，是谓藏虚；月满而补，血气扬溢，络有留血，命曰重实；月廓空而治，是谓乱经。阴阳相错，真邪不别，沉以留止，外虚内乱，淫邪乃起。"《素问·气交变大论》说："帝曰：夫子之言岁候不及，其太过而上应五星。今夫德化政令，灾眚变易，非常而有也，卒然而动，其亦为之变乎？岐伯曰：承天而行之，故无妄动，无不应也。卒然而动者，气之交变也，其不应焉。故曰：'应常不应卒。'此之谓也。黄帝曰：其应奈何？岐伯曰：各从其气化也。黄帝曰：其行之徐疾逆顺何如？岐伯曰：以道留久，逆守而小，是谓省下。……是以象之见也，高而远则小，下而近则大，故大则喜怒迩，小则祸福远。岁运太过，则运星北越。运气相得，则各行其道。故岁运太过，畏星失色，而兼其母；不及，则色兼其所不胜。"

　　所谓"皆归始春"，是说五运和六气都是从春初开始。在历元年（纪元年）立春和正月初一相合，同时起于立春日，"运非有余非不足，是谓正岁"，即平气年。"未至而至，此谓太过"年，"至而不至，此谓不及"年，"运有余，其至先，运不及，其至后，此天之道，气之常也"。而且是以"正岁"平气年之始定位，"运有余，其至先，运不及，其至后"，即阴阳合历的正月初一徘徊于历元年立春日前后，就是由立春日和正月初一之间的关系来定先后的。《素问·气交变大论》云："黄帝问曰：五运更治，上应天期，阴阳往复，寒暑迎随，真邪相薄，内外分离，六经波荡，五气倾移，太过不及，专胜兼并，愿言其始。"太阳主寒温。《素问·脉要精微论》说："冬至四十五日，阳气微上，阴气微下；夏至四十五日，阴气微上，阳气微下。"冬至后45日是立春，立春阳气微升，温度渐高，立春在正月初一前至为太过年，在正月初一后至为不及年。其太过、不及的时间也有长短，最长时间约14天。而且五运六气理论的这一基本规定是以黄河流域中原地带为基准点的，其他地域则有差异，比如广州和哈尔滨的气候大约就有一个季度之差，以中原立春日为基准来说，广州的立春日温度高为太过，哈尔滨的立春日温度低为不及。对于这一点，古今医家都没有说清楚，今天我特阐述说明于此。

《素问·六微旨大论》说："天气始于甲，地气始于子，子甲相合，命曰岁立。谨候其时，气可与期。"岁的繁体字是歲，从止、从步、从戌。《说文解字》说："止，下基也。象草木出有址，故以止为足。"故从止从步。又艮为止，艮为东北方向卦，位于立春，曰成终成始，即一岁的开始及结束。戌，《说文解字》说："灭也。九月阳气微，万物毕成，阳下入地也。"所以"岁"，乃表示太阳视运动的阴阳消长周期。天气下降于地，故用十二地支表示，谓天道阳气来复于子时。地气上升于天，故用十天干表示，谓"冬至四十五日，阳气微上，阴气微下"于立春日。地支所表示的天道太阳在南回归线的一阳来复，照射到地面需要45日，用天干表示，十一月是天道一阳来复的"阳气动"，冬至后45日是立春，在阴阳合历的正月，故云："甲：东方之孟，阳气萌动"，孟者春正月也。正月是地面"阳气萌动"。甲表示春生少阳之气。

我们研究的是地道上生物的变化，故当以"东方之孟，阳气萌动"的正月为岁首，即一年运气的开始时间，这个时间是天道一阳来复照射到地面的时间，故云"子甲相合，命曰岁立"，合于甲时，为一岁之始，与地道是两个层次。天地之气相差"三十度"。地道一阳来复于大寒节，地道阳气出于地面是大寒后45日的惊蛰节，冬眠动物复苏，打雷下雨了，可以农耕稼穑了。由此可知，"岁"表示的是甲子运气历及阴阳合历。"年"，甲骨文年字形象是人负禾，字作"秊"形，是一个人背负成熟谷穗的象形字，会谷熟收成之意，表示的是春种秋收之事，说明农耕谷熟，以阴阳合历为主，年首在正月初一。至后世则把"岁""年"混谈了。这一事实记载于《说卦传》后天八卦之中。由此可知，五运六气六十甲子历可推算天道变化对地道生物的影响。

其中既有天道阴阳五行规律信息，也有地道阴阳五行规律信息，以及人道阴阳五行规律信息，可以用时间把天地人三才信息融合嵌套在一起，形成一个完整的生物信息，其贯通线就是太阳南回归线和北回归线之间的运动距离线段（图2-1）。

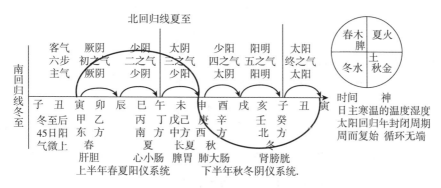

图2-1　中医最基本理论的宇宙元素表达示意图

由图2-1可见，所有的生化都是围绕太阳运动展开的。

3. 在前两点条件下，《素问·六元正纪大论》提出"夫六气者，行有次，止有位，故常以正月朔日平旦视之，睹其位而知其所在矣。"如果没有正当理由推翻这个，当"守正"传承。有相当理由推翻它，才能另起炉灶，不能视而不见。

《黄帝内经》为什么提出"正月朔日"为气、运的起始点呢？众所周知，大寒、立春是太阳历，其节日（有1日波动）是固定不变的，不会有太过、不及；阴阳合历的"正月朔日"是变动的，才会有太过、不及。

在此条件下，《黄帝内经》据"正月朔日"预测了全年的灾害情况。

《灵枢·岁露论》说："此八正之候也……候此者，常以冬至之日，太一立于叶蛰之宫，其至也，天必应之以风雨者矣。风雨从南方来者，为虚风，贼伤人者也。其以夜半至也，万民皆卧而弗犯也，故其岁民少病。其以昼至者，万民懈惰而皆中于虚风，故万民多病。虚邪入客于骨而不发于外，至其立春，阳气大发，腠理开，因立春之日，风从西方来，万民又皆中于虚风，此两邪相搏，经气结代者矣。故诸逢其风而遇其雨者，命曰遇岁露焉。因岁之和，而少贼风者，民少病而少死；岁多贼风邪气，寒温不和，则民多病而死矣……"

"正月朔日，太一居天留之宫，其日西北风（春行秋冬令），不雨，人多死矣。……正月朔日，平旦北风行（春行冬令），民病多者，十有三也。正月朔日，日中北风（春行冬令），夏，民多死。……"

《黄帝内经》在这里提出冬至、立春、正月朔日三个关键日。冬至日是太阳运动到南回归线之日天道一阳来复之时。立春是冬至日后45日阳气微上、阴气微下之日。以正月朔日观察气候的变化，以候厥阴风来判断一年的灾异，说明这天确实是一年的开始。

《灵枢·九宫八风》也有此记载："正月朔日，太一居天留之宫，其日西北风，不雨，人多死矣。正月朔日，平旦北风，春，民多死。……"

又如《大唐开元占经》载："正月一日，风雨，其年大恶，微风小雨，年小恶。风悲鸣，疾作灾起。……米贵蚕伤……正月一日，无风而雨，岁中下，田麦成，禾黍小贵。正月晦日，雨风兼至，籴贵禾恶。"

这是《黄帝内经》完整的一套五运六气理论，为什么后人不"守正"而提出"大寒说"？只是为了标异"创新"。

二、五运六气的基本内容

五运六气是中国古人研究日月星辰运动所引起天象天气变化的规律，以及这些天象天气变化对于万事万物影响的一门自然科学。过去有些人对五运六气不太了解，认为是迷信，其实五运六气是非常科学的自然规律。

1. 五运六气从何而来 五运六气是以天象日月星辰运动和阴阳五行为基础理论，并以十天干和十二地支系统作为推演工具，从天人相应的整体观念来总结自然界规律的一门学问。五运六气是由五运、六气两部分组成的。

2. 五运与月地系统 五运属于月地系统。大家应该听说过月亮是地球的卫星，月亮的运动跟地球是一体的。它们之间的运动规律形成五运理论系统。运气七篇称"地以五为制"，它属于地道。月亮作为地球的卫星绕着地球运转，所以也属于地道。这五运有木运、火运、土运、金运、水运，用十天干来推演每年的中运和五个季节的气候变化规律，这就是五运的作用。

3. 六气与日地系统 六气就是风、火、热、湿、燥、寒六气。六气是根据一年气候的变化演变而来的。春天是风，春夏之交是热，夏天是火，长夏是湿，秋天是燥，冬天是寒，这就是六气。我们每个人都生活在这个环境里，所以并不神秘。六气属于日地系统，是太阳和地球之间的运动关系系统。实际上，六气就是太阳在南北回归线之间运动一周年，在这当中形成的六段气候变化的时间段。

我们中国传统的天文现象是什么？是坐地观天。因为过去上不了天，只能坐地观天，我们眼睛能看到的范围，就是中国古老的宇宙观——盖天说。中国古老的宇宙观有盖天说、宣夜说、浑天说三种，以盖天说为主，因为是坐地观天，以眼睛看到的事实为准。我们看到的是不是每天太阳东升西落，还有太阳的南北回归线运动？看到的是日月绕着地球转。可是你用现代天文学来解释就不一样了，现代天文学说的是地球绕着太阳转。所以学五运六气，这些基本的天文知识和中国传统的天文历法都要先懂。六气是日地系统，是以六为节的天道，因为太阳不是地球的卫星，所以它属于天道。太阳在南北回归线之间的运动，就有上半年、下半年之分。从南回归线运动到北回归线，这是春夏，上半年属于阳，是阳气上升的阶段。从北回归线往南回归线运动是下半年，属于阴。上半年六个月，下半年六个月，二六一十二，我们就用十二地支来表示、推演这个系统。

4. 天地日月相结合 刚才是分开讲，实际上气候变化是它们之间的综合力量，是日月的合化导致了总的气候变化。所以要综合分析和推演每年的气候和疾病流行的一般规律及特殊规律，为预防自然灾害和疾病的流行，以及为临床诊断治疗提供依据。不仅如此，还可以为工业、农业、航天等领域提供服务。我们现在的科学技术很发达，可以发射卫星上天，可是发射卫星必须找时间窗口，时间窗口找不准，发射是成功不了的。找时间窗口，五运六气也完全可以提供帮助。

5. 七政：皇家之学 这些天体中，最常用的就是日、月加上五大行星，共七个。这七个天体在传统文化中叫作"七政"，政权的"政"。为什么叫七政呢？古代的皇帝都是按照七政的规律去施政的。他们施政的地方叫明堂，所以叫作"皇帝坐明堂"，古代都是这样。明堂是一个建筑物，有 12 个房间。皇帝每个月坐一个房间，对全国发号施令，来指导全国的工作。我们的古人很厉害。从世界历史来说，唯有中国保留了这个建筑，从最早的朝代——夏朝就开始有了明堂，它是很古老的。古代的皇帝施政一定要以天文历法作为指导，古代天文历法系统只有皇家可以掌握，老百姓掌握了是要杀头的。国家会养一些专门研究天文历法的人，最早的记录就是尧帝。《尚书》里面有《尧典》一篇，记载了尧帝派四位大臣观察日月运动的规律，读《尚书》就会看到这些内容。

6. 天气预报与五运六气　现代卫星技术发展迅速，现在的天气预报也比较准确。其实天气预报是从天体的运动规律着手的，气候都是由日月星辰的运动所形成的。

7. 术数与天文历法　可能有人对大六壬、奇门遁甲等术数感兴趣，这些都是在天文历法的角度上形成的预测技术，不是迷信。如果不懂这背后的道理，把它搞得太玄学，就容易走偏。

第4讲
用五运六气指导健康

2019 年 12 月 10 日

治未病是中医学最大的特点，通过掌握运气学与人体的关系，便可预测气候与疾病的发生规律，并精准到对应的地区和人群，这就是五运六气在中医学中的重要运用。真正的五运六气有两大块内容，一个是司天在泉的推演，另一个是标本中气。

一、主气与客气

这是 2019 年五运六气的图（图 2-2）。

1. 主气 图 2-2 里面那一圈是主气。主气是地球大气层之内的气候，由地球来主导。主气一年六个时间段的划分是固定的，年年不变。初之气从春天开始，厥阴风木；二之气少阴君火，就是热；三之气少阳相火，是夏天；四之气就是湿，长夏。我们刚经过的就是长夏阶段，然后就是秋天、深秋，再到冬天。

2. 客气 图 2-2 外面那一圈是客气。客气是地球大气层之外的天体运动所形成的力量对地球的影响。客气对地球来说一年一变。天体旋转的方向是不一样的。太阳每天东升西落，那地球是怎么转的？地球由西向东，两个方向相对，是反方向的。太阳东升西落是顺时针，地球旋转是逆时针，在古代这是妇孺皆知的事情。古时候的人吃了饭没事干，坐到门口看天数星星。现在大家都过夜生活，刷手机、看电视、泡吧，对这些都不关心了。

全年运气分析

在泉 司天 岁运

少阳相火 厥阴风木 少土

立秋 七月二十 己亥年

运气五行图　　五运图　　六气图

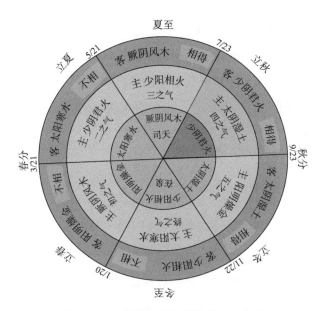

图2-2　己亥年五运六气图（2019年）

二、司天与在泉

己亥年厥阴风木司天，少阳相火在泉，因此冬温易发流行病。

1. 司天　今年是己亥年，属于厥阴风木，所以说今年是厥阴风木加临到三之气少阳相火上的。一个火，一个风，这样今年就形成了风火的气候，这是司天。

2. 在泉　每年冬天不变的主气是太阳寒水，今年冬天的客气是少阳相火。冬天本该寒凉，可是今年有少阳相火来加临，那么该寒的不寒了，就容易生病。每个季节都有它应该出现的气候，如果有了别的气候进行干扰，就不正常了，不正常就要发病。从流行病学的角度来说，今年冬天就会发生流行性的疾病。

三、流行病易感体质

2019 年冬天冬温会多，冬温的流感就会多，这是今年冬天应该注意的。但是冬温到来，不是每个人都会生病，因为我们每个人的体质不同，就像指纹，每个人都不同。打个比方，如果是己亥年出生的人，那么到了今年冬天可能你的热就会加重，因为你是双重的，也就是流年和本命年两个重合了以后，对你来说不利。可是如果你是寒湿型的体质，比如太阴司天的人，那么到了 2019 年冬天就不会那么严重。流行病有它的适应范围，某些人产生了严重的疾病，可能对另一些人来说，即使站在流行病人群里也不会发病。过去有些错误观点，一听说流行病大家心里都发毛。其实并不是全会中招，你是那个体质遇上便容易发病，但如果你的体质与它不相应，就不会发病。

四、流行病与地域的关系

此外，这样的气候现象即便发病，也有一个发病的地点，也就是天体作用的地点。天体作用地点之外的地方不会发病，流感的肆虐都有地区性，有它的作用点。举个简单的例子，日食和月食有日食带和月食带，天体的共同作用点有地区性，道理一样。下雨也是这样，那个作用点下雨，浙江、山东下大雨，可北京不下。这些作用点都是天体的共同作用点，跟天文历法有关，五运六气离不开天文历法。预报这些作用点、灾害点，在古代相当重要，皇帝非常重视。古代最重视的就是日食、月食，特别是日食，古代天文官要是预报错了，是要杀头的。运气学在古代是一门非常重要的学科，正因为它能够进行这样的推算，所以受到皇家控制。《黄帝内经》中的这部分内容失传，不让公开，就是这个原因。到了唐朝，王冰从他师父那里拿到这些东西，把它补到《黄帝内经》里面才完整了。并不是说五运六气从王冰才有，据出土文献考证，春秋战国时期就已经有运气学的记载。

五、己亥年冬季可能发生的疾病

2019年下半年合气是少阳相火在泉，它加临到太阳寒水上面，将会有太阳寒水和少阳相火结合的气候表现。《素问·至真要大论》说："岁少阳在泉，火淫所胜，则焰明郊野，寒热更至。民病注泄赤白，少腹痛，溺赤，甚则血便。"这就是2019年冬天大概会发生的病证。冬天应该阳气潜藏，可是2019年冬天相火加临，藏不住。该藏的不能藏了，该冷的不冷了，所以是焰明郊野。由于太阳寒水和少阳相火交加，寒热交替发生，有热在里面，就会产生赤白，就是痢疾，拉肚子，小肚子疼痛，甚至便血、尿血都可能出现。尿血了到医院里检查，西医就会诊断你是肾炎、肾衰竭。实际上这些东西从中医来说并不难，但从西医角度来说，到时候出现肾炎、肾衰竭都是相当严重的病，也可能就送你到鬼门关了。所以说有些东西本来不可怕，而是人为搞得可怕。了解疾病发生的规律后，可以预防。运气下，流行病易中招体质的人，可以提前吃些中药调理一下，可能就什么病也不发生了。

治未病是中医学最大的特点，因为中医能够预先推测气候特点，再结合你的体质，很多疾病可以预防。西医没办法知道这些，只有等到发病时再处理，不发病也不知道你是什么体质。西医常常会用一个名词：免疫力低下。可这背后的道理并不是那么简单的。

六、不懂天文历法，难以学通五运六气

五运六气让你掌握从天体的运转规律推算。如果不从这个前提推算，没有什么意义，甚至还可能是错的。现在关于五运六气的书多数只讲其然，没有讲出其所以然。不会推算天文历法，就不能明确地指出五运六气是如何源于日、月、五星等天体运动而来。记得我从2006年开始讲运气，那时候学运气的人寥寥无几，甚至那时的高等院校都认为这是迷信，那些教授是不接受的。后来从2009年开始，我和中华中医药学会合办举行全国性的五运六气会议，连着举办了七年，才将五运六气普及开来，到现在成了热门，几

乎人人都在讲运气。不过现在大家讲的五运六气专业性还很不够，里边有不少错误的东西，而且都只是讲司天在泉的推演。真正的五运六气有两大块内容，一个是司天在泉的推演，另一个是标本中气。仅就司天在泉来说，如果不能把《五气经天图》（图 2-3）讲清楚，也是不行的。《五气经天图》属于天象图，它是日、月、五星、二十八宿运动的天象图，需要有古代天文学的基础。不懂天文历法五运六气很难学通，也很难学懂。

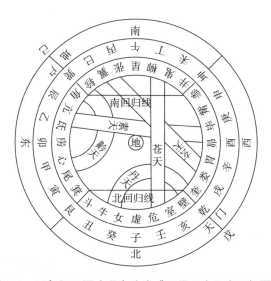

图 2-3　五气经天图（现在改为《日月二十八宿天纲图》）

因为这个原因，我在前几年写了《五运六气天文历法基础知识》一书，进行了普及。学好五运六气学的标准，第一个就是五气经天图，必须把里面的内容了解清楚，能讲出来；第二个必须把标本中气搞明白，这样五运六气才能够学懂。标本中气是讲本气的，讲的是你的正气。我们为什么会得外感病？正气弱了。正气弱的情况下，你不扶助正气，只在那治病气怎么能行？

所以说，五运六气专门有标本中气这一内容，是专门扶助正气的，这套理论完全体现在《伤寒论》里面。

第5讲
五运六气如何运用于临床

2015 年 8 月 20 日

大家晚上好，今天我们这个群开始讲五运六气，这样我们群以后就有两个内容，一个是五运六气，一个是三部六经体系。今天是第 1 讲，我通过剖析两个用五运六气在临床上治疗疾病的病案，给大家说明五运六气怎么用、怎么分析。通过讲临床大家就感兴趣，我们会逐步推出一些临床分析病案。今后讲三部六经体系，包括《黄帝内经》《伤寒论》《脾胃论》等一些理论，到时候会系统地进行讲解。现在开始看病案。

第一个病案： 某男，1986 年（丙寅年）阴历二月十二日出生，2015 年 7 月 30 日初诊。

右侧偏头痛 10 年余。感觉头里面紧胀，初中、高中轻，大学加重，每年阳历 7～9 月痛，白发，偏头痛引发右眼流泪，痛时不想听声音，怕光，去年有一两次想吐，近 2～3 年头痛重，多种方法治疗无效，汗少，脾胃不是太好。舌诊：舌质淡，前边无苔，根部白苔。脉诊：寸浮。

首先运气诊，用运气诊断这个患者。这个人出生在 1986 年阴历二月十二日，也就是丙寅年出生，在初之气。大运是丙运，丙运是水运太过。水运太过从运来定位，水克心火，再一个水寒气重。从司天在泉来说，司天是少阳相火，在泉是厥阴风木，从司天在泉来说这个人好像就是有风火。从初之气来说，主气是厥阴风木，客气是少阴君火，可见这里面有两个风木、两个火，风火都是扰上的、走上的，这是从运来诊断这个人的体质情况。

从症状来说，他是头痛。头为诸阳之会也，头在表。首先头痛是不通，什么不通？头的营卫闭塞不通，才导致络脉阻塞疼痛。水运太过为寒邪束表，而他又出生在初之气，初之气的时候阳气尚微，寒气未消，这时寒气多，寒气束缚于表。因此就导致营卫闭塞不通，营卫不通导致络脉闭塞不通而疼痛，风火上扰于头，被寒邪郁于内而不得散发，就头疼不已。每年的阳历 7 ～ 9 月，也就是阴历的六月、七月、八月头痛加重。为什么呢？这时是暑热天气，它会加重风火上扰，因此在这时犯病最多而且最重。风火扰头，风火疏散，应该出汗，可是这个人汗很少，几乎不出汗，也就是寒邪闭束表部后不能散发。这个病位在表，表闭不通。这样就看到他的病机是寒邪束表、营卫郁闭、络脉不通而导致的头痛。十来年了，郁阻多了，血脉不通了。

由病机就知道治则。首先开鬼门，发汗解表，开闭祛邪，透达通络，调和营卫是治疗原则，针对病机、病位而做出的治则。再一个少阳司天必汗多，像这样的只有从运气方面分析才知道病机，从八纲是找不到病因的。风火扰上，底下必汗多，所以说下头有汗。开鬼门发汗用什么药物呢？调和营卫，护卫驱寒，通过分析基本概念有了。根据这样的原则，我选择了《金匮要略·中风历节病脉证并治》附载的《古今录验》续命汤。这个方子由麻黄、桂枝、杏仁、甘草、人参、当归、干姜、石膏、川芎组成。从这九味药可以看出，这个方子是由三个基本方组成的。第一个是大青龙汤，去掉了生姜、大枣，治疗寒束于表；第二个是理中丸，去白术，温中祛寒护胃气；第三个是佛手散，以当归、川芎活血补血通络。续命汤是非常好的方子，张仲景把它放在了《中风历节病脉证并治》，它是治疗风寒的一个主要方子，原文说的"风痹"就是中风的一种。在这个方的基础上，我又加了蜈蚣、全蝎、细辛、赤芍、白芷，增加化痰活血通络的作用，起到重要的协同作用，见效很快，一共吃了 12 剂药，10 年的病就好了，小伙子非常高兴。加了这几味药后，里面的川芎、白芷是不是川芎茶调散里治头痛的主要药物呢？这样既有解表祛邪的药物，又有通络活血化痰的药物。关键是一定要解表，他之前多数治疗没有见效就是因为没有解表。根据他的部位、症状、运气体质分析下来，知道他的病位在哪，病机是什么，应该制定什么样的治则，选择什么样的方药，这个病案给大家解释到这里。

第二个病案：患者是一个八十多岁的老太太。李某，女，1929 年（己巳年）阴历十月出生，2013 年 10 月 28 日初诊。

西医检查提示脑梗死：①双侧大脑皮层下多发片状低密度影，考虑脑梗死可能性大。②左侧脑干腔隙性脑梗死。

血压高，150/90mmHg，不出汗，烦躁，舌苔白腻，流口水，言语不清，四肢无力，脉弦。

同样先开始运气诊断。这个老太太生在己巳年的五之气，己为土运不及，巳为厥阴风木司天，少阳相火在泉。五之气的主气是阳明燥金，客气为太阴湿土，从大运来说，土运不及肯定脾胃就弱，再加上风、木，是不是也能克制脾土呢？但是五之气里有燥、湿，这样她的湿气为重了，因为客气太阴湿土胜燥金，所以说湿气比较重，因此她的舌苔很腻、流口水，都表现出脾胃虚弱。这个老太太一个最重要的症状也是不出汗，因为五之气燥是凉性，湿是阴邪，所以阴气多、湿气多，她出汗不多。一定要注意头是在表的，脑梗虽然在脑袋里头，但是头是属于阳在表部的。《灵枢·天年》说，人到八十多岁髓气就衰了，这时肺的宣发通透能力减弱，络脉气滞血瘀痰阻也就有了，这时要注意人体的体质。五之气是阳明燥气，秋凉之气外束，所以不出汗。脾胃不健，湿气内郁，舌苔白腻、流口水都属于脾虚。有这样的症状，应该选什么药物？这两位老师，一位提出苓桂术甘汤合桂枝汤，思路挺好，起码照顾到脾胃了，另一位用附子理中丸，也照顾到脾胃了。

但是大家用的药都是在里部的，苓桂术甘汤和附子理中丸都偏重里，既然一个合了桂枝汤，桂枝汤治疗表虚证，可是这个老太太不出汗，要注意。还有头也是在表，头部中风有两种，一种是脑供血不足，像梗死一类，另一种是出血一类，中医中风这两种情况要分清。这个老太太涉及阳明燥气外束，所以不出汗。一个是在表，同样也要开鬼门发汗，这一关不能错过，病位在表一定要发表。我同样选择了《金匮要略·中风历节病脉证并治》附载的《古今录验》续命汤，加了蜈蚣、全蝎和苍术这三味。大青龙汤里有石膏，同样第一次服药是发汗，头一次开了四剂。四剂发汗后，老太太说话清楚了，烦躁也少了，就是还流口水。这个肯定是脾胃虚，年老又脾胃虚，第二次以健脾化湿为主。我用苍术、干姜、炙甘草、杏仁、当归、川芎、蜈蚣、全蝎、白术、茯苓、人参、栀子，重点在白术、茯苓、人参、干姜、炙甘草，以健脾为主，这是不是理中丸、四君子汤？这样又吃了四剂，后来又加减一共吃了十五剂，这个人就好了。

　　我今天有意识地讲这两个病案，用的都是续命汤，让大家好好对比一下。首先他们的病位都在头部，都在表部，但是这个头部、表部有区别。头痛是在头部的外头，而脑梗死是在头部的里头，但是他们有相同的表现，一个是寒气过重外束，一个是阳明燥气过重外束，同样都出现无汗的症状，凡是无汗一定要开鬼门。因此两个病不同，年运也不同，用了一个续命汤都见效了。给大家分析这两个病案，用五运六气分析，如果没有五运六气就得不出确实的治疗原则，所以对运气一定要重视。这样在临床中用起来非常简洁，而且有些东西通过八纲辨证得不到，你能够辨出来，你用药就和八纲辨证出来的完全不一样，请大家思考，也希望大家多多提意见。

　　问： 田老师，这两个案例均无发热，第二个案例有无汗而烦躁，应有内热。续命汤中石膏的用意何在？

　　答： 这要好好复习大青龙汤，为什么寒邪束表时，阳气怫郁就会发热？刘河间阐述得最多，其次张仲景的《伤寒论》里面也较多。大青龙汤里的石膏就是因为寒邪束表，阳气怫郁不得发散，再加上这个人的风火郁闭于内，都需要石膏，所以这两个方面都需要。这样你才能理解《伤寒论》说的"何以发热""何谓发热"，并不见得受寒邪都发热，而且这些症状不一定都发热。《伤寒论》说得很清楚，"何以发热""何谓发热"。再好好看，这两个病案的寒邪外束都属于体质方面的，不是感受外邪，这个要分清楚。好好体会一下外感六淫的病和运气体质的病，人出生的时候会打上运气的烙印这个体质，要严格区分这两方面的不同。

　　再问： 可是不考虑当下的运气或者是生病时候的运气吗？不用从主体（体质，出生运气）及客体（当下运气，病始发运气）两方面考虑吗？

　　答： 会考虑的，这是流年。我先给大家分析的重点是本命年的体质。本命年的体质会受到流年的影响，这要看是哪个是主导，哪个是次要。用五运六气谈论体质的时候，我们没有运用运气的所有条件，目前只用了司天、在泉、主气、客气、客运，其他的都舍去了，所以不要求百分之百，要求百分之五六十就可以。我在《中医自然体质论治》一书中详细讲解了出生时的本命体质和流年对本命体质的影响。一定要注意，没有运用运气的所有条件，我们只挑选了几个条件来运用，要抓住主要矛盾。我再强调一下这两个病案，表部的寒气都是从运气体质方面表现出来的，如果用八纲辨证是找不出来的。

今天这两个病案就给大家解释到这里。各位，今晚运气学基础第 1 讲以这两个医案开场，大家可以从各个角度去思考对证的方药，欢迎大家在听课之后参与讨论，谢谢。

第6讲
标本中气理论

2018 年 8 月 30 日

近年来五运六气成了中医的热门话题，说明五运六气得到了普及，这是中医的一大幸事。但是，从目前发表的论文和出版的书籍来看，大家津津乐道的内容都是有关五运六气中司天在泉推算外感疫病的内容，从历代有关五运六气的书籍看也是如此。然而，五运六气的内容有司天在泉和标本中气两大部分，对于标本中气的实质内容论述太少了，其中只有金元大家张子和的《标本中气歌》概括得最好，其次是清代从张志聪开始到唐容川等医家把标本中气理论运用到注释《伤寒论》中。我摄取历代医家的精华，将其与人体解剖知识结合起来，从生理、病理方面作了最新阐释，详见下文。

一、《黄帝内经》标本中气理论的提出

《黄帝内经》的核心是"形神"，养育"形神"的源头是天地气味，推算天地变化的是五运六气。五运六气有司天在泉和标本中气两大内容。标本中气是五运六气的核心。标本中气的核心是从本的少阳三焦和太阴脾土组成的黄庭太极。太极生两仪、四象。今天重点讲标本中气。

《素问·至真要大论》说："少阳太阴从本，少阴太阳从本从标，阳明厥阴不从标本，从乎中也。故从本者化生于本，从标本者有标本之化，从中者以中气为化也。"标本中气是五运六气研究有关六气与三阴三阳相互关系的重要理论。陈修园在《伤寒论浅注·凡例》中强调："六气之本标中气不明，不可以读《伤寒论》。""本"指风、寒、暑、湿、燥、火六气。"标"指三阴三阳，为六气的标识，是六气的通道。"中气"指处于标本之间的三阴三阳，"中气"与"标"两者互为表里。标本中气理论概括了六气对人体病机影响的规律，是五运六气中的核心理论，这是从化问题，从化可以分为三类。

1. 少阳太阴从本两经——同气相求　少阳三焦相火主人体的基本温度，太阴脾土主人体的基本湿度，温度主寒、热，湿度主燥、湿，概括了人体的寒、热、燥、湿生理、病理变化。这是万物生存的基本保障。故张子和《标本中气歌》说："少阳从本为相火，太阴从本湿上坐……万病能将火湿分，彻开轩岐无缝锁。"《太一生水》说："寒、热、燥、湿而成岁。"

2. 厥阴阳明从中气　厥阴（风木）从中气少阳相火，从肝胆而主春阳升浮，在左，风火生发阳气。阳明（燥金）从中气太阴脾湿而主秋阴沉降，在右，燥湿生发阴气。经言："左右者，阴阳之道路也……金木者，生成之终始也。"故张子和《标本中气歌》说："厥阴从中火是家，阳明从中湿是我……风从火断汗之宜，燥与湿兼下之可。"

3. 太阳少阴从本从标　主冬夏二至阴阳盛极转化。阳盛主火，阴盛主水。《内经》言："水火者，阴阳之征兆也。"故张子和的《标本中气歌》说："太阳少阴标本从，阴阳二气相包裹。"

二、标本中气从化分为三类

1. 从本——同气相求　《内经》言："少阳太阴从本。"少阳标阳本火，属性皆阳，标本同气，其正常的相火功能是生升阳气，太过则热盛，不及则寒湿。太阴标阴本湿，属性皆阴，标本同气，其正常的脾湿功能是输布湿气——阴气，太过则湿盛而寒，不及则脾阴虚。少阳太阴从本主"火湿"而生"神"。

2. 从中气——根于神　厥阴（风木）从中气少阳相火，寄于肝胆而主春阳升浮，在左，风火生发阳气。阳明（燥金）从中气太阴脾湿而主秋阴沉降，在右，燥、湿生发阴气。从中气的厥阴、阳明主左右阴阳升降。经言："左右者，阴阳之道路也；金木者，生成之终始也。"故张子和《标本中气歌》说："厥阴从中火是家，阳明从中湿是我……风从火断汗之宜，燥与湿兼下之可。"

3. 太阳少阴从本从标　从本从标的太阳少阴，主夏至、冬至阴阳盛极之转化。阳盛主火，阴盛主水。经言："水火者，阴阳之征兆也。"故张子和《标本中气歌》说："太阳少阴标本从，阴阳二气相包裹。"

4. 标本中气的三部六经体系　从本的少阳太阴两经为一部，主火湿而生神。从中气的厥阴、阳明两经为一部，主左右阴阳之升降。从本从标的太阳、少阴两经为一部，主阴阳盛极之转化。

5. 标本中气三部六经创建四大系统　一是从本的少阳太阴黄庭太极系统，火湿为本。二是从中气，少阳与厥阴互为表里，风火相值，生发阳气。三是从中气，阳明与太阴互为表里，燥湿互济，生育阴气。四是从本从标，太阳与少阴互为表里，寒热互相调制，主阴阳转化。

这四个系统是人体生理、病理的基本建构。而从中气的厥阴少阳系统、阳明太阴系统和从本从标的少阴太阳系统正是《素问·阴阳离合论》的阴阳离合系统。

张子和《儒门事亲》概括为《标本中气歌》："太阳少阴标本从，阴阳二气相包裹；风从火断汗之宜，燥与湿兼下之可。"风火就是少阳厥阴表里系统；燥湿就是太阴阳明表里系统；太阳少阴寒热为表里系统，指出了其阴阳升降的治疗原则是汗、下二法，"开鬼门，洁净府"也。太阳少阴寒热是阴阳水火的标识，《内经》言："水火者，阴阳之征兆也。"

三、历代医家对从本经少阳太阴的重视

1.《黄帝内经》首先提出"少阳太阴从本"说　《素问·至真要大论》首先提出"少阳太阴从本"说，阐明少阳太阴是人体生命的根本。

《素问·六节藏象论》说："天食人以五气，地食人以五味；五气入鼻，藏于心肺，上使五色修明，音声能彰；五味入口，藏于肠胃，味有所藏，以养五气，气和而生，津液相成，神乃自生。"经文说得很明白，肺天脾地摄入气味生成的生命体叫"神"，在肠胃中形成，位于宫殿神阙之中，《黄帝内经》称为"神机"。《灵枢·天年》说："失神者死，得神者生也。"《素问·移精变气论》说："得神者昌，失神者亡。"《道德经》称为"谷神"，《黄庭经》称为"黄庭""丹田"，佛家称为"脐轮""腹轮"，《难经》称为"肾间动气"，现代称为"腹脑"，是不是人体生命之"本"？

2.《黄庭经》重视从本的少阳太阴　《黄庭经·上有章》云："上有魂灵下关元，左为少阳右太阴。"将其称为"黄庭"。梁丘子注："黄者，中央之色也，庭者，四方之中也。外指事，即天中、地中、人中；内指事，即脑中、心中、脾中。故曰黄庭也。"即神居也。

3. 张子和重视从本的少阳太阴 张子和《儒门事亲》编成《标本中气歌》赞之："少阳从本为相火，太阴从本湿上坐。厥阴从中火是家，阳明从中湿是我。太阳少阴标本从，阴阳二气相包裹。风从火断汗之宜，燥与湿兼下之可。万病能将火湿分，彻开轩岐无缝锁。"

4. 李东垣"甲己化土"说 "甲己化土"说本指天道五运六气中的土运，而被李东垣改造为"甲"指东方少阳甲胆，"己"指中宫太阴脾土，成为少阳太阴从本两经。李东垣说："甲己化土，此仲景妙法也。"李东垣又在《医学发明》阐述，说："坤元一正之土，虽主生长，阴静阳躁，禀乎少阳元气乃能生育也。""坤"就是太阴脾，只有在少阳三焦相火的作用下才能腐熟水谷、化生营卫气血。

5. 清代《秘本伤寒第一书》重视少阳太阴 清代《秘本伤寒第一书》卷首讲的就是五运六气，用五运六气解读《伤寒论》。这本书把太阴脾和少阳三焦作为太极阴阳的核心纲领。

6. 章虚谷以少阳太阴主中焦 清代乾隆、道光年间，大医家章虚谷在《医门棒喝》中说："上焦外通太阳、阳明，中焦外通少阳、太阴，下焦外通少阴、厥阴。"注意章虚谷把从本的少阳太阴放在了中焦，这也给了我很大启示。

四、标本中气理论的解剖基础

既然标本中气理论这么重要，那么标本中气理论有没有解剖基础呢？有，从生理解剖图（图2-4）说明如下。

从图2-4可以看出，少阳胆和太阴胰脾从本（胰腺是兼有外分泌和内分泌功能的腺体。胰腺的内分泌功能主要与糖代谢的调节有关，胰腺的外分泌物为胰液）。中医胰属于脾。《灵枢·本输》说："三焦者，足少阳太阴之所将，太阳之别也，上踝五寸，别入贯腨肠，出于委阳，并太阳之正，入络膀胱，约下焦，实则闭癃，虚则遗溺，遗溺则补之，闭癃则泻之。"三焦是足少阳太阴的统帅，并通太阳，分泌胆汁和胰液，进入十二指肠下的小肠消化水谷，生成营卫血气，即生神气，这就是黄庭太极。肝胆相连，故有厥阴肝从中气少阳三焦之说。脾胃相连，故有阳明胃从中气太阴之说。而胃肠主于肺天，故有阳明上属肺而从中气太阴脾之说。上有太阳心，下有少阴肾，二者皆从本从标。李东垣称此"甲己化土，仲景之妙法也"。

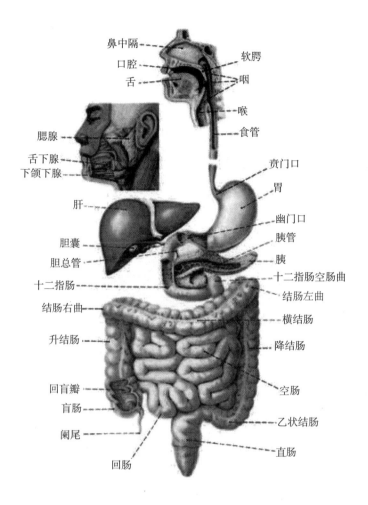

水谷消化第一道关是十二指肠

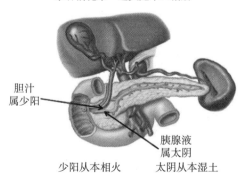

图 2-4　标本中气理论的生理解剖

在小肠生化营卫气血后要输布全身，分食、饮两条道路往外输布（图2-5）。《素问·经脉别论》说："食气入胃，散精于肝，淫气于筋。食气入胃，浊气归心，淫精于脉。脉气流经，经气归于肺，肺朝百脉，输精于皮毛。毛脉合精，行气于府。府精神明，留于四脏。气归于权衡，权衡以平，气口成寸，以决死生。饮入于胃，游溢精气，上输于脾。脾气散精，上归于肺，通调水道，下输膀胱。水精四布，五经并行，合于四时五脏阴阳，揆度以为常也。"

水谷消化第二道关是小肠大肠，然后生成"谷神"（《道德经》），之后分二道输布于身体各部。

《素问·经脉别论》说："食气入胃，散精于肝，淫气于筋。食气入胃，浊气归心，淫精于脉。脉气流经，经气归于肺，肺朝百脉，输精于皮毛。毛脉合精，行气于府。府精神明，留于四脏，气归于权衡。权衡以平，气口成寸，以决死生。"

营血→肝→心

厥阴从中气少阳

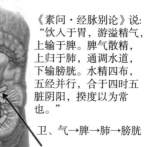

神，营卫气血

《素问·经脉别论》说："饮入于胃，游溢精气，上输于脾。脾气散精，上归于肺，通调水道，下输膀胱。水精四布，五经并行，合于四时五脏阴阳，揆度以为常也。"

卫、气→脾→肺→膀胱

阳明从中气太阴

图2-5　肠系膜动静脉示意图

一条是"厥阴从中气少阳"的胃肠→肝胆→心；另一条是"阳明从中气太阴"的胃肠→脾→肺。

不仅《素问·经脉别论》讲了水谷生成的营卫血气分两条道输布于身体，《灵枢·五味》也说："谷始入于胃，其精微者，先出于胃之两焦，以溉五脏，别出两行，营卫之道。"神生于这里。《素问·六节藏象论》说："天食人以五气，地食人以五味，五气入鼻，藏于心肺，上使五色修明，音声能彰。五味入口，藏于肠胃，味有所藏，以养五气，气和而生，津液相成，神乃自生。"故称"神阙"，是"神"升降出入之所，故称"神机"。《道德经》称作"谷神"。"谷神"输出的关隘是肓之原和膏之原——肠系膜系统（图2-6）。

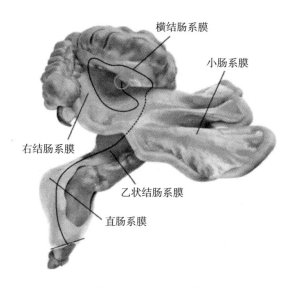

图 2-6　肠系膜系统

　　肠系膜系统有病则生百病。"谷神"上输于太阳心，下输于少阴肾（图 2-7）。

从厥阴肝上输太阳心，阳极转阴，故太阳从本从标

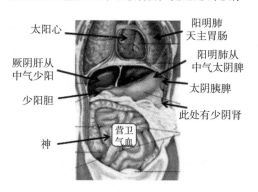

从阳明肺下输少阴肾，阴极转阳，故少阴从本从标

图 2-7　太阳少阴从本从标示意图

　　标本中气生成的太极三部六经体系太极图见图 1-6。

　　《素问·六节藏象论》说："心者……为阳中之太阳，通于夏气（君火）。肺者……为阳中之太阴，通于秋气（燥）。肾者……为阴中之少阴，通于冬

气（水）。肝者……此为阳中之少阳，通于春气（风）。脾胃大肠小肠三焦膀胱者，……此至阴之类，通于土气（湿）。凡十一脏，取决于胆（相火）。"（图2-8）

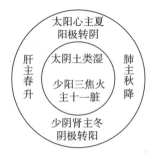

图2-8 六经升降化示意图

《素问·天元纪大论》说："左右者，阴阳之道路也。水火者，阴阳之征兆也。金木者，生成之终始也。"

五、以标本中气理论创建四大生理系统

1. 从本的少阳太阴黄庭太极系统，火湿为本，生营卫气血——"神"。

2. 从中气，少阳与厥阴互为表里，风火相值——主阳气升浮。

3. 从中气，阳明与太阴互为表里，燥湿互济——主阴气沉降。

4. 从本从标，太阳与少阴互为表里，寒热互相调制——主阴阳转化。

这四个系统是人体生理、病理的基本建构（图2-9）。

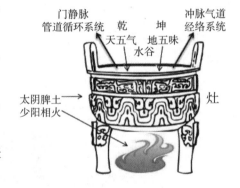

图2-9 少阳太阴从本示意图

六、以标本中气理论创建太极三部六经体系

1. 从本的少阳太阴黄庭太极系统，火湿为本，生营卫气血——"神"。

2. 太极两仪系统。

（1）从中气，少阳与厥阴互为表里，风火相值——主阳气升浮。

（2）从中气，阳明与太阴互为表里，燥湿互济——主阴气沉降。

3. 阴阳转化系统，从本从标，太阳与少阴互为表里，寒热互相调制——主阴阳转化。

太极三部六经的四个系统是人体生理、病理的基本建构。

七、标本中气理论的病理

1. 二至病 水火之极在冬至、夏至，"寒极生热，热极生寒……重阴必阳，重阳必阴"，故"少阴太阳从本从标"而生二至病。《伤寒论·辨脉法》这样描述这种现象："五月之时，阳气在表，胃中虚冷，以阳气内微，不能胜冷，故欲著复衣。十一月之时，阳气在里，胃中烦热，以阴气内弱，不能胜热，故欲裸其身。"

2. 阴阳反作 所谓"阴阳反作"，指逆阴阳生理现象的病理概念，如"阳生阴长，阳杀阴藏，阳化气，阴成形"是讲生理，逆之则出现阳不生阴不长、阴不降阳不藏的病理现象。"清气在下，则生飧泄；浊气在上，则生䐜胀。此阴阳反作，病之逆从也。"《素问·四气调神大论》则说："逆春气则少阳不生，肝气内变。春三月……逆之则伤肝，夏为寒变。逆秋气则太阴不收，肺气焦满。秋三月……逆之则伤肺，冬为飧泄。"清气本该上升而不升，浊气本该下降而不降，此即"阴阳反作，病之逆从"，也可以说是阴阳异位的逆从。

《灵枢·九宫八风》，其病理当是肝燥、肺湿、心寒、肾热，如图2-10所示。

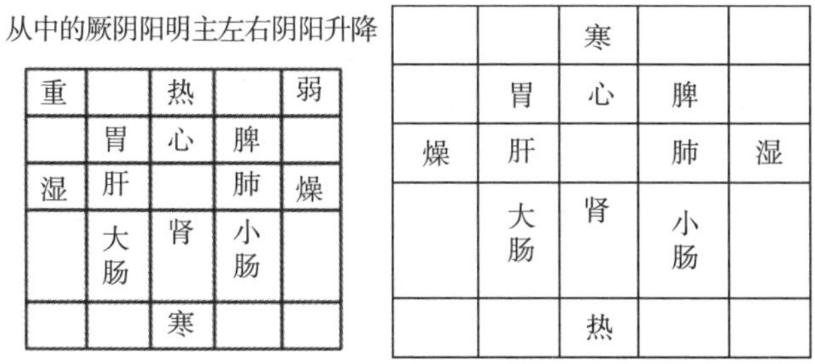

从中的厥阴阳明主左右阴阳升降

重		热		弱
	胃	心	脾	
湿	肝		肺	燥
	大肠	肾	小肠	
		寒		

		寒		
	胃	心	脾	
燥	肝		肺	湿
	大肠	肾	小肠	
		热		

图2-10 九宫寒热燥湿方位图

3. 阴阳更胜 《内经》曰："阴胜则阳病，阳胜则阴病。阳胜则热，阴胜则寒。阳胜则身热……能冬不能夏。阴胜则身寒……能夏不能冬。此阴阳更胜之变，病之形能也。"

一年六个时间段的主气，上半年春夏阳仪系统是风、热、火，其性属阳为阳，下半年秋冬阴仪系统是湿、燥、寒，其性属阴为阴。

按其五行生克规律说，阴邪伤人阳仪阳气，阳邪伤人阴仪阴气，用图 2-11 表示。

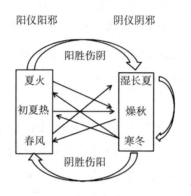

图 2-11　阳仪、阴仪病机示意图

八、小结

《黄帝内经》的标本中气理论从人体生理解剖基础上说，源于消化系统及其输布运化，而非纯粹思辨的结果。

从本的两经少阳、太阴最为重要，少阳太阴火湿保证了人体的基本温度和湿度，太阴脾湿在少阳三焦相火的主导下，主肠胃饮食、生化营卫血气而生神。黄庭太极少阳太阴的生理功能是主气和饮食的开阖出入以及神的升降出入。

厥阴从中气少阳，风火相值，生发阳气主升。从中的厥阴阳明主左右阴阳升降，体现了"阳生阴长，阳杀阴藏"的自然规律及生理现象。在病理上则为阴阳反作和阴阳更胜。

阳明从中气太阴，燥湿相济，生发阴气主降。该系统的主要生理功能是通过天地合气（肺天食人以五气，脾地食人以五味）化生胃气、神气和真气。

太阳少阴从本从标，寒热互相调制，主阴阳盛极转化，不转化则亢害。

该系统在生理上主阴阳转化，即左阳从春厥阴肝木上升，至夏天太阳心火盛极而转化，右阴从秋阳明肺金下降，至冬天少阴肾水盛极而转化。在病理上可形成二至病，太阳从本从标有寒化热化，少阴从本从标也有寒化热化，所以多见寒热同病。

总之，《黄帝内经》五运六气的标本中气理论从人体生理解剖基础上说，源于消化系统及其输布运化，而非纯粹思辨的结果。

《黄帝内经》是中医学的源头活水

第7讲
学习《黄帝内经》的路径及难点

2015 年 7 月 1 日

大家好，今天我讲讲怎样学习《黄帝内经》，供大家参考。

大家一向觉得学习《黄帝内经》难，不好理解，这是由于大家没有抓住学习《黄帝内经》的纲要。当我们抓住了学习《黄帝内经》入门纲要的时候就好学习了。

其实《黄帝内经》就讲三件事：天、地、人。《素问·气交变大论》说："夫道者，上知天文，下知地理，中知人事，可以长久。"《素问·著至教论》说："上知天文，下知地理，中知人事，可以长久。"《灵枢·逆顺肥瘦》也说："圣人之为道者，上合于天，下合于地，中合于人事。"可见学习《黄帝内经》抓三件事，是学习《黄帝内经》的纲领，你就能围绕这三方面把《黄帝内经》学习好。《素问·举痛论》说："善言天者，必有验于人，善言古者，必有合于今。"天道能够应于人道。《素问·气交变大论》也说："善言天者，必应于人，善言古者，必验于今，善言气者，必彰于物，善言应者，同天地之化，善言化言变者，通神明之理。"《黄帝内经》说得多么中肯，在天、地、人三道之中，首先要抓天道。抓住了天道就抓住了人事，这是学习《黄帝内经》的入门点。不仅学习《黄帝内经》如此，走行政、社会也是如此，孔子一再要求我们，他的学说是以天道明人事，我们医学也是如此，中医也是这样，以天道明医道。所以天地人三才之道首先抓天道。

下面说天道。《黄帝内经》是讲天人相应、天人合一的医学，学习中医首先要学习天道，天道又以天文历法为内容，所以必须把这提到纲上来。《素问·五运行大论》说："黄帝坐明堂，始正天纲，临观八极，考建五常。"黄帝最重要的任务是干什么？是观天察地。《素问·阴阳类论》说："孟春始至，黄帝燕坐，临观八极，正八风之气。"说的也是这个。要从一年的开始，孟春始至，始至阴历正月节立春之日，或者是阴历正月初一，在历元年立春和正月初一是合一的。《黄帝内经》首先去考察天象，考察天体的运动规律，完了考察地理来讲中医学。黄帝在春天的第一天，就安静地坐在明堂里认真地观察天地的运动变化，以及地理形势、生物的生长变化，并以五行概念、阴阳概念来归类自己观察到的大自然的规律，阐发自己对自然界气候变化的认识，总结建立起一套运用自然气候变化规律的经验运算公式。为什么在孟春始至的时候开始观察呢？盖春为气之始也。《素问·六节藏象论》说"求其至也，皆归始春"，从春天的第一天开始。它未至而至，此谓太过，至而不至，此谓不及。这时才能把它们气候的变化掌握了。"谨候其时，气可与期，失时反候，五治不分，邪僻内生，工不能禁也。"如果不分辨，就会发生疾病。

在茫茫的宇宙上首先考察什么？首先考察最大的天象，每天看到最大的天象就是日月，所以古人对太阳、月亮及其与地球的关系是详细观察的。比如说太阳，怎样才能掌握太阳的运动规律呢？《黄帝内经》告诉我们了："移光定位""立端于始""表正于中"，也就是用立杆测日影的方法掌握太阳的运动规律，它表现出来的是地球和太阳相互运动的规律。

立杆测日影得出来的是什么？是一幅太极图。太极图完全展示了日地相互运动后，阴阳消长的过程和规律。大家不要小看太极图，有些人把它解释得神乎其神，它是古人立杆测日影得到的，是科学实验得到的。古人直接观察温度的变化，《黄帝内经》说："天温日明，则人血淖液而卫气浮"，人血这时候就容易运行，"天寒日阴，则人血凝泣而卫气沉"，这时候人的气血就不宜于运行。

古人对月亮的观察更详细，"月始生，则血气始精，卫气始行；月郭满，则血气实，肌肉坚；月郭空，则肌肉减，经络虚，卫气去，形独居，是以因天时而调血气也。"《黄帝内经》观察最显著的两个象就是日、月。

刚才引用的这两个，立杆测日影可以看《素问·六节藏象论》："立端于始，表正于中，推余于终，而天度毕矣。"另一段话来自《素问·六微旨大论》："因天之序，盛衰之时，移光定位，正立而待之，此之谓也。"这样能够通过移光定位法测量出阴阳之气各有多少，曰三阴三阳也。

观天察地的规律反映在哪里呢？反映在五运六气理论之中，所以天道的核心是五运六气，五运六气反映天体运动的各种规律。比如，《素问·天元

纪大论》说："欲知天地之阴阳者，应天之气，动而不息，故五岁而右迁；应
地之气，静而守位，故六期而环会。动静相召，上下相临，阴阳相错，而变
由生也。帝曰：上下周纪，其有数乎？鬼臾区曰：天以六为节，地以五为
制。周天气者，六期为一备；终地纪者，五岁为一周。君火以明，相火以
位。五六相合，而七百二十气为一纪，凡三十岁；千四百四十气，凡六十岁
而为一周，不及太过，斯皆见矣。"掌握天地运动的规律是五运六气，掌握
五运六气的规律是六十甲子周期。要想学习好天道，首先要学习五运六气。
学好五运六气的工具是六十甲子周期。这六十年反映了天体运动的各种周
期，比如四年的周期、五年的周期、六年的周期、十五年的周期、二十年的
周期等，各种周期都在里头，所以想掌握五运六气，必须学好它。

　　大家对五运六气可能还觉得为难、畏缩、不好懂，其实很好懂。五运六
气就是反映日、地、月之间的规律，古代五星加日月叫作七政。人生活在地
球大自然环境之内，五运六气就是一个大的生物场。在这个生物场内，所有
的生物都打上了生物场的自然烙印，人也不例外，因此要想掌握人的规律就
必须学五运六气。

　　除了天道，还要掌握地道，因为不同的地域是不同的生物场。《素问》
里专门设立了《素问·异法方宜论》的篇章。它把大地分为东、南、西、
北、中五个方位，五个方位就是五个大的生物场，其中的生物都是不一样
的。要想学好中医，这一点必须知道，这与五运六气紧密联系在一起。比如
同一天，北京和海南的生物场不可能一样，因为气温不一样。海南的香蕉、
椰子放到北京是长不成的，北京的大枣、苹果放到海南也是长不成的，这
就是生物场的差别，学五运六气必须要知道这个。不同的生物场有不同的
体质、不同的习俗爱好，对人的体质影响很大。作为中医，不了解人的体
质，治病是盲目的，过去大家对这个认识不足，但是学了五运六气，要对它
有深刻的认识。地域差别产生不同的体质，针对不同的体质，发病、用药都
不同。

　　五运，根据《素问·脏气法时论》五运和四时、五气相配，学了五运六
气自然就会结合起来，五脏配五运、配五时，就是春、夏、长夏、秋、冬五
个时，这样就抓住纲领了。五运里，五运就和脏气法时结合起来，这样学习
五脏就好学了。比如肝脏的生理功能和春天相应，心脏的生理功能和夏天相

应，脾脏的生理功能和长夏相应，肺脏的生理功能和秋天相应，肾脏的生理功能和冬天相应。这样学习的时候就不会对五脏盲从。通过四时作指导，就知道它的生理和病理现象。知道了五运和脏气法时，就知道五脏的升降浮沉，因为什么？因为四时讲升降浮沉，这是《脾胃论》一再强调的。春、夏是升浮的，秋、冬是降沉的，这都对应起来、结合起来了。从五运到脏气法时，从脏气法时就知道升降浮沉，而升降浮沉，正是五运六气里面标本中气的功能，抓住五运六气，就把这些内容都抓住了。

再一个是六气。六气下合六经，在《素问·天元纪大论》里说得很清楚。"厥阴之上，风气主之；少阴之上，热气主之；太阴之上，湿气主之；少阳之上，相火主之；阳明之上，燥气主之；太阳之上，寒气主之。"一年的春风、夏热、长夏暑湿、秋燥、冬寒，知道这六气就知道六经，能和六经对应起来。六气和六经对应起来，这六经也正是《伤寒论》的六经，马上从《黄帝内经》转入临床《伤寒论》了。

还有五运和脏气法时、标本中气，马上就转到《脾胃论》。抓住五运六气，就带动了《黄帝内经》所有的篇章，有太阳司政、少阳司政、阳明司政、太阴司政、少阴司政、厥阴司政。所谓司政就是主事，这时它们发挥了重要作用。《六元正纪大论》统括了外感六淫，而外感六淫统于六经，六经含于《伤寒论》，所以学了《伤寒论》就把《黄帝内经》里这些病证都概括起来。初之气什么气候得什么病，二之气什么气候得什么病，三之气什么气候得什么病，四之气什么气候得什么病，五之气什么气候得什么病，终之气什么气候得什么病，说得一清二楚。抓住五运六气作为纲领，就把这些统统都抓住了，以纲代目就都有了。

学了五运六气，就把一年四时的五运六气都掌握了。这里突出了四时的重要性，五运六气离不开四时。《素问》第二篇就是《四气调神大论》，第一篇《上古天真论》给我们讲了形体的来历，就是四时调神，我们的神来自四时。"天食人以五气，地食人以五味"，"气和而生，津液相成，神乃自生。"神来自四时。《四气调神大论》的神和《上古天真论》的形相结合，就是形神合一，是健康的人。《黄帝内经》里健康的唯一标准就是形神合一，抓住了这个就抓住了《黄帝内经》的纲领。

五运六气既然这么重要，是学习《黄帝内经》的纲领，那么五运六气的代表是什么呢？是六十甲子历。《黄帝内经》把五运和天干结合起来："甲己之岁，土运统之；乙庚之岁，金运统之；丙辛之岁，水运统之；丁壬之岁，木运统之；戊癸之岁，火运统之。"把地支和六气结合起来："子午之岁，上见少阴；丑未之岁，上见太阴；寅申之岁，上见少阳；卯酉之岁，上见阳明；辰戌之岁，上见太阳；巳亥之岁，上见厥阴。"这样更简化，洋洋洒洒的一部《黄帝内经》，抓住六十甲子这个纲，一下子就把《黄帝内经》这个目带起来了。由六十甲子带出五运六气，由五运六气带出四时，由四时带出五脏六腑。五脏六腑、生理、病理都在这里头，而且阴阳、五行也都在这里头，全部都在里面。中医的核心是什么？按照现在教科书是阴阳、五行、脏腑和经络。这些通过五运六气都可以串联起来，而它最简单的就是六十甲子，所以说五运六气非常重要。这是学习《黄帝内经》的纲领，抓住五运六气，抓住六十甲子，《黄帝内经》的东西全部在这里面。

我看就这样简要给大家讲到这里，就讲这么多。

第8讲
中国医学史的主线是五运六气学说

2015 年 11 月 1 日

大家晚上好，今天我给大家简要介绍一下中国医学史。中国医学史，首先要从《黄帝内经》开始。

现在有种观点认为《黄帝内经》成书于秦汉时期，还有不少人认为早于这个时间，但它并不只是秦汉时期的医学。有人认为它里面的医学是历代非一时一人写出来的，历代的内容都在里头。如果评价《黄帝内经》，从它的文字、文章的角度出发，这样的评价争议太大。我认为唯一评价《黄帝内经》里面正确的部分是它天文历法的内容。在《黄帝内经》里这一部分内容很多。比如《灵枢·卫气行》里面记载二十八宿，根据国家天文馆赵永恒等的考证，《卫气行》里边的二十八宿是和《尧典》记载的二十八宿是一个时期的天象，这些文章至迟应该在尧帝时代就有。不仅秦汉时期成书，不能这样一刀切。对《黄帝内经》一定要有前后历代文章在里头的这样一个思想和认识。

我在讲学习《黄帝内经》的路径时说过，中国传统文化是孔子的以天道明人事的文化，中医也是以天道明医道的医学。这一点可以从中医的"医"字得到一个佐证。

古医字，"毉"，底下是个"巫"字，"巫"是从"工"、从"人"。"工"从二，从丨，这个二表示天地，这一竖，《说文解字》说上下通也，为通天梯，所以"巫"表示通天地之道的人。这符合中医以天道明医道的宗旨，这一宗旨贯穿整个《黄帝内经》里面，同样也贯穿整个中医医学史。上次讲《黄帝内经》只讲三件事，天、地、人，所以《黄帝内经》是天人相应、天人合一的医学，以天道明医道。比如《灵枢·本脏》说："五脏者，所以参天地，副阴阳，而连四时，化五节者也。"五脏的概念来自四时五节，和四时挂起钩，肝、心、脾、肺、肾各主生、长、化、收、藏。《灵枢·顺气一日分为四时》说："春生、夏长、秋收、冬藏，是气之常也，人亦应之。"人是一个小宇宙天地，与万物同浮沉于生长之门。五脏不仅要发于四时，而且要应于四时，五脏的时空排列顺序就是春肝木、夏心火、长夏脾土、秋肺金、冬肾水。

人的五脏和自然的五个时间段是对应的，就连阴阳学说也是产生于日月相互运动。古人坐地观天的时候立杆测日影得到了阴阳学说，特别是太极图。五行学说是根据五方五行学说产生的，也是以观测人为中心，加上四方，也就是五方五行说，所以《黄帝内经》的核心理论就是五运六气理论。古代有句话叫作"天六地五"，是《黄帝内经》的核心理论，就连经脉理论都源于此。马王堆汉墓出土的医书一共有十四种，其中就有经脉的书，是《足臂十一脉灸经》《阴阳十一脉灸经》。你看，原来最古老的经络一共有十一条，所以叫"天六地五"，六五加一块儿是十一，所以要用它。"天六地五"这个数字来源非常古老，在《左传》昭公元年的时候就有记载："天有六气，降生五味，发为五色，徵为五声。"《国语·周语下》把它概括为"天六地五，数之常也。"五运六气学吸纳了天六地五的思想，《素问·天元纪大论》说："天以六为节，地以五为制。"五运学说运用到中医里，主要讲天道，天道以五运六气为基础。我们对《黄帝内经》要有个大概了解，它的主要内容也就是核心内容，是五运六气理论，它的成书时代是秦汉时期，但它的内容却非常遥远，起码从尧帝时代就开始了。有里面的天文记载为证，这个天象的记载谁也改变不了。

另外《神农本草经》，这是从中药方面讲。我们中医的源头，一个是《黄帝内经》，另一个是《神农本草经》。《黄帝内经》的核心理论是五运六气，五运六气把所有的脏腑经络贯穿起来，这一学说一直传到现在。

汉代、魏晋时期的主要著作。汉代最主要有两本书，一本是张仲景的《伤寒论》，另一本是华佗的《中藏经》。《伤寒论》是张仲景用五运六气创作出来的一本医学著作，而且是临床著作。五运六气的内容全在《伤寒例》里，成无己的注解了解这个，在一开卷讲的就是五运六气，肯定了它是从五运六气来创作的。华佗的《中藏经》是以脏腑辨证为主。

到魏晋时期，有王叔和的《脉经》、皇甫谧的《针灸甲乙经》，还有葛洪的《肘后备急方》。《肘后备急方》是非常重要的书，连屠呦呦获奖都是源于这本书，它记载了青蒿素治疟疾，你看它重要不重要？与《伤寒论》存在直接关系的是陶弘景的《辅行诀脏腑用药法要》。这个时候的几本主要的书籍都与运气有直接关系，起码《伤寒论》和《辅行诀脏腑用药法要》都和五运六气有直接关系。

到了隋唐时期，有《诸病源候论》《黄帝内经太素》、王冰的《黄帝内经素问注》、孙思邈的《千金要方》《千金翼方》和王焘的《外台秘要》等。最著名的就是王冰的《黄帝内经素问注》，它把五运六气的篇章补起来了，但是这些篇章不是王冰的东西，而是王冰从他的老师那里得到的五运六气，这在方药中教授那里有详细的考证，五运六气就是《素问》里的内容。五运六气在唐代得到很好的继承和发挥，孙思邈都知道《周易》是讲天道的，他说："不知易，不足以为大医。"

到了宋代，中医得到很好的发展。设立了官方培养中医药人才的学校，校对书籍都是官方的，宋代非常重视中医的发展和继承。这时最重要的书籍就是《太平圣惠方》，由官方出版林亿整理的医书。这个时期更重要的是推广了五运六气，而且把五运六气作为官方考试的必考内容。其中，有成无己的《注解伤寒论》，用五运六气来注解；有陈言的《三因极一病证方论》，五运六气的方都在里面，五运有太过的方、有不及的方，还有六气的方，里面记载得比较齐全；另一个就是刘温舒的《素问运气论奥校注》，还有《圣济总录》中也有运气一卷。所以五运六气在宋代得到了官方的重视，加入考试里面，对五运六气学的普及推广起到了很大作用。

宋代之后是金元时期，最著名的是金元四大家，而金元四大家没有一个不是以运气为主的。对于刘河间，人们只知道他是温热派温病的起始人，其实刘河间最重要的著作是《素问玄机原病式》《素问病机气宜保命集》以及《宣明论方》，还有《图解素问要旨论》等，这些都是以五运六气为主的著作。特别是《素问玄机原病式》说"六气皆能化火""六气皆能化热"。

另一个大家就是李东垣，李东垣的老师是张元素，《医学启源》是教李东垣的教科书，里面就是以五运六气为主。李东垣继承老师的不传之秘是什么？就是五运六气。《脾胃论》第一卷是脏气法时论，脏气法时属于五运六气理论里的内容。第二卷是运气胜衰，运气的衰旺，名字就是运气的内容。所以读《脾胃论》时，不重视运气是不应该的，因为李东垣指明他的卷、篇名字就是运气衰旺。张从正《儒门事亲》，他的《标本中气歌》总结了五运六气，总结得太好了，把五运六气的标本中气核心内容全部总结出来。朱丹溪继承了他们以后，也论述这方面的内容。金元四大家，有的以刘河间、张从正、张元素、李东垣为主，有的没有张元素，加个朱丹溪。金元四大家没有一个脱离五运六气，这是实实在在的医学发展史，以前只是学著作，而不把他们贯穿起来，贯穿起来后你才会看到中国医学发展的脉络。这是金元四大家，从著作里就能看出是以五运六气为主的。

再看明清时期。明清时期的突出贡献就是温病，而温病没有一个不是从五运六气来论述的。汪机的《运气易览》、张介宾的《类经》五运六气的整理等，这些都是论述五运六气的。再看看疫病、温病方面的书，明清时期最突出的就是温病的发展。

首先清代用五运六气注解《伤寒论》的著作，有钱塘二张，就是张志聪的《伤寒论集注》和张锡驹的《伤寒论直解》，是用五运六气解读的。之后有黄元御的《伤寒悬解》、陈修园的《伤寒论浅注》，还有唐容川的著作，就连火神派的老祖宗郑钦安的《伤寒恒论》用五运六气，五运六气就是这样传承下来的。从温病的著作来说，这个时期没有一个不是和五运六气结缘的，像吴又可的《温疫论》、刘奎的《松峰说疫》、余师愚的《疫疹一得》、杨栗山的《伤寒瘟疫条辨》，还有周扬俊的《温热暑疫全书》等，这些著作都是以五运六气为主的。最著名的是吴鞠通的《温病条辨》，《温病条辨》卷首就是五运六气。更不用说陆九芝的《内经运气病释》《内经运气表》等。明清一代可以说是温病发展的时期，也可以说是五运六气发展的时期。把历代的主要著作归纳起来，就知道贯穿中国医学史，从《黄帝内经》到明清的著作，都是以五运六气为主的。

那些以脏腑辨证为主，不谈五运六气的有，但是大家比一比，这些最著名的著作还是在五运六气范围之内的。金元四大家最著名，没有一个不是以五运六气为主的。到明清时期，最大的贡献就是温病，温病也没有一个是离开五运六气的。我们概括地把中国医学史一讲，就知道里面贯穿的是什么内容了，这么一条线就贯穿下来了。中间的本草书很多，每个朝代都有，本草都是得天地之气而生的，特别对于道地药材，要有时间、地点，要按时、按地去采，时就是五运六气。采中药一定要把握时，没有时，采出来的药材是不地道的。还要把握"地","时","天道","地，地道"，天道、地道是离不开的。

今天给大家讲的中国医学史，也是从天、地、人三才贯穿讲的，抓住天道为本。人要放到自然界当中，要天人相应、天人合一，这样就知道中医应该抓什么。

医学史简单给大家贯穿介绍一下。从《黄帝内经》的核心理论以五运六气为主，到唐、宋时期是五运六气的推广时期，特别是宋代，还作为必考内容，得到了很大发展。到了明清，整理得就多了，特别是温病，温病是明清一大重头戏，它们都是以五运六气为根源的，依然是以运气为本源的。

第9讲
天人合一与"神"的内涵

2015 年 7 月 14 日

田原（著名中医文化传播人）：听田合禄老师讲话总是不离《黄帝内经》《伤寒论》这些经典，而且难懂的文字只要经田老师道出，总是特别接地气。经典中那些让人肃然起敬而玄之又玄的说法和概念，就变成了看得见、摸得着、清晰而平实的存在。

一、什么是天人合一

田合禄：说到"天人合一"，现在好多人的观点是《黄帝内经》中只有天人相应，没有天人合一。其实两个都有，而且不完全在一个层次上面。人人都说"天人合一"，可是天人怎么"合一"的？有人说，我日出而作，日落而息，那叫"天人相应"，不叫"天人合一"。

田原：我理解您说的这个"天人合一"有"禅意"。我就是天，天就是我；我也是地，地也是我。

田合禄：对。"天人相应"说的是天与人之间的相互影响。

田原：比如，月满的时候，大自然涨潮，人体也"涨潮"，女孩子在这个时候来月经的比例更大，这就是"天人相应"。

田合禄：对，它是两个事物之间的相互作用。"天人合一"是一个事物进入到另一个事物内部，合而为一了。必须把这个概念厘清，才知道什么是真正的"天人合一"。

二、人的先天之本是"心"，而不是肾

田原：如此"天人合一"，在生活中有哪些体现？

田合禄：这是《黄帝内经》的重点，现在好多人不知道。涉及什么呢？

人体生物层面的形体结构和完整的生命结构，这是我近几年重点研究的问题。人怎么来的？怎么组成的？首先是父母之精，给了我们身体，精子和卵子结合以后，形成我们这个肉体。

父母遗传给我们的，是有形的生命体。这就有了五脏六腑、筋、脉等，凡是有形的东西，父母都给我们了。这是人生存所必需的物质条件，没有这个，就没有人的存在。从西医学的角度来说，这个是人在生物层面的结构，或者是我们中医所说的"形"体结构。父母给予的形体，起主导作用的脏腑是什么？是"心"。现在都说"肾为先天之本"，这个说法我不赞同。因为什么？母亲是通过脐带输送血液，通过循环系统供养胎儿，让胎儿能够生长、发育，应该是心为先天之本，而不是肾。现在好些人说，肾里面藏着先天之精，那我就有疑问了，既然是"先天之精"，一定是父母之精。但是刚刚形成胚胎的时候，还没发育出肾脏呢，父母之精怎么能藏到胎儿的肾脏？不可能的。《上古天真论》说得对，五脏六腑之精才是肾脏藏的"精"。五脏六腑全部生成后，才有"肾精"的说法。肾藏脏腑之精以后，才能泄而有子。因为肾藏的是后天之精，是五脏六腑形成以后才有的精，而不是先天之精。

田原：以前和其他中医人也探讨过这个问题，大家的观点莫衷一是。有人认为肾为先天之本，也有人认为肺才是先天之本，还有人认为"肾为先天之本"这句话是后人解析的角度，因为《黄帝内经》原文只说"肾为作强之官，伎巧出焉"。比如山西的王氏女科，更多强调"肾气"的重要性，认为男人的督脉是否强壮，决定了精子质量，而女人肾中的阳气，更是对子宫和胎儿健康起到决定性的作用。依据这个理论，他们在"五子衍宗丸"的基础上，拟了一个"十子衍宗丸"，专门帮助"造人"。

田合禄："肾为先天之本"是明代李中梓在《医宗必读》里提出来的。那《黄帝内经》里的"肾为作强之官"是什么意思呢？就是造人的机器。就像DNA讲的，它有"复制"功能，"复制"的是刚才谈到的形体结构，用专业术语讲这是生物结构。

田原：听明白了，您认为从人的身体构造说，儿女是父母的复制品，父母的器官藏有不同的生命信息，这些信息最终要在肾脏汇总，通过精子和卵子，把遗传信息传递给胎儿，从而造出相同的器官。简而言之，您的观点是肾是专门负责搜集全身器官、细胞等信息，然后"复制"肉身的机构，如果人体其他脏腑还没有发育，肾脏怎么会存有它们的信息呢？

田合禄：对。所以说它是"伎巧出焉"，各式各样的人都能复制出来。

田原：所谓"伎巧出焉"，所以就有肾气的强大或弱？

田合禄：这种可能也有，但它还不是主要的，主要的"伎巧"是造人。因为什么？人的脑髓充满、旺盛，才能有智慧，但这不是肾给它的。人光有形体能活吗？活不了。在胎儿剪断脐带成为一个个体之前，只是母亲身体的一个附属，是父母合作的一个产品。

田原：但是"产品"要有灵魂。

田合禄：对，这点必须注意。其实只有在剪断脐带后，才能成为个体的人。出生时间很重要，原因就在这儿。但是这个出生时间不属于先天。现在好多人把这个归为先天，这不对，因为什么？剪断脐带后，成为个体人的时间已经属于后天。胎儿出生之后，第一要点是什么？"啪"，打一下屁股，"哇"，孩子哭了，肺门就打开了。所以这个人的后天之本，第一个就是肺。肺不打开，氧气吸不进去，再强的胎儿也活不了。

田原：接生的第一步，从古到今就是先打孩子屁股，得让他哭，只要哭了这孩子就能活，但是"产品"要有灵魂。

田合禄：对，孩子不哭，父母给他再好的筋骨皮，他也活不了，必须打开这口后天之气。因此后天第一本就是肺。肺门打开，口就打开了，才能吃东西。所以后天第二本就是脾，能吃东西了。

田原：您对"心"如何理解？

田合禄：一个新生命的基础，是由心来带动循环系统供应营养的。

田原：您对"心"的这层理解，更多是物质层面，能够借鉴西方解剖学或者人体胚胎学做一个验证吗？

田合禄："心血管系统是第一个出现功能活动的器官系统"，这在人体胚胎学中已经说得很明确。

三、在血管里神游的才是我们的"神"

田原：您的观点是，胎儿在母亲的肚子里，是先天生命；出生以后，吸第一口气，后天生命就开启了。这是人类生命的"前世"和"今生"。

田合禄：对，这个顺序很清楚。我提出心、肺、脾乃"人之三本"的思想，大家考虑是不是符合实际。那么这"三本"里，最重要的两个是谁？心和肺。

因为心、肺重要，《灵兰秘典论》把心和肺，一个叫作君主，另一个叫作宰相。君主和宰相应该得到最高级别的保护，所以把它们放在了"皇城"——肋骨之内。这个地方叫"阙"嘛，"阙"就是皇城。

田原：读懂《黄帝内经》不能平庸或者肤浅，似乎有内在的逻辑，但又不那么清晰。感觉您对《黄帝内经》有自己的理性梳理，并且编织成一个系统的框架。

田合禄：光这点还不行，还没说完。后天两本，肺要吸入大气，所以肺为天；地呢，人要吃东西，吃进去"五味杂陈"，所以脾为地。

田原：人体的小天地也都有了。

田合禄：对，天地有了，才能化生万物之灵。《黄帝内经》原文说："天食人以五气，地食人以五味。"气、味在黄庭这个部位相合，津液乃生，"神"乃自生。"神"就是这么来的，所以"神"并不玄。《黄帝内经》中的"天食人以五气，地食人以五味"已经说得很清楚，实际上也是"肺食人以五气，脾食人以五味"。肺吸入的自然之气和脾食入的自然之味在人体中焦这个部位相合之后，才把"神"濡养了，"神乃自生"，所以肚脐是神的"宫殿"，这个地方叫"神阙"。为什么我们离不开天地之气？这就说得很清楚了。

田原：透漏一下您的私房养生功"揉脐法"，揉脐的目的是否在于帮助"天地和合"，帮助神的濡养和修复？

田合禄：对。我讲的都是《黄帝内经》的东西，没有离开过。但这个时候，是不是天人就合一了？还没有。《黄帝内经》有一句话叫"神气舍心"，这个神必须归到心脏后，通过心脏的循环系统输送到全身，才能够达到"天人合一"。后天的神要回到先天之本上，由它来散布全身，人才可以到天年，这才叫真正的"天人合一"。这也涉及《黄帝内经》中对"神"的定义，"血气者，神也""水谷者，神也"，这在《黄帝内经》中都是有原文的。

田原：我们的"神""气"不是虚幻的，而是通过血液循环来分布全身。

田合禄：对。什么叫神？气血就叫神。

田原：忽然想到"子午流注"，每一经当令时，是神在身体里循环、值班的时间，所以神是无处不在的。

田合禄：就是，这才是"神"。"神"不是虚无缥缈的，神是有物质基础的。

田原：血气者，神也。我们把这个话题外延一下，人体的十二条经络有子午流注，大自然也一样有五运六气，人体的"神"和大自然的"神"，都是无处不在的。

田合禄：所以《素问》的第二篇就叫《四气调神大论》。

田原："神"在东、西方有很多层面的解读，您在古中医的语境中，给了"神"一个"实在"的解读，而且您再三强调"神"的物质基础，没有物质基础的"神"，自然就会变得缥缈了。

田合禄：这都是《黄帝内经》里的东西，只是我把它贯穿起来了。

田原：所以《黄帝内经》讲的"五谷为养，五果为助"，都是帮助血气的充盈和正常运行，只有这样，人的"神"才是安定自足的。

田合禄：对，这才是真正的"神"。这样就知道中医里面的好多学问，都需要回归到《黄帝内经》里去解读。

第 10 讲
《黄帝内经》提出的健康标准

2015 年 5 月 21 日

大家晚上好，热烈欢迎各位同人到这个群里进行学术交流，我在此感谢大家的参与。我们这个群以讨论学术为主，以《黄帝内经》、《伤寒论》、《脾胃论》、温病、五运六气理论等内容为主，这是一个纯学术性的讨论群。大家有什么话题可以在这里交流，希望大家能够和谐、包容，互相提高、互相促进。另外，目前各种交流群很多，各自的侧重点也不同，大家可以进行选择。我们这个群体以经典的学术为主，还可以加入一些国学方面的知识。大家多先看看这方面有关的书籍，便于我们交流，便于促进学习，发扬中医。这个群刚建立起来，还得依靠大家共同努力把这个群办好。这是大家共同的事，不是一个人的事，我再次热烈欢迎大家参与学习交流。

目前，养生是热门话题，大小电视台、大小报纸都在谈养生，要知道《黄帝内经》是怎么搞养生的，谈养生时要知道《黄帝内经》提出来的健康标准是什么。知常才能达变，才能知道怎样去养生。养生市场现在是比较混乱的，我们要以《黄帝内经》为准。只有有了准确的东西，才能辨别是非正误。前两天我给大家出了个题目:《黄帝内经》提出的健康标准是什么? 在这两天的讨论中，只有善医行先生说得对，《黄帝内经》提出来的健康标准就是形神合一，这是善医行先生提出来的。这在《素问·上古天真论》中提到过:"形与神俱，而尽终其天年，度百岁乃去。"在《灵枢·天年》里也讲道:"百岁，五脏皆虚，神气皆去，形骸独居而终矣。"形骸即形体，没有了神、气，只有"形骸"，就是尸体。先天的"形骸"得不到后天神、气的滋养就会死亡，所以形神合一是《黄帝内经》提出来的健康标准。

这个"形"就是我 12 号给肝胆相照群讲到的，是先天父母遗传给我们的生命体，而神是后天"天食人以五气、地食人以五味"，这个气、味在肠胃合化、化生，"神乃自生"的神，这个神是属于后天的。因此形神合一就是先天的形体和后天的神合在了一起。这个后天的神怎样和形体合在一起呢？先天形体是心脏所主的，心为先天。而后天天地是肺、脾，它们吸入的气味所化合而生成神。《灵枢·天年》说："血气已和，荣卫已通，五脏已成，神气舍心，魂魄毕具，乃成为人。"《灵枢·天年》说得很清楚，后天的神舍入心脏后，才能先天、后天合一的。要知道形神是怎么回事，是怎么合一的。这样的生理如果不知道，就没办法去养生。在那里夸夸其谈，谈养生是没有抓住主要方面的。

对于形神合一，善医行说对了。关于它们的关系，许帅说对了。但是大家都没有很好地去说诊察形神。怎么去判断形神合一呢？在《素问·八正神明论》里面有交代。《素问·八正神明论》说："故养神者，必知形之肥瘦，荣卫血气之盛衰。血气者，人之神，不可不谨养。"神生于五气、五味，而气味合和化生营卫气血，营卫气血充养形体，故可从形体的肥瘦查看营卫气血之盛衰而知有神无神，即神之盛衰。《素问·八正神明论》说判断神要从肥瘦、营卫气血的盛衰入手。为什么？因为神是血气也，就是营卫气血生成的。从营卫气血的盛衰判断神。先天形体靠后天营卫气血滋养，营卫气血旺了，形体就能够同盛，营卫气血亏损，形体就瘦了。《素问·八正神明论》还有一段话也是说明判断形和神的，"然夫子数言形与神，何谓形？何谓神？愿卒闻之。岐伯曰：请言形，形乎形，目冥冥，问其所病，索之于经，慧然在前。按之不得，不知其情，故曰形。"这段话是说，诊察形体的变化，如果看不出来，可以通过问诊知道患者的痛苦所在，并诊察经脉，病情就会清楚地摆在面前；如果按寻之还得不到，那么便不容易知道患者的病情了，所以临证要重视形体变化的诊察。

《素问·八正神明论》关于"神"是这样说的，"帝曰：何谓神？岐伯曰：请言神，神乎神，耳不闻，目明，心开而志先，慧然独悟，口弗能言，俱视独见，适若昏，昭然独明，若风吹云，故曰神。"察神要通过望诊，无法通过闻诊得到。用眼睛望诊就明白神的变化，心中有了数，在思想上可以先得出病情变化。这种心领神会的独悟，不能用语言来形容。就如观察一个东西，大家没有看到，但他能运用望诊独自看。就像在黑暗之中，大家都觉得很昏黑，只有他能用望诊得到病情。通过望诊观察病情，宛如风吹云散，日丽天明，所以说望而知之谓之神。

　　这是《黄帝内经》给出的健康标准和如何诊察形、神，希望大家以后多看《黄帝内经》，一定要以《黄帝内经》为基础。熟练了《黄帝内经》，再去考虑学习后世的东西，把它们融会贯通。如果《黄帝内经》的基础知识还没有学到，光学后世的内容是无根之树。希望大家以后一定要把《黄帝内经》学好，反反复复地看，不要走马灯地一看就过去了，是不行的，起码能够熟读、熟知，不要背诵。我们这个群是以经典著作为主的学术群体，将来讲到《伤寒论》《温病条辨》《脾胃论》等典籍时都以《黄帝内经》为基础。凡是看过我书的人都了解，我写的东西都离不开《黄帝内经》这个基础，《黄帝内经》是中医学的基础，并不虚言。有些同志看不懂，要反复看，多看几次慢慢就懂了，这是我的希望。这样大家在群里交流就有了基础，否则就不好交流。希望大家都能够做上工，这样我们的中医就有希望了。

　　这个题目我就给大家解释到这里，不对的地方请指正，谢谢大家。

第11讲
"半百而衰"从哪里开始

2015 年 5 月 27 日

大家晚上好，今天我给大家解答第二题，《黄帝内经》讲人"半百而衰"从哪里开始。

第二题大家答得不错，有很多人都答对了，是从肝开始的。在《黄帝内经》里有明确答案，《灵枢·天年》就说了是从肝开始的，"五十岁，肝气始衰，肝叶始薄，胆汁始减，目始不明。六十岁，心气始衰，若忧悲，血气懈惰，故好卧。七十岁，脾气虚，皮肤枯。八十岁，肺气衰，魄离，故言善误。九十岁，肾气焦，四脏经脉空虚。百岁，五脏皆虚，神气皆去，形骸独居而终矣。"《素问·上古天真论》也说："六八，阳气衰竭于上，面焦，发鬓颁白。七八，肝气衰，筋不能动。八八，天癸竭，精少，肾脏衰，形体皆极。"六八阳气衰竭，七八肝气衰。

为什么衰老从肝胆系统开始呢？因为肝胆主春生少阳之气，主阳生阴长。厥阴肝从中气少阳相火，有了少阳相火，才能阳生阴长，阳生阴长了，才能阴精上奉，才能其人寿。《素问·五常政大论》说："阴精所奉其人寿，阳精所降其人夭。"《素问·生气通天论》也说："阳气者，若天与日，失其所，则折寿而不彰。故天运当以日光明。是故阳因而上，卫外者也。"少阳主一身之阳气，所以少阳的募穴叫日月。《周易·系辞传》说："日月相推而明生焉。"《黄庭经》也说："肝气郁勃清且长，罗列六腑生三光。"指出肝与少阳三焦的密切关系，以及肝胆在养生中的重要作用。

春为四季之首，肝木是生气之源，故有健身作用。春生少阳之气的作用是阳生阴长，光注意阳生不够，还要注意阴长，注意阴阳互根互用的问题。阳生阴长的过程是水循环的过程，是风调雨顺的环境。《黄帝内经》说风配应于春和肝胆，风调就是春气正常，肝胆系统正常。它们正常，阳生阴长，因为阴长，所以雨就顺了。

要想不衰老，就得补肝胆之阳。人体的阳气在哪里呢？《素问·阴阳别论》说："所谓阳者，胃脘之阳也。"《素问·阳明脉解》说："四肢者，诸阳之本也。"《黄帝内经》说得清清楚楚，人体的阳气在胃脘，就是在脾胃土，而脾胃土主四肢，故云"四肢者，诸阳之本也"，即清阳实四肢。《黄帝内经》如此肯定地说人体阳气在脾胃土，根本就没说阳气在肾，哪个后世之人非要说阳气之本在肾呢？正因为人体阳气在脾胃土，所以李东垣强调阳气出于胃，李东垣在《脾胃论》中说："春生夏长，且借助胃中土。"他在《医学发明》中也说："三焦，统而论之，本于中焦，中焦者，胃脘也。"春夏所主之阳气皆来源于脾胃，不在肾。明代医家汪绮石在《理虚元鉴》中说："阳虚之治，所当悉统于脾也。"张仲景创建中汤，为补阳虚之重方，连火神派老祖郑钦安也说："建中汤是仲景治阳虚之主方，能治百十余种阳虚证候。"陶弘景说："阳旦者（包括桂枝汤、小建中汤、黄芪建中汤），升阳之方。"补益中气为主才是升阳的。《伤寒论》还说："太阴病，当以四逆汤温之。"脾胃主四肢，脾胃暖了，四肢就暖了。脾胃居中而灌溉四脏，犹如太阳当空，照临四方。自然界的阳气在哪里呢？自然界的阳气悉归于太阳，没有太阳就没有阳气。向太阳的地方为阳，背太阳的地方为阴。人体内的阳气悉归于少阳三焦相火，张景岳说少阳三焦相火是人体的一轮红日，"天之大宝，只此一轮红日；人之大宝，只此一息真阳。""天地间之万物，有此阳气则生，无此阳气则死。"《黄庭经》里说阳气在黄庭，就是脾胃所在的地方，"左为少阳右太阴……出日入月呼吸存"，此处的少阳是少阳三焦相火，太阴是太阴脾土，阳气是在中焦脾胃的。

五运六气中说得好，厥阴从中气少阳。厥阴肝阳气升不升取决于少阳三焦相火旺不旺，这是扶助阳气的本源所在，是阳气衰老时我们应当注意的地方、应当扶的地方。

这是今天给大家解答的"半百而衰"从肝开始，要想半百还健康不衰老应该扶助肝阳为主，厥阴肝阳又要从少阳三焦相火。所以最终要很好地保护少阳三焦相火，它在中焦，和脾胃在一块儿，也就是丹田的部位。希望大家注意养生。

好，今天就讲到这里。谢谢大家。

第12讲
《黄帝内经》中天癸是什么

2015 年 6 月 3 日

大家晚上好，今天给大家解答第三题，《黄帝内经》论述的天癸是什么。

《黄帝内经》讲天癸的地方只有《上古天真论》一篇，说："女子七岁，肾气盛，齿更发长。二七而天癸至，任脉通，太冲脉盛，月事以时下，故有子。三七，肾气平均，故真牙生而长极。四七，筋骨坚，发长极，身体盛壮。五七，阳明脉衰，面始焦，发始堕。六七，三阳脉衰于上，面皆焦，发始白。七七，任脉虚，太冲脉衰少，天癸竭，地道不通，故形坏而无子也。""丈夫八岁，肾气实，发长齿更。二八，肾气盛，天癸至，精气溢泻，阴阳和，故能有子。三八，肾气平均，筋骨劲强，故真牙生而长极。四八，筋骨隆盛，肌肉满壮。五八，肾气衰，发堕齿槁。六八，阳气衰竭于上，面焦，发鬓颁白。七八，肝气衰，筋不能动。八八，天癸竭，精少，肾脏衰，形体皆极；则齿发去。肾者主水，受五脏六腑之精而藏之，故五脏盛，乃能泻。今五脏皆衰，筋骨解堕，天癸尽矣。故发鬓白，身体重，行步不正，而无子耳。"

后世医家对于天癸的解释众说纷纭，莫衷一是，大概有以下几种。

第一种，天癸即月经，这是王冰的说法。王冰说："肾气全盛，冲任流通，经血渐盈，应时而下，天真之气降，与之从事，故云天癸也。"

第二种，天癸即精血，这是明代万密斋的说法。万密斋在《保命歌括》中说："在男子即为精，在女子则为血，皆曰天癸。"

第三种，天癸即真阴，这是马莳的观点。《黄帝内经素问注证发微》说："天癸者，阴精也。"张景岳也有类似的说法，张景岳在《质疑录》中说："天癸者，天一所生之真水，在人身是谓元阴。"以上三种观点都与肾气有关。

第四种是现代人的认识，认为天癸与西医调节生殖功能的神经内分泌激素相类似，是下丘脑－垂体－性腺轴的功能。这种说法不是《黄帝内经》的原意。

先看《黄帝内经》的意思。首先说"癸"字，所谓癸，象水从四方流入地中之形，因此说癸为水，天是言其来源，"天癸"就是从天上来的水。张景岳《类经·藏象类》说："夫癸者，天之水……故天癸者，言天一之阴气耳。"它是阳生阴长的产物，阴气升于天，为云成雨就是天水，是天癸，即所谓天一生水。降落则为肾水，天癸竭就是上源之水竭了，终致肾的精水竭，就失去了生殖能力。

天癸就是天水，那么人体之天在哪里呢？《素问·阴阳应象大论》说"天气通于肺"，肺为天，为水之上源，天癸当来源于肺，天癸至，肾气才能盛，而不是肾气盛了，天癸才能至。《灵枢·天年》说："人生十岁，五脏始定，血气已通"，"血气已和，荣卫已通，五脏已成，神气舍心，魂魄毕具，乃成为人。"人在十岁之后，五脏精满藏于肾，到女十四岁、男十六岁，肾精满才能够溢泻有子。肾受五脏六腑之精而藏之，五脏六腑之精满藏于肾，然后才有肾的精气溢泻有子。经文说"天癸竭，精少，肾脏衰"，反之当是"天癸至"，天气下为雨水而藏于肾，才能肾气旺，故云"肾气盛，天癸至"，肾气盛是因为天癸至。

天癸还与任脉、冲脉有密切的关系。任脉通于肺，络穴在肺经的列缺。《灵枢·五音五味》认为，"冲脉会于咽喉，与肺通"，天癸从肺天上来的水，它是阳生阴长的产物。阴气升于天，为云成雨是天水，就是天癸，所以说天一生水。《黄帝内经》原文说得很清楚，肝气衰天癸就衰竭了。为什么？人半百而衰是因为阳气从肝开始而衰的。正因为阳气不升，阴气不长，天癸才衰竭，天癸是阳生阴长的产物，从天上来的水。《素问·五常政大论》说："阴精所奉其人寿，阳精所降其人夭。"《生气通天论》说："阳气者，若天与日，失其所，则折寿而不彰。"《阴阳应象大论》说："故清阳为天，浊阴为地；地气上为云，天气下为雨；雨出地气，云出天气。"所以平时生活当中，男女的性生活叫云雨，就是这么来的。

《黄帝内经》有没有相关的论述呢？回答是肯定的。肺病则上源水亏，天癸之源亏了。天癸竭，则男子无精，女子不月。《上古天真论》这段大家都了解，"二七而天癸至，任脉通，太冲脉盛，月事以时下，故有子。……七七，任脉虚，太冲脉衰少，天癸竭，地道不通，故形坏而无子也。""二八，肾气盛，天癸至，精气溢泻，阴阳和，故能有子。……七八，肝气衰，筋不能动。八八，天癸竭，精少，肾脏衰，形体皆极。"

另外，举几点《黄帝内经》里面的论述。《素问·至真要大论》中"阳明司天，燥淫所胜……丈夫癥疝，妇人少腹痛，目昧眦疡，疮痤痈，蛰虫来见，病本于肝。太冲绝，死不治。"凉燥太过可以导致男女病，寒水也可以导致男女病。这个阳明司天，在运气里面是肺燥，而不是讲胃，一定要注意。另外一篇是《素问·阴阳别论》，"二阳之病发心脾，有不得隐曲，女子不月。"这里的"二阳"也指阳明肺燥金，相当于阳明司天。再者，《素问·评热病论》说："月事不来者，胞脉闭也，胞脉者属心，而络于胞中，今气上迫肺，心气不得下通，故月事不来也。"

从《黄帝内经》这几篇文章可以看到，上焦不通则月事不来，同样也适用于男同志。由此可知，月经和心、肺关系密切，可是现在调理男女不孕不育大部分是从肝、脾、肾着手。根据经文的这些论述，应该从心、肺方面多考虑，这在临床中大家会遇到，也是会看到的，我们也用了。大家对天癸和肺之间的关系要好好理解，不要总把天癸和肾联系起来。肾是天水下流以后产生的。水的上源下流不断，这时候肾和膀胱这个蓄水池才能够满，满而泻，这时候有子。

《灵枢·脉度》说："肺气通于鼻，肺和则鼻能知臭香矣。"鼻为肺窍，所以月经从鼻而出为倒经、鼻衄。不但下面的月经和肺有关，倒经也跟肺有关。另外，"肺主皮毛"，月经从毛孔出者为肌衄，这样的经也与肺有关。从三方面考虑，月经都与肺有密切关系。现在西医说的下丘脑－垂体－性腺轴的功能作为天癸，其实并不完全如此，现代医学也证实心脏分泌的激素是人体最重要的免疫物质，能够调节人体的自愈康复能力，这样就突出了心脏在人体的主导地位。这个激素不完全是来自下丘脑－垂体－性腺轴的功能，更多的是心脏所主的。天上之水和心肺有直接关系，《素问·评热病论》说："气上迫肺，心气不得下通，故月事不来也。"大家多从这方面考虑考虑。

今天这道题我给大家解答到这里。谢谢大家。

第 13 讲

《黄帝内经》有没有"天人合一"论？
天人合一的反应是什么

2015 年 7 月 14 日

大家晚上好，今天给大家讲第四题，《黄帝内经》有没有"天人合一"论？天人合一的反应是什么？

现在不少中医大家认为，《黄帝内经》没有天人合一，只有天人相应。他们不承认《黄帝内经》有天人合一。再一个看到大家的讨论，大家认为《黄帝内经》有天人合一，但是大家讲的、讨论的也都是天人相应，没有真正理解天人合一是什么。

天人合一到底指的是什么？天人合一认为，天人是合一的，这个人和天一定有个合一的地方，天地之气必然在人身上有合一相通的地方。《素问·宝命全形论》说："天地合气，命之曰人。"明确地点出了天地之气在人身上是有相合之处的。人身上必须有天地之气，这样才能叫"天地合气，命之曰人"，这是人生命的组成部分。这个天气指的是什么？地气指的是什么？《六节藏象论》说："天食人以五气，地食人以五味。五气入鼻，藏于心肺，上使五色修明，音声能彰；五味入口，藏于肠胃，味有所藏，以养五气，气和而生，津液相成，神乃自生。"天气指吸入的五气，地气指摄入的五味，这就是"天地合气，命之曰人"。它们相合的部位在哪里？在肠胃心肺，而且气和味相合之后产生了人体的神，"神乃自生"的神。这个部位是神产生的地方，是肚脐神阙穴，也就是肚脐内部这个部位，因此这个神表现在肚脐的神阙穴。"阙"是宫殿的意思，是皇帝居住的地方，天人合一的第一个部位就在这里。

《素问·六微旨大论》说："言天者求之本，言地者求之位，言人者求之气交。""何谓气交？岐伯曰：上下之位，气交之中，人之居也。"提出了天地人一起分布到不同领域的结果。"天枢之上，天气主之；天枢之下，地气主之；气交之分，人气从之，万物由之，此之谓也。"同在脐部，天枢在脐部两边两寸的地方，天地合气相合相交的地方还是在脐部。《黄帝内经》告诉我们，天人合一就是在脐腹这个部位。《黄帝内经》是有天人合一的，不仅是天人感应、天人相应。这是第一个问题。

第二个就是《灵枢·天年》说，"人生十岁，五脏始定，血气已通"，"血气已和，荣卫已通，五脏已成，神气舍心，魂魄毕具，乃成为人。"这里明确指出天地气味相合产生的神要归入心脏，即"神气舍心"。天人相合的部位合到哪去了？合到心脏。心脏是先天形体之本，是一身的君主。神舍于心后，才能作为人生命的君主之官。《黄帝内经》里有天人合一，第一个相合的部位是脐腹部位，是天的气、地的味相合而生成了神，第二步这个神要舍于心，要舍于先天形体的本——心，这时才能成为一个完整的人，即《灵枢·天年》所说的"乃成为人"。先天的形体是父母给的、有形的生命体，"天地合气，命之曰人"，这是天地给的、无形的生命体，这两个生命体相合之后，才是一个完整的人。

它们之间相合一定会有反应，就像化学中两个元素相合一定会有化学反应一样。那么先天的生命体和后天的生命体，两个相合也一定有反应，这个反应就是"小儿变蒸（也称蒸变）"。朱丹溪在《幼科全书》中说："万物生于春而长于夏者，以阳主生长也。"人也一样，小儿变蒸完了乃成人，邪气充实无有坚劳也。《幼科发挥》也说婴儿从一岁"血入"到"大小蒸毕乃成人"，是一个道理。这样就完全解释了人体生命由低级到高级、由简单到复杂的过程，是从胎儿到婴儿再到成人发展的过程。这个天人相合有一个磨合期，在磨合期中会发生小儿变蒸。小儿变蒸学说在古书里有很多记载，现在已经不被注意了。小儿变蒸的过程中是要发热的，现在人们对这没有认识，一看见小儿发热就赶紧到医院输液，一看到发热就着急。其实要仔细观察，如果属于小儿变蒸，是不需要输液退烧的，更不应该消炎。我们对小儿变蒸要有明确的认识，对小儿发热也要有明确的估计，看到底属于变蒸，还是属于真正的病。

关于小儿变蒸，首先可以看孙思邈的《千金要方》，"凡儿生三十二日一变。六十四日再变，变且蒸。九十六日三变。一百二十八日四变，变且蒸。一百六十日五变。一百九十二日六变，变且蒸。二百二十四日七变。二百五十六日八变，变且蒸。二百八十八日九变。三百二十日十变，变且蒸。积三百二十日小蒸毕后，六十四日大蒸，蒸后六十四日，复大蒸，蒸后一百二十八日，复大蒸。""凡小儿自生，三十二日为一变，再变为一蒸，凡十变而五小蒸，又三大蒸，积五百七十六日，大小蒸都毕，乃成人。"小儿蒸变一共是576日，也就是一年七个月又四日，在这当中要注意加强护理。小儿蒸变的内在机制到底是什么，需要我们好好研究。特别是现在，儿科医生要向家长多做宣传。这个工作很麻烦，让这些家长认同、知道这些科学知识。小儿变蒸，最早由王叔和提出来，在《脉经》里说："小儿是其日数应变蒸之时，身热脉乱，汗不出，不欲食，食辄吐见者，脉乱无苦也。"说明小儿变蒸是一种生理现象，见到小儿发热、脉乱又不出汗、不想吃东西，要好好注意、好好辨证。隋代的《诸病源候论》《小儿药证直诀》《幼科全书》《幼科发挥》等都收集了小儿变蒸的文献，大家可以看一看。小儿变蒸和人的脏腑有直接关系，查看文献时就会看到这些，几变与什么脏腑有关系，这些都有具体内容，它提出以六十四卦的顺序来算，对这些有一些认识就行。再一个，对于小儿变蒸，历代儿科专家有不同的认识，看的时候要注意辨别当中的是非，不要盲目信奉，多看一些、多辨一些，看谁讲得比较合适，这些都是要注意的。

变蒸的临床表现，王叔和简单提了一下，"身热脉乱，汗不出，不欲食，食辄吐见者，脉乱无苦"，还有像《诸病源候论·变蒸候》说的，蒸且发热，或轻或重，体热，有时候耳朵是凉的，臀部也是凉的，上唇起白疱，这些体征大家要好好认识，有好多记载。提醒一下大家以后看书，特别是儿科医生，要好好辨别，哪些是变蒸，哪些是真正的疾病。

天人相应是不进入人体的。人体有一种感应，这叫相应，相应就是相感应的意思，就像两极一样，两极可以相互感应，它不一定进入体内，这是体内的感应。合一不一样，是一方要进入另一方的内部，天人合一是直接进入人体，这两个概念不一样。"天人合一"及其反应，今天就给大家介绍到这里。

第14讲
《黄帝内经》三阴三阳说

2018 年 10 月 2 日

《黄帝内经》论述三阴三阳，首先建立其观察坐标，以北半球面南。从发生学角度讲有三个方面：一是从太阳光照强度（温度）论三阴三阳；二是从"移光定位"论三阴三阳；三是从四时四象发展为三阴三阳。

一、从太阳光照强度（温度）论三阴三阳

《黄帝内经》的三阴三阳说首见于《素问·阴阳离合论》，"帝曰：愿闻三阴三阳之离合也。岐伯曰：圣人南面而立，前曰广明，后曰太冲，太冲之地，名曰少阴，少阴之上，名曰太阳。太阳根起于至阴，结于命门，名曰阴中之阳。中身而上，名曰广明，广明之下，名曰太阴，太阴之前，名曰阳明。阳明根起于厉兑，名曰阴中之阳。厥阴之表，名曰少阳，少阳根起于窍阴，名曰阴中之少阳。是故三阳之离合也，太阳为开，阳明为阖，少阳为枢。三经者，不得相失也，搏而勿浮，命曰一阳。"

"帝曰：愿闻三阴。岐伯曰：外者为阳，内者为阴。然则中为阴，其冲在下，名曰太阴。太阴根起于隐白，名曰阴中之阴。太阴之后，名曰少阴。少阴根起于涌泉，名曰阴中之少阴。少阴之前，名曰厥阴。厥阴根起于大敦，阴之绝阳，名曰阴之绝阴。是故三阴之离合也，太阴为开，厥阴为阖，少阴为枢。三经者，不得相失也，搏而勿沉，名曰一阴。"

面南则胸腹为阳、背后为阴（图 3-1），即老子"负阴抱阳"之说。广明，指向阳处。太冲，指背阴处。这是人体阴阳的基本定义：向太阳为阳，背太阳为阴。《素问·阴阳离合论》说："数之可十，推之可百，数之可千，推之可万，万之大，不可胜数，然其要一也。"狭义"阴阳"的基本定义只有一个，以太阳光为基准，故云"其要一"。

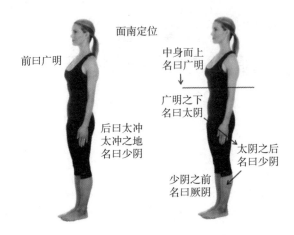

图 3-1　前后上下定位图

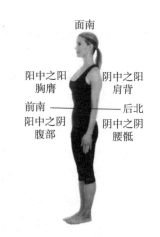

图 3-2　面南负阴抱阳坐标图

从文述前、后、上、下来看，当是以人站立的姿势观察太阳光照射人身的阴阳，若是躺着的姿势，当是面天、面上，不是面南。"中身"指腰脐部位。据此，我可以做出中国传统文化的坐标图（图 3-2）。

面南而立，则前为广明，后为太冲。那么，前面的上下是否都是广明呢？不是。又说前面"中身"而上为"广明"，前面"中身"而下，即"广明"之下为"太阴"，所以太阴主腹部。前说"后曰太冲，太冲之地，名曰少阴"，是否后面都是太冲、少阴呢？不是。太冲、少阴在"中身"而下，即广明之下、"太阴"之后，即在后面"中身"之下。

《素问·阴阳应象大论》《素问·天元纪大论》讲天地宇宙立体图，天地合气生化万物，人是万物之一。这里阴阳离合讲以人为中心的前后、上下立体图，讲人体的经脉位置、次序是少阳、太阳、阳明、太阴、少阴、厥阴，三阴位于北后下重阴之地，面南朝阳，即"负阴抱阳"。

《素问·生气通天论》说："天运当以日光明……阳气者，一日而主外，平旦人气生，日中而阳气隆，日西而阳气已虚，气门乃闭。"

《素问·金匮真言论》说："平旦至日中，天之阳，阳中之阳也；日中至黄昏，天之阳，阳中之阴也；合夜至鸡鸣，天之阴，阴中之阴也；鸡鸣至平旦，天之阴，阴中之阳也。故人亦应之。""故背为阳，阳中之阳，心也；背为阳，阳中之阴，肺也；腹为阴，阴中之阴，肾也；腹为阴，阴中之阳，肝也；腹为阴，阴中之至阴，脾也。此皆阴阳、表里、内外、雌雄相输应也，故以应天之阴阳也。"

《灵枢·顺气一日分为四时》说："春生、夏长、秋收、冬藏，是气之常也，人亦应之。以一日分为四时，朝则为春，日中为夏，日入为秋，夜半为冬。朝则人气始生，病气衰，故旦慧；日中人气长，长则胜邪，故安；夕则人气始衰，邪气始生，故加；夜半人气入脏，邪气独居于身，故甚也。"

这一排列顺序正是《伤寒论》六经病欲解时的排列顺序。这是以太阳光照强度为主来立论。其言"平旦""日中""日西""夜半"，是以太阳光照四个特征点而言，这样六经就与应天的时、位、性之别了。《素问·生气通天论》的"平旦""日中""日西"说，将平旦、日中、日西太阳光照强弱变为四时四象阴阳法。至此，肝、心、肺、肾、脾五脏就有了应天的时、位、性之别（图3-3）。

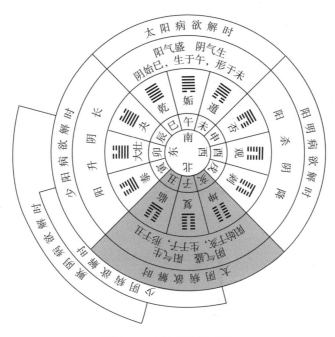

图 3-3 六经病欲解时图

二、从"移光定位"论三阴三阳

《素问·六节藏象论》说:"立端于始,表正于中,推余于终,而天度毕矣。"《素问·八正神明论》说:"法天则地,合以天光……凡刺之法,必候日月星辰,四时八正之气,气定乃刺之……是谓得时而调之,因天之序,盛衰之时,移光定位,正立而待之。"《素问·六微旨大论》说:"盖南面而待之也。故曰:因天之序,盛衰之时,移光定位,正立而待之。""光"指太阳光,"表"指立杆测日影的立杆,"中"指日午,"表正中""移光定位,正立而待之"指用立杆在日午时测日影。立杆——表,现存有多种文物(图3-4、图3-5)。

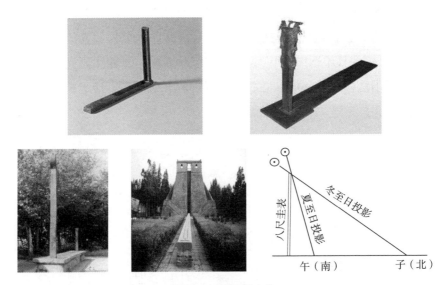

图3-4 测日影文物

卦字,从圭,从卜。圭者,即测日影长度的工具。卜者,立杆和日光投影线也。

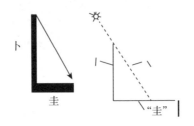

图3-5 卦字来源示意图

《素问·天元纪大论》说："阴阳之气，各有多少，故曰三阴三阳也。"可知三阴三阳是按"阴阳之气多少"排列的。这种阴阳气多少的量变，是由"移光定位"得来的。《素问·八正神明论》说："因天之序，盛虚之时，移光定位，正立而待之。"王冰注："候日迁移，定气所在，南面而立，待气至而调之也。"《素问·六微旨大论》说："南面而待之也……因天之序，盛衰之时，移光定位，正立而待之。"这是面南立杆测日影确定的，或面南望月。

《素问·八正神明论》说："凡刺之法，必候日月星辰，四时八正之气，气定乃刺之。是故天温日明，则人血淖液而卫气浮，故血易泻，气易行；天寒日阴，则人血凝泣而卫气沉。月始生，则血气始精，卫气始行；月廓满，则血气实，肌肉坚；月廓空，则肌肉减，经络虚，卫气去，形独居。是以因天时而调血气也。是以天寒无刺，天温无疑。月生无泻，月满无补，月廓空无治，是谓得时而调之。因天之序，盛虚之时，移光定位，正立而待之。故日月生而泻，是谓藏虚；月满而补，血气扬溢，络有留血，命曰重实；月廓空而治，是谓乱经。阴阳相错，真邪不别，沉以留止，外虚内乱，淫邪乃起。""帝曰：星辰八正何候？岐伯曰：星辰者，所以制日月之行也。八正者，所以候八风之虚邪，以时至者也。四时者，所以分春秋冬夏之气所在，以时调之也……先知日之寒温，月之虚盛，以候气之浮沉，而调之于身，观其立有验也。"

《素问·六节藏象论》说："天度者，所以制日月之行也；气数者，所以纪化生之用也。天为阳，地为阴，日为阳，月为阴，行有分纪，周有道理，日行一度，月行十三度而有奇焉，故大小月三百六十五日而成岁，积气余而盈闰矣。立端于始，表正于中，推余于终，而天度毕矣。"

立杆测日影的直接成果是得到了太极图（图 3-6）。

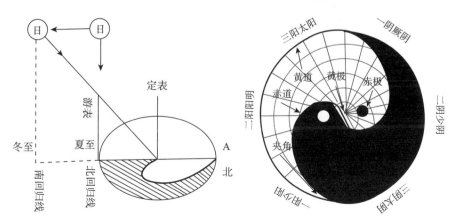

图 3-6 立杆测日影的直接成果是得到了太极图

《素问·四气调神大论》说："四时阴阳者，万物之根本也，所以圣人春夏养阳，秋冬养阴，以从其根，故与万物沉浮于生长之门。"这是将一年四时分为阴阳两仪，春夏主阳为阳仪，秋冬主阴为阴仪。《素问·厥论》说："春夏则阳气多而阴气少，秋冬则阴气盛而阳气衰。"《灵枢·根结》说："阴阳之道，孰少孰多……发于春夏，阴气少而阳气多……发于秋冬，阳气少而阴气多。"

再看月亮的阴阳消长情况（图3-7）。

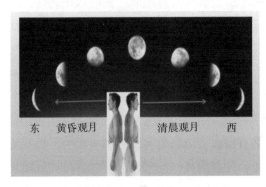
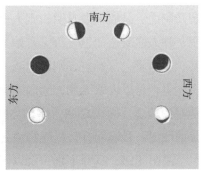

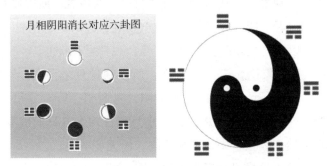

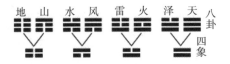

图 3-7　阴阳消长与卦象

通过"移光定位"得出三阴三阳，以夏至为始点，则其正常顺序为：厥阴（夏至一阴生）、少阴（二阴）、太阴（三阴）、少阳（冬至一阳生）、阳明

（二阳）、太阳（三阳），发病则为《伤寒论》的六经次序：太阳、阳明、少阳、太阴、少阴、厥阴。六经表达的是立杆测日影阴阳量的变化，与《素问·生气通天论》以日照温度变化论阴阳不同，所以叫《阴阳别论》《阴阳类论》。

《素问·生气通天论》日照温度高低变化的次序，是太阳视运动得到的：少阳（平旦）、太阳（日中）、阳明（日入），故太阳阳气最盛为三阳，阳明阳消为二阳。

以上两种阴阳排序是不同的，不得混淆，不在一个层次，不必争论。

如图 3-8 所示，《伤寒论》三阴三阳模式有两套体系：一是以《素问·生气通天论》平旦、日中、日入及《素问·金匮真言论》背阳腹阴为基础模式，横膈膜之上心、肺主表，横膈膜之下肝、肾、土类主里（表现在六经病欲解时中）；二是以太阳、阳明、少阳、太阴、少阴、厥阴为次序的司天在泉的发病模式。《伤寒论》的论病，首分上、下半年为阳仪的中风、伤寒、温病和阴仪的湿痹、痉病、中暍。其次是以横膈膜分上下、天地、阴阳，论"病发于阳"在表、"病发于阴"在里，治在表用"开鬼门"法，治在里用"洁净府"法。

太阳、阳明　　少阳、太阴、少阴、厥阴
背天阳心肺　　腹地阴土类、肾、肝（排除分三隧：糟粕，津液，宗气《邪客》）

横膈膜上下分天地阴阳

图 3-8　横膈膜上下分天地阴阳示意图

三、从四时四象发展为三阴三阳

从四时四象发展为三阴三阳，见于《素问·至真要大论》："帝曰：愿闻阴阳之三也，何谓？岐伯曰：气有多少，异用也。帝曰：阳明何谓也？岐伯曰：两阳合明也。帝曰：厥阴何也？岐伯曰：两阴交尽也。……帝曰：幽明何如？岐伯曰：两阴交尽，故曰幽，两阳合明，故曰明，幽明之配，寒暑之异也。"

《灵枢·阴阳系日月》说："寅者，正月之生阳也，主左足之少阳；未者，六月，主右足之少阳；卯者，二月，主左足之太阳；午者，五月，主右足之太阳；辰者，三月，主左足之阳明；巳者，四月，主右足之阳明，此两阳合于前，故曰阳明。申者，七月之生阴也，主右足之少阴；丑者，十二月，主左足之少阴；酉者，八月，主右足之太阴；子者，十一月，主左足之太阴；戌者，九月，主右足之厥阴；亥者，十月，主左足之厥阴，此两阴交尽，故曰厥阴。"

"甲主左手之少阳，己主右手之少阳，乙主左手之太阳，戊主右手之太阳，丙主左手之阳明，丁主右手之阳明，此两火并合，故为阳明。庚主右手之少阴，癸主左手之少阴，辛主右手之太阴，壬主左手之太阴。"

少阳为三焦相火，太阳为心火，故云"此两火并合，故为阳明""此两阳合于前，故曰阳明"。《素问·阴阳离合论》说："天覆地载，万物方生，未出地者，命曰阴处，名曰阴中之阴；则出地者，命曰阴中之阳。"厥阴为阴中之阳，阴转阳，故云"两阴交尽"。

正月生阳也，主左足之少阳

卯者，二月，主左足之太阳　　　　　　　　　　　　　　春

辰者，三月，主左足之阳明

巳者，四月，主右足之阳明，此两阳合于前，故曰阳明

午者，五月，主右足之太阳　　　　　　　　　　　　　　夏

未者，六月，主右足之少阳

申者，七月之生阴也，主右足之少阴

酉者，八月，主右足之太阴　　　　　　　　　　　　　　秋

戌者，九月，主右足之厥阴

亥者，十月，主左足之厥阴，此两阴交尽，故曰厥阴

子者，十一月，主左足之太阴　　　　　　　　　　　　　冬

丑者，十二月，主左足之少阴

按十至三月排列六经顺序是厥阴、太阴、少阴、少阳、太阳、阳明；按四月至九月排列六经顺序是阳明、太阳、少阳、少阴、太阴、厥阴。这正是互为司天在泉的三对关系。

另外，论四时阴阳出现，《黄帝内经》还有多处。

《素问·金匮真言论》说："故背为阳，阳中之阳，心也；背为阳，阳中之阴，肺也；腹为阴，阴中之阴，肾也；腹为阴，阴中之阳，肝也；腹为阴，阴中之至阴，脾也。此皆阴阳表里、内外、雌雄相输应也，故以应天之阴阳也。"

《灵枢·九针十二原》说："阳中之少阴，肺也……阳中之太阳，心也……阴中之少阳，肝也……阴中之至阴，脾也……阴中之太阴，肾也。"此以人体解剖部位横膈膜上下分天地阴阳。

手足分法也属于横膈膜上下分法。《灵枢·阴阳系日月》说："足之阳者，阴中之少阳也；足之阴者，阴中之太阴也；手之阳者，阳中之太阳也；手之阴者，阳中之少阴也。腰以上者为阳，腰以下者为阴。其于五脏也，心为阳中之太阳，肺为阳中之少阴，肝为阴中之少阳，脾为阴中之至阴，肾为阴中之太阴。"此以四时上、下半年分阴阳，春夏为阳，秋冬为阴（图 3-9）。

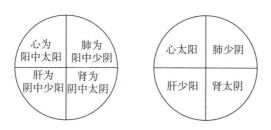

图 3-9　春夏为阳，秋冬为阴

《素问·六节藏象论》说："心者……为阳中之太阳，通于夏气（君火）。肺者……为阳中之太阴，通于秋气（燥）。肾者……为阴中之少阴，通于冬气（水）。肝者……此为阳中之少阳，通于春气（风）。脾胃大肠小肠三焦膀胱者……此至阴之类，通于土气（湿）。凡十一脏，取决于胆（相火）。"（图 3-10）

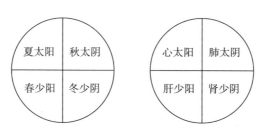

图 3-10　两仪阴阳分法

不懂五运六气标本中气理论的人很难读懂《素问·六节藏象论》的原义。

《素问·至真要大论》说:"少阳太阴从本,少阴太阳从本从标,阳明厥阴不从标本,从乎中也。"张子和《儒门事亲》编成《标本中气歌》:"少阳从本为相火,太阴从本湿上坐。厥阴从中火是家,阳明从中湿是我。太阳少阴标本从,阴阳二气相包裹。风从火断汗之宜,燥与湿兼下之可。万病能将火湿分,彻开轩岐无缝锁。"

《儒门事亲·辨十二经水火分治法》说:"胆与三焦寻火治,肝和包络都无异;脾肺常将湿处求,胃与大肠同湿治;恶寒表热小膀温,恶热表寒心肾炽。十二经,最端的,四经属火四经湿,四经有热有寒时,攻里解表细消息。湿同寒,火同热,寒热到头无两说。六分分来半分寒,寒热中停真浪舌。休治风,休治燥,治得火时风燥了。当解表时莫攻里,当攻里时莫解表,表里如或两可攻,后先内外分多少。敢谢轩岐万世恩,争奈醯鸡笑天小。"

此以表里部,分五脏、应四时、分阴阳,厥阴肝主春,和太阳心夏、肺秋主大表部,故都为阳。土类和冬肾主里部,为阴。《灵枢·阴阳系日月》《灵枢·九针十二原》中的心、肝主春、夏,肺、肾、脾主秋、冬,而主阴阳量消长的多少,《素问·六节藏象论》肺为"阳中之太阴",主全身之气,心为"阳中之太阳",主全身之血,由此可知《素问·六节藏象论》和《灵枢·阴阳系日月》《灵枢·九针十二原》的分法不一样是有道理的,不可篡改。就像《黄帝内经》的阴阳概念一样,有多层面,不能在一个层面论之,其差异如表3-1所示。

表3-1　各篇章五脏及表里对应表

表里	五脏	《灵枢·九针十二原》	《灵枢·阴阳系日月》	《素问·六节藏象论》
大表部	心	阳中之太阳	阳中之太阳	阳中之太阳
	肝	阴中之少阳	阴中之少阳	阳中之少阳
	脾	阴中之少阴	阴中之少阴	阳中之太阴
里部	肺	阴中之太阴	阴中之太阴	阴中之少阴
	肾	阴中之至阴	阴中之至阴	至阴

四、小结

1. 以太阳光照强度论三阴三阳，以《素问·阴阳离合论》为主，平旦、日中、日西、夜半。

2. 以"移光定位"的三阴三阳为基础的《伤寒论》发病模式，以夏至为始点立杆测日影，其正常顺序是厥阴（一阴生）、少阴（二阴）、太阴（三阴）、少阳（冬至一阳生）、阳明（二阳）、太阳（三阳）。发病则为《伤寒论》六经：太阳、阳明、少阳、太阴、少阴、厥阴（参见《素问·天元纪大论》《素问·热论》）。

3. 以四时四象发展为三阴三阳。

4. 三阴三阳六经阴阳属性　现行中医药院校的教材是根据相应经络阴阳之性来确定脏腑阴阳属性的，如太阳寒水应膀胱、小肠，阳明燥金应胃、大肠，少阳相火应胆、三焦，太阴湿土应脾、肺，少阴君火应心、肾，厥阴风木应肝、心包。以三阳应腑，三阴应脏，此理论永远解释不清《伤寒论》。

我依据运气七篇理论，决定三阴三阳的阴阳属性，即心主太阳，肺主阳明，三焦主少阳，脾主太阴，肾主少阴，肝主厥阴，是以《素问·六节藏象论》和《素问·金匮真言论》的五脏应四时阴阳理论为基础展开的。

第 15 讲
"形与神俱"之科学、哲学实质探秘

2019 年 3 月 5 日

　　《黄帝内经》是中医学的至高典籍，但是学习《黄帝内经》的方法论有些问题。目前的方法论都是从哲学入手，如阴阳五行、气一元论等，好像我们的中医学是在哲学指导下产生的，其实这不符合《黄帝内经》产生的过程。我们是医生，是给人看病的，针对的是个体人，我们首先必须了解个体人的知识。《黄帝内经》第一篇《上古天真论》提出"形与神俱"这样一个生命发展的命题，也就是说，我们无论写文章也好，著书也好，首先得有一条主线。那么贯穿《黄帝内经》的主线是什么？《上古天真论》提出来形与神俱，也就是形神合一的主题。《黄帝内经》所有的论述都是根据"形"与"神"这个生命双结构展开的。我的《内经真原——还原内经原创理论体系》这本书就是根据这个观点、这个主线来写的。一般来说，认为西医学是讲究还原的，中医学是讲究整体的。其实中医学也是讲还原的，中医学是从生理结构、解剖结构开始一层一层论述的。

　　今天我给大家从形和神这方面讲，就是先认识个体人。不讲人类从哪里来，因为到底是先有鸡，还是先有蛋，永远也说不清。我们先来断代史，能说清楚的我们讲。个体人从哪里来？从《上古天真论》提出的"形与神俱"这个双生命体健康结构开始论述。当抓住《黄帝内经》主线，就能读懂、读通《黄帝内经》，而且不费劲。这方面我会做一系列讲座，今天大家首先要把"形"和"神"懂了，起码了解我们人。个体人不了解，你还当什么医生？

一、从《黄帝内经》理解中医"形"的意义和功能

　　我们的形体从哪里来？"形"就是我们的身体、形象。《黄帝内经》里称为"器"，这个形器来自父母精卵的结合。这个形体来自父母，它有五脏六

腑、经络、组织，都非常明确。大家要先知道这个形体从哪里来。

人形指身体、形体，有形状、形象等，名之"器"，先天父母精卵是其物质基础。"形"是人体生命的存在之本。没有形体，人体生命就不存在了。《黄帝内经》深入研究了人之形体结构。《灵枢·经水》说："五脏六腑之高下、大小，受谷之多少亦不等……若夫八尺之士，皮肉在此，外可度量切循而得之，其死可解剖而视之，其脏之坚脆，腑之大小，谷之多少，脉之长短，血之清浊，气之多少……皆有大数。"《灵枢·本脏》说："五脏者，固有小大、高下、坚脆、端正、偏倾，六腑亦有小大、长短、厚薄、结直、缓急。"说明人是一个实实在在的实体，占有一定的空间，不但有生化功能，还有组织结构，如五脏六腑、筋骨、肌肉、皮毛、四肢百骸等，从而才有身体形象和概念。我用一个简图（图 3-11）表示基本的人体结构模型，人体一站就像圆桶，外面是皮肤，里面是肠道。形体是由五脏六腑这些器皿组成。这些器皿是干什么的？形器具有生化作用，如《素问·六微旨大论》说："器者，生化之宇，器散则分之，生化息矣。"五脏六腑都有生化作用。现在的教材不提这个，光说什么功能，实际上就是生化功能。人体的组织分表、里结构，表就是皮肤，里就是肠道。现在对《黄帝内经》"神"的理解五花八门，没有按照《黄帝内经》真实的内容去理解。有人把这个"神"理解为灵魂，中医学的神怎么能和灵魂弄在一块儿？这是不可以的。中医学的神是有明确规定的，下面我们讲。

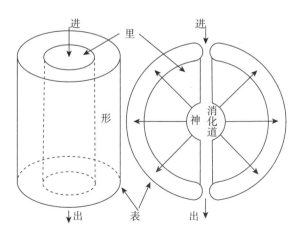

图 3-11　人体结构模型图

把表、里作为人体的两个通道，就是《伤寒论》说的"病发于阳"和"病发于阴"。

1. 个体人"形"体从哪里来 人的形体来自父母之精卵。《灵枢·天年》说："人之始生……以母为基，以父为楯。"女子二七和男子二八后交媾可以生子，其谓"全形"是健康的，"形坏"是不健康的。"形"包括五脏六腑、奇恒之腑、皮肉筋脉骨等，《黄帝内经》叫"五体"的解剖结构。首先要明确，这个不难理解，但是现在的教材不强调这一点，我们把这个单独提出来。后面讲五脏系统、六腑系统、奇恒之腑系统的作用，和"五体"系统的作用是不一样的，而且它们感受也不一样，我们要有清晰的认识。首先，我们的形从哪里来，谁给了我们形，现在的中医基础理论不强调这一点，但是作为中医必须重视，这一点很重要。

2. 精卵合一成形后的嵌合反应及磨合期 天人合一和天人相应是两个不同的概念，现在都混淆了。现在的文章和书籍说什么都是天人合一的。大家都学过化学，必须是两种物质结合在一起，不分彼此，你中有我，我中有你，这时叫合一。天人相应和感应是两个物体之间的关系，是爱因斯坦的相对论，指两个物体场之间的相互作用，不是合到一起。这个概念必须清楚，现在中医界多数人分不清。精卵结合必然有反应，这个反应就是妊娠反应。

（1）精卵合一成形后的嵌合反应 任何两种物质的合一都会发生反应，精卵合一也不例外。精卵合一的反应就是妊娠反应，临床表现为头晕、乏力、食欲不振、喜酸食物、厌油腻、恶心、晨起呕吐等。这些症状一般不需要特殊处理，妊娠12周后大多自然消失，食欲恢复正常。

（2）精卵合一磨合期 妊娠反应一般出现在停经后40天（停经6周）。40天后妊娠反应表现得比较明显，停止的话一般是3个月，即精卵合一的磨合期是3个月。这个过程就是妊娠反应，持续的时间是在前3个月。

3. 二七、二八天癸至 为什么女子二七天癸至、男子二八天癸至呢？《灵枢·天年》说："人生十岁，五脏始定。"又说："血气已和，荣卫已通，五脏已成，神气舍心，魂魄毕具，乃成为人。"人从出生开始，获得肺天、脾地气味所生之"神"——营卫气血，到"五脏始定"，"五脏已成，神气舍心"有一个积蓄的过程，到女子14岁、男子16岁才能"五脏盛，乃能泻"

（《素问·上古天真论》）。按《黄帝内经》的定义，"十岁"以前的儿童都不是完整意义上的"成人"。北方有一个风俗——12 岁开锁，开锁后就脱离儿童，成了少年，表示孩子进入智慧成长阶段了。

二、《黄帝内经》中"形"的生殖周期和阴阳生长杀藏

女子 1 ～ 49 岁，男子 1 ～ 64 岁，"器者，生化之宇。"就是说，49 和 64 是形器"生化"的顶峰期，之后为衰败期。生化作用由阳气决定。春夏为"阳生阴长"，秋冬为"阳杀阴藏"。人在出生时，肺门打开，服食气、味后才有"生化"作用。《系辞传》大衍之数五十，四十九是按月亮在一年中的周期数来定的。一个回归年有 12 多个朔望周期，一个朔望周期有 4 个特征点，所以一年中有 49.5 个朔望月特征点，进位大约 50 个，整数 49 个。过去不知道出处，现在讲清楚，这是根据日月运动规律定的。其用七七四十九节律是讲女性的节律，八八六十四，六十四卦节律是讲男性的节律。男女节律有别，相差十五年。

1. 七、八发育周期　《上古天真论》提出，女人以 7 年为一个阶段，男人以 8 年为一个阶段，为什么？因为男人为阳、为日，以阳生为基础，阳生于春，配肝；女人为阴、为月，以阴生为基础，阴生于秋，配肺。《灵枢·阴阳系日月》说"日生火，月生水"，故女人月经称"月水"。与洛书相配，左 8 肝，右 7 肺（图 3-12），《素问·刺禁论》说"肝生于左，肺藏于右"，这句话没错。

4.9

3.8　　　5　　　2.7

1.6

图 3-12　洛书

《灵枢·九宫八风》也记载左8肝，右7肺，如图3-13所示。

重		热		弱
	胃	心	脾	
湿	肝		肺	燥
	大肠	肾	小肠	
		寒		

图3-13　九宫八风对应脏腑示意图

《素问·阴阳应象大论》说："阴阳者，血气之男女也；左右者，阴阳之道路也。"《素问·天元纪大论》说："金木者，生成之终始也。"左右是阴阳升降之道路，是肝木和肺金生成的终始，配应"血气之男女也"，故谓左男阳以8为周期，右女阴以7为周期。肺金属7，女子月经以生阴之肺为源头，肺为天，故称"天癸"，月经不调当调心、肺，而不是调肝、脾、肾。我在好几本书里都提到要从心、肺调月经。《黄帝内经》里是这样论述的，《调经论》里是不是调心肺的？

《素问·阴阳应象大论》将此七、八发展为"七损八益"说，"能知七损八益，则二者可调；不知用此，则早衰之节也。"八是生阳的，阳生阴长而有益，七是生阴的，阳杀阴藏而损阳，故云七损。《素问·玉版论要》说："女子右为逆，左为从。男子左为逆，右为从。"整体来说，都是从女七、男八说起，它有阴阳升降的道理。春夏是阳生阴长，阳生阴长表现在哪里？树木就是一个很典型的代表。春夏阳生阴长，树木枝叶繁茂，到了秋冬阳杀阴藏的时候，树木就没有叶子了。女子从阴的正常生理在右阴，伤阴为逆，即《素问·四气调神大论》所说的"逆秋气""逆冬气""伤阳为从"。男子从阳的正常生理在左阳，其脏肝、心，伤阳为逆，即《素问·四气调神大论》所说的"逆春气""逆夏气""伤阴为从"。图3-13中，肝这个地方是湿的，代表阴长了，没有阳气，阴气长不起来，这个地方没错。只有肝阳正常上升，阴气才能上升，这样才能理解《四气调神大论》逆肝气那段话。逆肝气则少阳不生，外面的树木就不长了。把这些事理搞清楚，脑子就不会空空如也。通过例子，就理解《阴阳应象大论》"阳生阴长，阳杀阴藏"这些道理了。理解了这个，也就理解"七损八益"了。这是一连贯的理论体系，非常有临床指导意义。《伤寒论》大部分用的都是这个道理。举个例子，看《伤寒论》，有几个人明白青龙汤的道理？小青龙汤是为了解决阳不生阴不长的问题，一定要在《黄帝内经》理论指导下学习《伤寒论》。

有形之阴为无形之阳之主。《素问·阴阳离合论》说："阳予之正，阴为之主。"当以阴七为基础，故《灵枢·阴阳二十五人》说："黄帝曰：得其形（阴），不得其色（阳也，神也），何如？岐伯曰：形胜色，色胜形者，至其胜时年加，感则病行，失则忧矣。形色相得者，富贵大乐。黄帝曰：其形色相胜之时，年加可知乎？岐伯曰：凡年忌下上之人，大忌常加九岁。七岁，十六岁（七岁加天地至数九岁）、二十五岁、三十四岁、四十三岁、五十二岁、六十一岁，皆人之大忌，不可不自安也，感则病行，失则忧矣。"其加九者，因九为天地之至数、天地之纲纪，至者极也，极则变，故云大忌。左右、阴阳、七八、男女，正常的生理是左阳生阴长、右阳杀阴藏，其病理则是阴阳反作。

三、作为人体基础的"形"的生殖周期和阴阳生长杀藏

形的生长壮老死过程——百岁死亡。《灵枢·天年》说："人生十岁，五脏始定，血气已通，其气在下，故好走。二十岁，血气始盛，肌肉方长，故好趋。三十岁，五脏大定，肌肉坚固，血脉盛满，故好步。四十岁，五脏六腑、十二经脉皆大盛以平定，腠理始疏，荣华颓落，发颁斑白，平盛不摇，故好坐。五十岁，肝气始衰，肝叶始薄，胆汁始减，目始不明。六十岁，心气始衰，若忧悲，血气懈惰，故好卧。七十岁，脾气虚，皮肤枯。八十岁，肺气衰，魄离，故言善误。九十岁，肾气焦，四脏经脉空虚。百岁，五脏皆虚，神气皆去，形骸独居而终矣。"这就是形体从胚胎到生长壮老死的过程。任何物体都有寿命，都有极限，太阳有极限，地球也有极限，我们的形体也是这样。这个东西医生要有明确的概念，这里面涉及中间得道、不得道。为什么"得道"之人也要"度百岁"死亡呢？因为"形坏"矣。《素问·上古天真论》说："形体不敝，精神不散。"没有这个形体，神气就无藏身之地。形又称"器"，《素问·六微旨大论》说："器者，生化之宇，器散则分之，生化息矣。"五脏六腑是"形器"，是"生化之宇"，所以我们的形体必须要有

生化功能。比如，医生常说"治得了你的病，治不了你的命"，就是你的生化功能。用西医学的话说，形器的基础是 DNA，DNA 是有生命期限的，到了极限，人体的"形器"就没有了"生化"功能，虽然天地之气还在，但"形器"不能生"神"了。《灵枢·邪客》说："心者，五脏六腑之大主也，精神之所舍也，其脏坚固，邪弗能容也。容之则心伤，心伤则神去，神去则死矣。"《灵枢·天年》说："失神者死，得神者生也。"《素问·移精变气论》说："得神者昌，失神者亡。"张景岳在《类经·针刺类》中说："无神则形不可活，无形则神无以生"，"神去离形为之死。"人死之因有二：一是"形器"不生神，二是天地之"气味"不好了。

形是我们的基础，首先要有形，下面说"神"。《上古天真论》一再强调"守神""全神"。"上古有真人者，提挈天地，把握阴阳，呼吸精气，独立守神，肌肉若一，故能寿敝天地，无有终时，此其道生。中古之时，有至人者，淳德全道，和于阴阳，调于四时，去世离俗，积精全神，游行天地之间，视听八达之外，此盖益其寿命而强者也，亦归于真人。其次有圣人者，处天地之和，从八风之理，适嗜欲于世俗之间，无恚嗔之心，行不欲离于世，被服章，举不欲观于俗，外不劳形于事，内无思想之患，以恬愉为务，以自得为功，形体不敝，精神不散，亦可以百数。其次有贤人者，法则天地，象似日月，辨列星辰，逆从阴阳，分别四时，将从上古合同于道，亦可使益寿而有极时。"

首先要了解神是什么，神是怎么来的？从个体人入手，了解神是从哪里来。"神"是天地气、味的产物。《素问·六节藏象论》说："天食人以五气，地食人以五味，五气入鼻，藏于心肺，上使五色修明，音声能彰。五味入口，藏于肠胃，味有所藏，以养五气，气和而生，津液相成，神乃自生。"神是吸入的风、寒、暑、湿、燥、火五气和五味在肠胃生成的。《黄帝内经》讲的"神"是有物质基础的，不是虚无缥缈的，不是灵魂，不是神灵，这一点是《黄帝内经》明文提出来的，必须清楚。最近有本书《生命终极之门》，其中讲神是灵魂，这样讲怎么看病？《黄帝内经》讲得很清楚，神是有物质基础的，它是由天地气味生成的。《素问·宝命全形论》说："人以天地之气生，四时之法成……天地合气，命之曰人。"现在有些大家往往在这个地方做文章，这一定要和《六节藏象论》合在一起理解。天"五气"、地"五味"

就是天地之气，所谓"天地合气"，指天"五气"和地"五味"相合。"神"在《黄帝内经》中有明确的定义。《素问·八正神明论》说："血气者，人之神。"《灵枢·营卫生会》说："血者，神气也。"《灵枢·平人绝谷》说："神者，水谷之精气也。"由此可知，神存在于五气、五味合和化生的营卫血气中，血气是神的物质基础，以滋养先天形体。因为神来自天地气味，应该在哪调理神？是不是应该去找天地？天地的表现是什么？是不是一年的四季发展？《素问》的第二篇就是《四气调神大论》，必须根据四气去调理这个神。知道神是从哪里来，就知道《四气调神大论》的重要意义了。接着第三篇就是《生气通天论》，神来自天地，你的生气是不是通天了。在《黄帝内经》的不同版本中，王冰的是最好的，非常有顺序的版本，一环扣一环。第一篇提出"形与神俱"这个命题后，告诉你神是来自天地自然的。第二篇养神必须根据四季去调神，这是不是需要好的环境？环境不好能成吗？不行的，因为神气是要通天的。《生气通天论》讲了五气和水谷对人的伤害，非常有条理。我们这样学习《黄帝内经》还发愁学不好吗？

《黄帝内经》说神来自天地气味，还对神做了定义。《素问·八正神明论》说："血气者，人之神。"水谷生成的就是神。《灵枢·营卫生会》说："血者，神气也。"《灵枢·平人绝谷》说："神者，水谷之精气也。"说得很明确，神来自气味，这个神就是水谷的精微。人们一提到精气，总是和肾扯到一块，《黄帝内经》里面说得很清楚，这个神是水谷精微，神的精气和肾精没有任何关系，而且肾精也是来自水谷的精气。《脏气法时论》里有句话："气味合而服之，以补精益气。"补精益气哪里来？还是气味。《上古天真论》已经指明，肾精是五脏六腑满，才能够藏于肾脏的，肾脏藏的精气都是五脏六腑从水谷精微来的，所以肾脏没有任何的先天之气。大家想一想，我们的父母生成胚胎的时候，胚胎发育的过程中，先生成哪一个脏腑？精卵结合以后，首先生成心脏，4 周就可以听见胎心音，胚胎靠母血供应营养，然后发育生长。4 周的时候，根本还没有肾脏，父母之精怎么能藏到肾脏里？不可能。父母之精只是生成了我们的形体，第一个生成的是心脏，通过心脏输布母血，供养胚胎发育成长。心脏才是先天之本，是君主之官。为什么叫君主之官？这些道理我们脑子里一定要有。

胎儿在母亲体内，它是母亲的附属物，不是个体人，个体人和胎儿是两个概念。现在有些人提出，一个人的出生是从胎儿算起的，这个完全没有道理。精卵结合，谁知道什么时间结合的，即便是你知道父母交媾的时间，你也不能确定精卵结合的时间，任何人都不能把握。但是你出生成为个体人的时间能把握。剪断脐带的刹那，你就成为个体人了，发生了天翻地覆的变化，由母体提供营养变成个体人获取营养。剪断脐带后哇一哭，肺门打开了。所以出生刹那，第一个重要的脏腑是肺。胎儿再健康，不吸入空气是活不成的，所以肺最重要。肺门打开，脾门就打开了，能吃东西，第二个重要的脏腑是脾。我提出"心、肺、脾三本"的命题，心为先天之本，肺、脾为后天之本。成为个体人后，这"三本"之中肺最重要，不吸入气什么都活不成。肺为华盖，位置最高，肺和心脏相结合，推动血脉而营养身体，肺和肠胃相结合消化食物，这一点也是我们中医不了解的地方。《素问·五脏别论》说"胃、大肠、小肠、三焦、膀胱者，此五者，天气之所生也"，这句话非常重要。现代科学证明，肺呼吸氧气的 5% 参与了水谷的消化。在那个年代，我们的先人都知道，肺能够帮助食物的消化。撇开肺吸入氧气，肺的呼吸是不是带动了肠胃的蠕动？可以这么理解，肺的一呼一吸代表了肠胃的蠕动，就从这方面看是不是在帮助消化？但是还没有吸入五气和五味结合这一点厉害。五气里面就包含现在知道的吸入氧气的 5% 参与水谷的消化。提到古人，好像是穿树叶、吃生肉，其实不是这样的。我们的古人非常聪明，不比现代人差，甚至有些方面超过我们。临床中，我治疗消化道疾病多从肺入手。《伤寒论》的阳明病就是从肺入手，在我的《五运六气解读〈伤寒论〉》和发表的文章中都解决了这个问题。

现在知道神从哪里来？这也是需要解决的问题。刚才我们谈形从哪里来？父母给的。神从哪里来？天地给的。对于形体来说，神是什么？是外来之物。这个一定得分清。脑子里没有这个概念，《黄帝内经》永远读不通。

四、人体生理基础与形神合一

1. 形神合一（天人合一） 因为"神"来源于天地气味，所以形神合一就是"天人合一"。形神合一就是心神，如《灵枢·天年》中"血气已和，荣卫已通，五脏已成，神气舍心，魂魄毕具，乃成为人"的人。这个天人合一的地点是心，即天人合一于心。"神"来源于天地自然，《黄帝内经》特别强调"四气调神"，即四季养神。《灵枢·本神》说："智者之养生也，必顺四时而适寒暑，和喜怒而安居处，节阴阳而调刚柔，如是，则僻邪不至，长生久视。"《素问·生气通天论》还说要养五味，"是故谨和五味，骨正筋柔，气血以流，腠理以密，如是则骨气以精，谨道如法，长有天命。"

2. 天人合一的开始时间及心肺脾三本 天与人相合处有了，那么天人开始相合的时间呢？是出生之时。胎儿在母腹内，生命能量来源于母亲，母亲通过脐带供养胎儿。当出生之时，剪断脐带，生命能量即转换为天地之气味——神。就是说，出生时是生命能量转换之时，由先天母亲供给，转换为后天自然供给。当出生剪断脐带，哇的一声肺门和脾门打开，能呼吸和吃东西了，有生"神"的能量了，"神"就可以不断去舍心了。在母胎时，由母亲为胎儿供给能量，输布胎儿全身，所以心是先天之本。剪断脐带后，首先打开肺门呼吸大气，其次打开脾门吃东西，所以肺、脾为后天之本。

3. 形神合一的反应 形神合一也有反应，只要是合一必然有反应，形神合一的反应是小儿变蒸。小儿变蒸在中医古籍中多有记载，现在已不被人注意了。我在 2007 年出版的《中医太极医学》和《医易生命科学》里都详细论述了小儿变蒸学说，这是一个很重要的形神合一的反应。孩子出生后，过一段时间发热了，爷爷奶奶急坏了，赶紧去医院输液打针。实际上，这里面有很多不是感冒，往往是小儿变蒸。变蒸学说最早出现在王叔和的《脉经》里。孙思邈《千金要方》说："凡儿生三十二日始变，变者身热也；至六十四日再变，变且蒸，其状卧端正也；至九十六日三变，变者候丹孔出而泄；至一百二十八日四变，变且蒸，以能咳笑也；至一百六十日五变，以成机关也；至一百九十二日六变，变且蒸，五机成也；至二百四十四日七变，以能匍匐也；至二百五十六日八变，变且蒸，以知欲学语也；至二百八十八日九变，以亭亭然也。凡小儿生至二百八十八日，九变四蒸也。""积三百二十日小蒸毕。后六十四日大蒸，蒸后六十四日复大蒸，蒸后一百二十八日复大蒸。"变蒸期一共是五百七十六天。这本来是孩子成长的一个生理期，过多的治疗会造成孩子终生的损害。特别是儿科医生，要注意变蒸期，过了变蒸就是十年周期，过了十年周期，就是二七、二八周期。这些周期在脑子里必须有数，要对人体生命发展过程有详细的了解。现在的中医大都没有这个了解，甚至抵触这个发展过程，这不行的，我们必须要把这些宝贝拾起来传下去，这是中医学真正的宝贝。

五、形神关系

"形"来源于先天父母精卵合子，"神"来源于后天天地气味。人体先有了形，后天天地气味生成的神才能够进入人体，所以形是基础，是先天性的，神是后天性的，这就把先、后天分清楚了。当神气舍心时，先、后天就合一了。只有后天之"神"与先天之"形"合一，才是一个完整的个体人。《灵枢·天年》说："血气已和，荣卫已通，五脏已成，神气舍心，魂魄毕具，乃成为人。""神气舍心"指后天生成之神舍于心，故云"心主神""心主血脉"，神在其中。心输送血气给五脏机体组织，然后才有五脏之神和神的外在表象，以及目脑命门之神。《黄帝内经》里说"命门者，目也"，却没有一个地方说肾为命门，唯一的命门是目。目系入脑，实际上就是脑，目脑一体，这地方才是我们的命门，这才是脑神，中医往往是心脑一体，原因就在这里。关于脑神的问题，《黄庭经》讲得最清楚。《黄庭经》《道德经》《周易参同契》这几本书是非常重要的书籍，也是我创作的基础。我写过《周易真原》，花了5年时间研究《周易》，还写过《周易基础理论》。一说孔子，大家都说以《论语》为主的人文大家，实际不是这样，孔子是地地道道的自然科学家。我写了一本书《孔子——被遗忘的古代科学家》，内容涉及好多方面。现在的《道德经》注解都是虚话、空话连篇。《道德经》老子说得很清楚，里面讲的是谷神，谷神就是《黄帝内经》里面的神。《黄帝内经》里面的神是从哪里来？不是从水谷来的吗？《道德经》和《黄帝内经》是一个理论体系。什么叫"道"？什么叫"德"？德首先是《系辞传》里说的"天地之大德曰生"，这个德就是讲生的，讲生命的；这个"道"就是太阳运行的轨道，万物生长靠太阳，《系辞传》就是讲太阳和万物生长关系的一本书，有时间我会给大家讲这个问题。要好好把这几本书联系起来读，你才能懂。神是通过心脏供养全身，而且《灵枢经》的第一篇就说，三百六十五穴位本于神气也，回去翻翻原文，都有的，所以就会表现出来神，人的外部神就这一个神。这个神来自天地自然，来自天地气味，所以这个神必然是在自然界有的。《天元纪大论》说在天为热、为风、为燥、为寒，在地为水、木、金、火、土，不是另外一个神，还是这个神。把这些联系起来，绝对不是什么神灵，《黄帝内经》不讲这些，孔子也不讲。我们要按照《黄帝内经》的原文去理解、去讲解，不要离开《黄帝内经》的原文而想怎么说就怎么说。讲《伤寒论》，《伤寒论》是一个地地道道的临床的东西，如果用八卦去讲，能讲好吗？一些东西讲歪了非常可怕，有人不知好坏，跟着跟着就走到歪路上去了，真进去就拔不出来了。俗话说"人以群分，物以类聚"，跟什么老师你就学什么。跟师非常重要，看《黄帝内经》原文更重要，而且需要一定的知识才能读懂，就像刚才给大家讲的东西。《黄帝内经》成书两千多年了，真正读懂的，你看那些著作就知道有几个人。版本从我现在的学习来看，王冰的最好。王冰是从他老师那得到的，他老师那个版本好。王冰的版本出在唐朝，并不一定比全元起的版本晚，因为他是从老师那里得到的。研究生往往认为全元起的版本是最早的，还有杨上善的版本，其实不一定。学习《黄帝内经》一定要了解形和神的来历，这样看病才有着眼的地方。现在一上来就阴阳五行，真让人摸不着头脑。

六、形神合一的生化功能与生长壮老死之间的关系

神在肠胃形成后，要经过一段路程灌输到心脏，神是舍于心的。刚才神的定义，《黄帝内经》说是气血，神舍于心就是气血到了心脏。一说神，要把营卫气血放到一块，不要说神就认为是神灵、上帝，不是这回事。《灵枢·本神》说："血、脉、营、气、精神，此五脏之所藏也……肝藏血，血舍魂……脾藏营，营舍意……心藏脉，脉舍神……肺藏气，气舍魄……肾藏精，精舍志。"《灵枢·本脏》说："五脏者，所以藏精神、血、气、魂、魄者也。"《灵枢·九针论》说："五藏：心藏神，肺藏魄，肝藏魂，脾藏意，肾藏志也。"《素问·调经论》说："夫心藏神，肺藏气，肝藏血，脾藏肉，肾藏志，而此成形。志意通，内连骨髓，而成身形五脏。"

神合于心，而心上主于目，入脑系，故心神必表现于目。心脑一体，由神来主，共主精神活动及思维。《灵枢·本神》说："所以任物者谓之心，心有所忆谓之意，意之所存谓之志，因志而存变谓之思，因思而远慕谓之虑，

因虑而处物谓之智。"经文用意、志、思、虑、智对人的回忆、记忆、思虑、处事、判断等思维活动进行了概括并加以区别，认为这些思维活动都是在心脑一体的基础上产生的，是心神的具体表现。

从生成的角度来讲，形是第一位的，形是基础，形是载体，形存才能神存。《荀子·天论》说："形具而神生。"《抱朴子·至理》说："形者，神之宅也。"《素问·上古天真论》说："形体不敝，精神不散。"没有形体，神气就无藏身之地。形又称"器"，《素问·六微旨大论》说："器者，生化之宇，器散则分之，生化息矣。"如果形体不存在，没有生化的器具，神也就不能产生了。

从生存的角度来讲，神滋养先天形体，也就是后天生成的营卫气血滋养先天形体，所以神又是形体的主宰者。神是第一位的，气是第二位的，形是第三位的。形是先天之本，神是后天之本，后天"神"滋养先天之"形"。没有后天之神，先天之形就活不了，所以养生之本就是后天之神，故《素问》的第二篇是《四气调神大论》，道家《内经图》《修真图》的丹田之说就是养神。

形神合一才是一个健康的人。《素问·上古天真论》说"是以志闲而少欲，心安而不惧，形劳而不倦"，"形体不敝，精神不散"。心安就是神安，心安神不散，形劳而不伤，就能活百岁。使用神的时候，要给神最好的恢复时间，神最好的恢复时间是什么时候？睡觉的时候。现在的人夜生活太多，半夜还不睡觉，这就是在吃老本。生活要有规律，一是饮食，五味是生成神的基础之一。吃喝要注意，五谷杂粮要搭配好。现在我们的吃喝过偏，离要求的五谷杂粮太远了。二是要劳而不累。自古以来是日出而作，日落而息，既有消耗的时间，也有蓄养的时间，这样才能保持生命持续发展。现在往往入不敷出，这是一个大问题。

《素问·灵兰秘典论》说："心者，君主之官，神明出焉……故主明则下安，以此养生则寿，殁世不殆，以为天下则大昌。主不明则十二官危，使道闭塞而不通，形乃大伤，以此养生则殃，以为天下者，其宗大危。"《灵枢·邪客》说："心者，五脏六腑之大主也，精神之所舍也，其脏坚固，邪弗能容也。容之则心伤，心伤则神去，神去则死矣。"《灵枢·天年》说："失神者死，得神者生也。"《素问·移精变气论》说："得神者昌，失神者亡。"

何为"失神"？《素问·汤液醪醴论》说："帝曰：形弊血尽而功不立者何？岐伯曰：神不使也。帝曰：何谓神不使？岐伯曰：针石，道也。精神不进，志意不治，故病不可愈。今精坏神去，荣卫不可复收。何者？嗜欲无穷，而忧患不止，精气弛坏，荣泣卫除，故神去之而病不愈也。"为什么"神去"？因为"嗜欲无穷，而忧患不止"，损伤了营卫气血，导致营卫气血亏损。今天早上我碰到一个吃素的患者，吃素我不反对，但是要看你的身体条件，身体条件不行，该补充蛋白质还是要吃一点。

如何"得神"长寿？《素问·四气调神大论》说："夫四时阴阳者，万物之根本也。所以圣人春夏养阳，秋冬养阴，以从其根，故与万物沉浮于生长之门。逆其根，则伐其本，坏其真矣。故阴阳四时者，万物之终始也，死生之本也，逆之则灾害生，从之则苛疾不起，是谓得道。道者，圣人行之，愚者佩之。从阴阳则生，逆之则死；从之则治，逆之则乱。反顺为逆，是谓内格。"

什么是"得道"呢？《素问·上古天真论》说："帝曰：夫道者年皆百数，能有子乎？岐伯曰：夫道者能却老而全形，身年虽寿，能生子也。黄帝曰：余闻上古有真人者，提挈天地，把握阴阳，呼吸精气，独立守神，肌肉若一，故能寿敝天地，无有终时，此其道生。"原来"提挈天地，把握阴阳，呼吸精气，独立守神，肌肉若一"就是得道，即顺四时天地阴阳养生则寿。四时是日地相互运动关系产生的，因此才有《四气调神大论》，"肌肉若一"就是神和肌肉要完美结合在一起，形神合一。注意呼吸"精气"，不是肾的精气，不是肾脏，而是中气。《黄帝内经》说得很清楚，补精益气靠天地气味。

如何发挥人的主观能动性？一是静心，二是呼吸天地之气，即《素问·脏气法时论》所说的"气味合而服之，以补精益气"。"神"生于五气、五味所生之"精气"，即营卫气血。《灵枢·营卫生会》说："营出中焦"，"此所受气者，泌糟粕，蒸津液，化其精微，上注于肺脉，乃化而为血，以奉生身，莫贵于此，故独得行于经隧，命曰营气"，"营卫者，精气也；血者，神气也；故血之与气，异名同类焉。"由此可知，"神乃自生"之处多么重要，这个地方在肠胃。肠胃又以小肠为主，小肠生神，是神的宫殿，所以肚脐叫神阙穴，这是神阙穴的来历。这个地方以小肠为主，丹田穴在脐下关元，关元是小肠的募穴，是最关键的，所以丹田在小肠，小肠才是生神气血的地方。肚脐是先、后天都重要的地方，它也是生命之本，非常重要。先天母亲的血液就是从这个地方输送给胎儿，后天的神也在这个地方，它的重要性可想而知，故被道家称为丹田、黄庭，被佛家称为脐轮、腹轮，被医家称为中气、神机，被西医学称为腹脑。这个地方特别重要，我希望大家重视。我这个理论不要求多，有二三十个人理解就可以了，你们慢慢知道哪个对、哪个错，慢慢比对，货比三家。

总之，正如张景岳在《类经·针刺类》中说的，"无神则形不可活，无形则神无以生"，"神去离形为之死。"形神合一则生，形神分离则死。形是神的载体，神是形的主宰，后天之神养育先天形体。人体从外界获得五气、五味等有益能量，现代科学称之为负熵。奥地利物理学家埃尔温·薛定谔在《生命是什么》中首先提出"生命以负熵为生"，他第一次从非平衡热力学角度诠释生命的本质，与《黄帝内经》的认识时间相差2000多年。我们的祖先早在2000多年前就知道人体生命是依靠后天天地之气味存活的，却没人说中医是科学的，非要等西方人憋出来个"负熵"才是科学的，岂非怪事？

七、形神分离——百岁死亡矣

为什么"得道"之人也要"度百岁"死亡呢？因为"形坏"矣。《素问·上古天真论》说："形体不敝，精神不散。"没有形体，神气就无藏身之地。形又称"器"，《素问·六微旨大论》说："器者，生化之宇，器散则分之，生化息矣。"五脏六腑是"形器"，是"生化之宇"，形体必须要有生化功能。比如医生常说"治得了你的病，治不了你的命"，就是你的生化功能。用西医的话说，形器的基础是DNA。DNA是有生命期限的，到了极限，人体的"形器"就没有了"生化"功能。虽然天地之气还在，但"形器"不能生"神"了。《灵枢·邪客》说："心者，五脏六腑之大主也，精神之所舍也，其脏坚固，邪弗能容也。容之则心伤，心伤则神去，神去则死矣。"《灵枢·天年》说："失神者死，得神者生也。"《素问·移精变气论》说："得神者昌，失神者亡。"张景岳在《类经·针刺类》中说："无神则形不可活，无形则神无以生""神去离形为之死。"所以人死之因有二：一是"形器"不生神，二是天地之"气味"不好了。

八、"形与神俱"的衍生规律和阴阳宇宙论的科学规律

前文从发生学角度论述了人体生命双机构，先天之形和后天之神，以及形神合一的关系，现在我用图将其概括（图 3-14）。

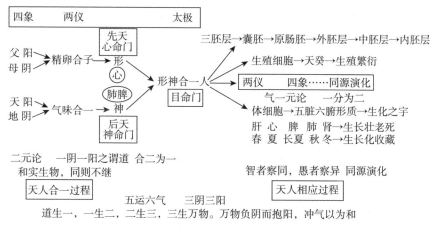

图 3-14　道生太极演化示意图

我们形体的发展过程。形体首先是父母给的，神是由天地生成的，天地生成的神和父母生成的形以心为主，后天生成的神舍入心脏就成了一个完整的人，形神合一，形神合一主要表现在命门——眼睛。每个人想养生，关键点在哪？就在眼睛。睁开眼睛是花花世界，闭上眼睛是幽幽世界，分界线在眼睛。眼睛是命门，一开一合就是门，《黄帝内经》把命门定在眼睛是有道理的。这才是真正的门道。你看平旦日出，卫气入于目就睁开了，而且是以卫气为主，阳气嘛。阳气以太阳的出入来分别，所以还是归结到太阳上去，对这个门要有深刻的认识。

现在说气都是"气一元论"，我们的形体就不是"气一元论"，是合二为一的。形体首先是父母的精卵合二为一，神是天地气、味合二为一，是二元论，神气舍于心形成人体的时候也是合二为一，胎儿之前都是二元论，合二为一的，所以"气一元论"是不对的。

胎儿形成以后，其生长发育却是"气一元论"，形成以后细胞分裂，长大就是细胞的分裂，一个分成两个，两个分成四个，西医学就是这样讲。这是中国文化中的太极生两仪，两仪生四象，四象生八卦，这时才叫"气一元论"。中医学完整的气血首先是合二为一，生命的发展过程才是"气一元论"。这个东西放在这儿，你反对也不行，你就是这么来的，就是这么生成的。他们再讲"气一元论"，你不要跟着跑，那只是对了一半，另一半你从哪里来不讲了，你能看好病吗？这些要懂得、要知道。

请看图 3-15，个体人的生成过程是合二为一的过程，是孔子太极序列的逆过程。孔子的太极说，顺则一分为二，逆则合二为一，故称"一阴一阳之谓道"。

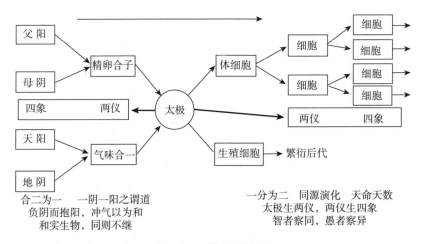

图 3-15 太极顺逆图

父母精卵合子，天地气味合二为一，这都是四象生两仪，两仪生成人，人是一个太极。这个人是由体细胞分裂、长大，到死亡，还有生殖细胞繁殖后代，这是人的来历和发展过程。开始时是合二为一，就是"一阴一阳之谓道"。《道德经》的"负阴而抱阳"，负阴抱阳告诉我们一定是面南写的《道德经》。只有面南你的背后才是阴，前面才是阳，才是负阴抱阳。负阴抱阳是《阴阳离合论》说的"前为广明，后为太冲"，前面就是广明。

个体人的生长过程是一分为二，这是同源的演化。《素问·阴阳应象大论》称为"智者察同，愚者察异"。《国语·郑语》概括其规律说："和实生物,同则不继。"古人说得很清楚,相同的物质不可能有发展,只有不同的物质结合才能发展,只有男女结合才能产生下一代,这就是"和实生物,同则不继"。传宗接代必须是男女结合,这些话是老祖宗研究出来的,我们的老祖宗太聪明了,现在总是有人把老祖宗的东西说得一文不值。

太极顺逆规律可简化为太极序列,从此才能理解《素问·宝命全形论》中"人生有形,不离阴阳"的深刻含义。

看看太极顺逆图(图 3-16)就知道,合二为一在太极之前,是逆;往后,一个细胞分裂为两个细胞,是顺,细胞的发育就是顺。顺是一个人生长壮老死的过程,向前你是来自父母天地,就回到天地,就成了仙。佛家、道家、中医,它们最终的目标是不一样的。道家追求的最终目标是成仙,佛家追求的最终目标是成佛,只有中医是地地道道的大傻瓜,追求的是百岁而终。只有中医才是最现实的人,所以老老实实追求现实最好。

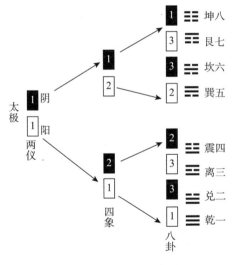

图 3-16 孔子太极序列

我在太极顺逆图中有一些重大发现。首先,我发现老子和孔子师徒二人发明了万物的演化规律。孔子向老子学道,他们是师徒,现在有人把他们搞成对立,是不对的。他们有联系、有发展,给中国传统文化打下了坚实基础。这两人我们要好好纪念,继承他们的学术思想。道生、太极生才是中国传统文化的原创思维模式,老子的合二为一是生物繁衍后代的规律。《国语·郑语》概括其规律说："和实生物，同则不继。"只有阴阳不同的事物和合才能生成、发展，孤阳不长，孤阴不生，同一事物不能使生物繁衍后代。这个过程就是老子的道生过程——"万物负阴而抱阳，冲气以为和"，属于二元论。孔子的一分为二论是个体事物发展成长的过程，是同源的演化过程，如精卵合子生成后，其DNA细胞分裂演化为脏腑组织、筋骨、肌肉等，都同源于精卵合子。孔子《文言传》概括其规律为"同声相应，同气相求"，《素问·阴阳应象大论》称其为"智者察同，愚者察异"。这是生长壮老死规律的发展过程，是孔子太极生的过程，属于一元论。我们说的每一句话要有出处，有传统文化的依据。现在写文章、写书的道德观念太差，用了别人的东西不写出处，不注明出自哪，都成了他自己的。就像最近出的一本书，书名我就不说了，这本书里好多东西都是别人的，光我的东西都不少，一个名字都没有点过我，他理论的基础是我的太极图。那个太极图是我1992年从《周髀算经》里面制成的，真正把太极图落到实处是从我1992年发的论文开始，才有了真实的太极图。学术要有学术道德，你看我的书，所有的东西出处在哪，我都在后面注明。人家的东西我们要点出来，不要据为己有，这是起码的道德准则。

从今天讲的形神关系来看，中医学是建立在自然科学基础之上的。这些是《黄帝内经》原有的东西，应该挖掘出来，让大家明明白白学中医。为什么教材不能把这些反映出来？我书的副标题——《还原内经原创理论体系》。不是我的，是《黄帝内经》原有的，我说出来分享给大家罢了。我说得很清楚，还原《黄帝内经》的原创理论体系，不是我自己的东西。

胎儿出生后，与后天"神"合为一体，而且将个体主体人容纳到社会、自然环境客体之中，必然受到"神"的改造和外部环境的影响。先天形与后天神的合一以及外部环境的影响，将会改变先天形体的成长发育以及心理的变化，但也是以先天体质为基础的。由于个体人既有父母遗传的物质基因，又有自然遗传的神的基因，所以个体人与父母及自然界就会有同源感应。可知，合二为一和一分为二是辩证统一体，不可分离。合二为一是人类繁衍后代的科学规律，一分为二是个体人同源演化，生长壮老死的科学规律，二者不得混淆。对《黄帝内经》和个体人来说，不能只讲气一元论。人的发育成长分两个阶段：一是在母亲腹中的胎儿阶段，是母亲的附件，为先天阶段；

二是出生后成为个体人阶段，独自接纳天地之气，打开肺门、口门，摄纳天地气味而"神乃自生"，属于后天。当"神气舍心"，先后天合一，才能成为一个完整的个体人。

从上可知，《黄帝内经》原创理论体系起源于基础自然科学知识，不是起源于哲学，在形神合一的基础科学之上，上升为哲学理论。

九、老子和孔子的宇宙生成论

老子《道德经》的学术思想，最重要的命题是"道"。道是宇宙的本源，可以生化万物。《道德经》说："道生一，一生二，二生三，三生万物。万物负阴而抱阳，冲气以为和。"

《黄帝内经》认为道是什么？《素问·阴阳应象大论》说："阴阳者，天地之道也。"道是天地阴阳。《素问·四气调神大论》说顺春夏为阳、秋冬为阴的四时阴阳为"得道"，《素问·上古天真论》称为"合于道"，《系辞传》概括为"一阴一阳之谓道"。"一阴一阳之谓道"，这个"道"是太阳周年视运动轨道的"黄道"，故云"道生一"。太阳南北回归线视运动，寒暑往来，就是"一生二"，春夏为阳仪，秋冬为阴仪，一分为二，生出阴阳，故云"一阴一阳之谓道"。太阳生万物，"二生三"也。面南背阴向太阳，故云"负阴抱阳"。"冲气以为和"，这地方生成了神，有了中气，人才能活。所以《道德经》把这个称为"谷神"，以下就归了味。点破了还有《道德经》的"橐龠"，"橐龠"就是风箱，我们身体也有风箱，这个以后再讲。

阴阳在《黄帝内经》里说得很有规律、很有分寸，不是乱七八糟。《素问·天元纪大论》说："阴阳之气，各有多少，故曰三阴三阳也。"是说阴阳在发展过程中有量的变化，三阴三阳量的多少如何得来的？《素问·六微旨大论》说："因天之序，盛衰之时，移光定位，正立而待之，此之谓也。"《素问·八正神明论》也说："因天之序，盛虚之时，移光定位，正立而待之。"《素问·六节藏象论》说："立端于始，表正于中，推余于终，而天度毕矣。"表指杆，立杆测日影用的杆。立杆测日影最大的收获是太极图，立杆是按天序太阳运动时光的强弱"移光定位"得到日影，得出阴阳量多少的变化。立杆测日影是一项古人探究天道规律的伟大发明。太阳运动产生的阴阳消长过程可以用太极图表示。太极图显示的是一阴一阳，一阴发展为一阴、二阴、三阴，一阳发展为一阳、二阳、三阳（图3-17）。

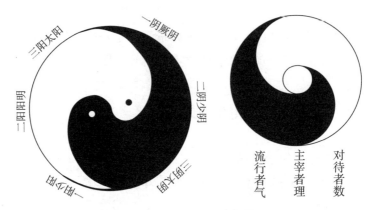

图3-17　三阴三阳太极图

这是天地之道一阴一阳发展为三阴三阳，不受春夏秋冬地域的影响，本源于日地的相互运动规律，只受日地相互运动规律的影响，属于自然科学，有精度、有准确含义、有数学逻辑性。

太极图在夏至时阳极一阴生，所以一阴厥阴有了。在冬至时一阳来生，就是一阳少阳，之后根据量的变化分为二阳、三阳，最盛的时候就是三阳。《黄帝内经》讲得很清楚，根据阴阳之气量的多少来定的，今天给大家先把这个点出来。

十、道生太极体系

我将"道生一，一生二，二生三，三生万物。万物负阴而抱阳，冲气以为和"称为道生体系，将"易有太极，是生两仪，两仪生四象，四象生八卦"称为太极体系，将合二为一和一分为二两个阶段合起来就是"道生太极体系"。这样就把人从"二元论"发展到"一元论"，整个"道生太极体系"过程在《黄帝内经》中都有（图3-18）。

一对父母可以生几个孩子，就是有不同的精卵合子，各为一太极，可以用数学表示为 n 个。这是《黄帝内经》说的天地父母阴阳生万物。每一个太极一分为二，继续分下去，可以用数学表示为 $2n$ 个。其发展过程用下式表示：阴阳→n 个太极→$2n$ 个阴阳，这就是道生太极体系表达式。图 3-18 中，前面是由四象到两仪再到人，人有中气，之后太极一分为二。前面是合二为一，后面是一分为二，这才是一个完整人体的生命发展史，是人生命发展实实在在的过程，个人生命的来路和发展过程是这样的。我绝对不讲虚无缥缈的东西，因为我们是人，看病针对个人，人是实实在在的实物，不了解他怎么给他看病？想要给个人看病，就必须了解这个人，透彻了解这个人，你才可以给他看病。

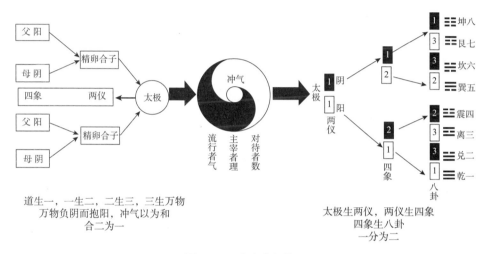

图 3-18 道生太极体系

十一、小结

我从发生学和诠释学角度阐释了"形与神俱"的科学、哲学内涵，总结出万物的道生太极体系演化规律，这是中国传统文化的核心内容，同时也是中医学的核心内容。一部《黄帝内经》就是一部形神学说史，建立在自然科学基础知识之上，并将其规律上升到哲学范畴。

由此可知，《黄帝内经》理论告诉我们，人类形体的活动需要精确的天文历法学规律，即天人相应理论，生物的发展需要认识生物本身，认识道生太极体系过程，这是《黄帝内经》讲的生物进化论，不是达尔文的生物进化论。

今天我为大家把"形"和"神"从头到尾分析清楚，这是研究人必须要过的第一道关，也是《黄帝内经》提出的命题。我讲的形神可能和大家听到的不同，也可能不符合一些人的认识，没有关系，大家探讨交流。大家从实际中考察，人从出生到死亡的过程，《黄帝内经》说的"形"和"神"，咱们捋出来看看，到底是否正确。

第16讲
人体生命双结构和心肺脾三本

2015 年 5 月 12 日

大家晚上好，很高兴和大家一起研讨学习中医，谢谢大家。我今晚讲人体生命双结构和心肺脾三本，这一部分内容可能与以往大家学习的中医基础不相符，有重大改革和创新，希望大家批评指导。

一、人体生命双结构

先讲人体生命双结构。现在中医学习的内容多半只看病，很少谈到人体生命结构，但这是中医的重要内容，必须彻底了解人体生命结构才能做一个好中医。中医的主要对象是人，要以人为本。对于人这个生命体，首先要了解其生命原点在哪里，即人体生命的结构。

先说父母遗传的有形生命体。《灵枢·决气》说："两神相搏，合而成形，常先身生，是谓精。""两神相搏"指父母在性生活前的心理状态，父母释放出的精卵相合，形成有形的生命体，所以是"合而成形，常先身生。"《灵枢·本神》说："生之来谓之精，两精相搏谓之神。"既然是父母精卵相合而生成我们这个形体，所以"生之来谓之精，两精相搏谓之神"，这个"两精相搏"是父母两神相搏的产物。"两神相搏"和"两精相搏谓之神"要合起来看，它不是个体人的先天之神，因为形体是父母两精相结合形成的，所以《素问·金匮真言论》说："夫精者，生之本也。"这个精的"生之本"不指后天之精。人体之精禀受于父母的生殖之精，即双亲的遗传之物，是构成人体胚胎发育的原始物质，而这个原始物质不会藏在个体人的生殖中，个人肾里没有先天父母之精。那肾精来自哪呢？《上古天真论》说得清楚："肾者主水，受五脏六腑之精而藏之，故五脏盛乃能泻。"五脏六腑形成后，受脾胃水谷之精而满溢之时，才能藏在肾，所以肾是受五脏六腑之精而藏之的，是后天的精。《黄帝内经》说得很清楚，个体人的肾没有先天父母之精，只有后天之精，来自水谷生成的精华，待五脏六腑满溢之后才能藏到肾。这是针对父母遗传的先天形体，这个生命体而言。

另外，如图3-19所示，还有一个"天地合气，命之曰人"的无形的生命体，它来自天地之气。天地合气是什么？《素问·六节藏象论》说："天食人以五气，地食人以五味。五气入鼻，藏于心肺，上使五色修明，音声能彰；五味入口，藏于肠胃，味有所藏，以养五气，气和而生，津液相成，神乃自生。"天地给无形生命体是通过五气五味生成的神，神气舍于心，之后营卫气血藏于心，才能成为完整的生命体，也就是后天水谷精微物质滋养着先天父母给的形体生命体。人这个生命体由三部分组成：一父母遗传的形体，是有形的生命体；二天地之气，包括天的五气、地的五味合成的无形生命体；三神，天地合气生成的神。

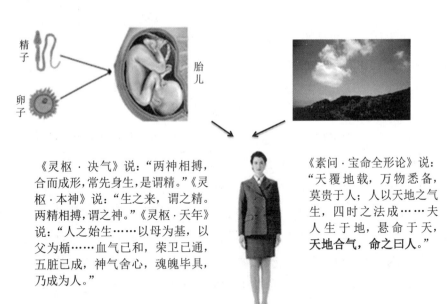

精子

卵子

胎儿

《灵枢·决气》说："两神相搏，合而成形，常先身生，是谓精。"《灵枢·本神》说："生之来，谓之精。两精相搏，谓之神。"《灵枢·天年》说："人之始生……以母为基，以父为楯……血气已和，荣卫已通，五脏已成，神气舍心，魂魄毕具，乃成为人。"

《素问·宝命全形论》说："天覆地载，万物悉备，莫贵于人；人以天地之气生，四时之法成……夫人生于地，悬命于天，**天地合气，命之曰人。**"

图3-19　人体生命双结构示意图

《淮南子·原道训》说："形者，生之舍也。气者，生之充也。神者，生之制也。一失位，则三者伤矣。"这明确指出人体的生命由形、气、神三者组成。形指有形的身体（形态结构），来源于先天父母，是生命存在的基础。

气指来源于后天的天地之气，是滋养先天身体的能量，故云"充"，乃充养、充实之意，让其有活力。神指心神，心主神，是生命活动的主宰，故云"生之制"，即制约或掌握的意思。《太平经》说："故形体为家，以气为舆马，精神为长吏，兴衰往来，主理也。"有神则生，无神则亡。

关于形、气、神三者之间的关系（图3-20）。形是生命生存的基础（心是先天形体之本，故云"心者，生之本"）。天地之气是生命存活的根本，是产生万物的本原，也是万事万物发展变化的动力。"生气通天"是人"寿命之本"（《素问·生气通天论》），即生命本源于天地之气。神在气的基础上产生，是意识之本，故云"生之本，本于阴阳"，"阴阳不测谓之神"，即气的阴阳变化是谓神。从生命角度来说，气是第

图 3-20　形气神关系示意图

一位，神是第二位，形是第三位。有气才能使生命存活，无气则死，气病则形神俱病，气和神属于无形，形体属于有形，人死存形，气神灭。

生命是什么？生命就是气的运动。《素问·五常政大论》说："气始而生化，气散而有形，气布而蕃育，气终而象变，其致一也。"《素问·五运行大论》说："从其气则和，逆其气则病。"《庄子·知北游》说："人之生，气之聚也。聚则为生，散则为死。……故万物一也。……故曰：'通天下一气耳。'"《周礼·天官·疾医》："参之以九脏之动。"《注》："正脏五，又有胃、膀胱、大肠、小肠。"《疏》："正脏五者，谓心、肝、脾、肺、肾，气之所藏。"这里明确指出有形的脏腑是藏"气"的器具。这个形体是西医的基础，以眼见为实；形、气、神的整体观是中医的基础，其中气更重要。《灵枢·九针十二原》说"粗守形，上守神"，粗工治形，上工治神，西医所治不离形体，中医治神气，这就是中西医最大的区别。

形、气、神是人体生命存在的三个必要条件。《灵枢·天年》说："血气已和，荣卫已通，五脏已成，神气舍心，魂魄毕具，乃成为人……百岁，五脏皆虚，神气皆去，形骸独居而终矣。"这里特别强调五脏形成后，神、气才能舍心，大家要注意这一点。这个"神"正是天的五气和地的五味在肠胃合成的"神乃自生"的神，因此它是后天的。形骸即躯体，没有了"神、气"，只有"形骸"就是尸体。《素问·上古天真论》说："上古之人，其知

道者，法于阴阳，和于术数，食饮有节，起居有常，不妄作劳，故能形与神俱，而尽终其天年，度百岁乃去。"现在一提补精都从肾脏考虑，可《黄帝内经》是怎么说的呢？《素问·脏气法时论》有明文记载"（五）气（五）味合而服之，以补精益气"，补精益气靠脾胃，天的气、地的味在这个地方合化生成。"形与神俱"的先决条件是"气之充"（天地之气充），即"气味合而服之，以补精益气"（《素问·脏气法时论》）。生病就是"气神"生病，"神"是在"气"基础上产生的，所以生病是"气"病。气源于天地，《素问》云"生气通天"和"人以天地之气生，四时之法成"，"四时之法"即春夏秋冬之大法，成于天地之道。关于"天地之气"的内容，全部在五运六气的理论里，所以察"气"离不开五运六气理论。临床著作全都是用五运六气理论写成的，比如《伤寒论》《脾胃论》等。

《黄帝内经》只讲形、气、神，不讲精、气、神。精也是气，《管子·内业》说："精也者，气之精者也"。《黄帝内经》一再强调天的五气和地的五味。全面地了解人体的生命结构和生理，概括说，父母遗传的有形生命体，以及天地合气命之曰人的无形生命体。这两个生命体中，父母遗传的有形生命体是生命的基础，而后天天地之气这个无形的生命体是滋养先天形体的根本。《六节藏象论》说"天食人以五气，地食人以五味"，这个气、味合而服之以补精益气，神乃自生，精是气中的精微，不要一见"精"就是肾精。《管子·内业》说："人之生也，天出其精，地出其形，合此以为人。"所谓"天出其精"指"天食人以五气"，"地出其形"指"地食人以五味"。《素问·阴阳应象大论》对此形、味与精、气之间的转化作了精辟阐述，谓"阳为气，阴为味。味归形，形归气，气归精，精归化，精食气，形食味，化生精，气生形"。天为阳"食人以五气"，地为阴"食人以五味"，形体靠五气、五味滋养，精是气中的精微生化成的，五气生化精、神，五味生化形体。如果五脏都虚了，也就是神气都去了，只剩父母遗传的形体存在，就是一个死人啦。只有后天滋养先天，先天之形体和后天之神都在的情况下，才能够尽终其天年，度过百岁。《灵枢·天年》说："百岁，五脏皆虚，神气皆去，形骸独居而终矣"。

以上是讲人由两个生命体组成，一个是父母遗传的生命体，一个是自然遗传的生命体，二者缺一不可。下面讲心肺脾三本。

二、心肺脾三本

先说先天之本，是心，而不是肾。胚胎发育时，心脏及血液循环系统最先形成。胎儿期只有血液单循环，属于体循环，没有心肺小循环，不与外界接触。胎儿依靠母亲的血液，供养生命营养物质，从脐静脉进入心脏，然后输送到全身。从生理说，胎儿的成长及生命取决于母血的供养。胎儿时期，首先心血液循环系统供给全身营养，心脏起主导作用，是胎儿先天之本，即父母遗传有形生命体生命存活之本，故称"心为君主之官"。没有生命之本，就没有人。西医学证实，心脏分泌的荷尔蒙是人体最重要的免疫物质，调整人体的自愈康复能力，突出了心脏在人体的主导地位。

《黄帝内经》认为，人的生命体是父母遗传的，由父母之精合成。父母之精是人体的根本，是人体生命发生的基本物质。父母之精的结合不但形成新生命体，而且传给胎儿以神，并在母体内得到滋养，发育成脑髓、骨骼、筋肉、皮肤、毛发等形成胎儿的形体。精是人体形成的原始物质。精是父母的精，是生成个体人形体的物质基础，不是肾中的"先天之精"。肾精都是后天形成的，《素问·上古天真论》说"肾者主水，受五脏六腑之精而藏之，故五脏盛乃能泻"，要经历"二七""二八"之年才能积蓄满溢而生子。

"肾为先天之本"是明代李中梓《医宗必读》首先提出来的。《灵枢·决气》曰："两神相搏，合而成形，常先身生，是谓精。"因此，有人认为先天之精藏于肾脏，这个说法不正确。父母之精是形成个体人形体的基础，没有父母之精就没有个体人的形体，所以称个体人的形体是先天之物，父母之精是先天之精，这个精不可能贮藏于个体人的肾中。《灵枢·五味》说："胃者，五脏六腑之海也，水谷皆入于胃，五脏六腑皆禀气于胃。"五谷、五气在这里化为营卫气血，营卫气血要藏到五脏里，才能藏于肾脏。《素问·上古天真论》说："肾者主水，受五脏六腑之精而藏之。"《灵枢·营卫生会》说："人受气于谷，谷入于胃，以传于肺，五脏六腑皆以受气。"《素问·脏气法时论》说："气味合而服之，以补精益气。"由此可知，只有脾胃才能"补精益气"，肾藏"五脏六腑之精"，藏的是来自脾胃的水谷之精。先天之本不是肾，而是心。

婴儿出生断脐后，从首次自主呼吸（或啼哭）开始，即由胎儿的血液单循环变为双循环，开始接触外界，从外界吸收营养，启动了肺功能和脾、胃、小肠、大肠、膀胱、三焦土类功能，才能接触天气、地味。如果剪断脐带后，没有肺的呼吸，胎儿再健康也活不成。断脐后第一个是呼吸，吸入天之气，这时肺是主要的，肺是后天第一本，肺门打开后，脾胃之门才能打开，才能吃东西，脾是后天之本的第二位。《素问·宝命全形论》说："天地合气，命之曰人。"婴儿出生后首先打开肺呼吸，启动血液小循环，或称肺循环，肺吸入五气，婴儿才能存活，所以肺是最重要的后天之本，称为"相傅之官"。《素问·六节藏象论》说："天食人以五气，地食人以五味。五气入鼻，藏于心肺，上使五色修明，音声能彰。五味入口，藏于肠胃，味有所藏，以养五气。气和而生，津液相成，神乃自生。"人体之外的物质有天之"五气"和地之"五味"之分，天之"五气"即《素问·阴阳应象大论》的"寒暑燥湿风"，地之"五味"则与五方、五季有关。天的五气和地的五味合而生神后，神气舍心，才能成为完整的人。

由此可知，出生时空只表示对出生后成为个体人的婴儿、成人的影响，不可能对胎儿有影响。因此，把出生时空与胎儿相结合的理论是错误的，应该是出生时空影响婴儿至成人。

这样就知道，先天之本是心，后天之本第一是肺，第二是脾。我们完全可以和生理结构结合起来去理解。人就是这样，任何人改变不了。心、肺这两大本是最重要的，一个是国王，一个是宰相。正因为它们最重要，所以放在了横膈膜之上的肋骨这个皇城里面去加以保护。

从生理结构来说，人有三本：心、肺、脾。肺为五脏之天，孰有大于天者哉！脾为百骸之母，孰有大于地者哉！心为君主之官，孰有大于此君主哉！天、地、人之三大，三才之道也。这才是最重要的，也是中国传统文化的核心，三才之道。

从生理来说，滋养生命体的物质有三个阶段，第一阶段是卵子受精时，由卵黄囊滋养；第二阶段是着床，受精卵从卵巢运行到子宫着床，从母亲脐带供血着床的胚胎；第三阶段是出生后，由饮食滋养婴儿。

心、肺居于胸膈之上，形成了膻中丹田和宗气。肺的主要功能是呼吸，推动血脉的运行，因此肺非常重要。肺和脾天地相合，通过五气、五味的结合，在黄庭肠胃脐生成胃气、神，就是我们常说的下丹田，也叫脐丹田、黄庭（图3-21）。黄庭受道家、中医、佛家的重视，道家称其为丹田、黄庭，医家称其为"脾胃之气"，佛家称其为腹轮。脾肺结合的黄庭，西医学现在把它叫作"腹脑"，中医学把它叫作"肾间动气"。《难经·六十六难》说："脐下肾间动气者，人之生命也，十二经之根本也……主通行三气，经历于五脏六腑。"这个"肾间动气"，不在肾中，而是在两肾之间小肠，也就是黄庭丹田这个部位。这个部位正是冲脉所在的地方，"冲者，动也"。《灵枢·逆顺肥瘦》说："夫冲脉者，五脏六腑之海也，五脏六腑皆禀焉。"这也是各家修炼的根本所在。我们知道了后天两本的重要性，后天不仅是脾，更重要的是肺，在《修真图》中"肺为生门。"现在有人注解《修真图》时，把肺为生门改成脾为生门，这是错误的。心肺脾三本的重要性远远大于先天肾和后天脾。肾为先天之本是不存在的，肾既不藏先天之精，又不藏先天之气。

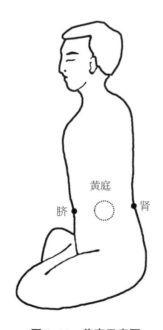

图3-21　黄庭示意图

我讲的内容和大家以往的认识不同，不当之处请提出批评指导，我们共同把中医事业发扬光大。

第17讲
人体两种天地阴阳分

2015 年 11 月 26 日

《黄帝内经》说人体天地阴阳有两种分法，一是以横膈膜上下分天地阴阳，横膈膜之上为天为阳，横膈膜之下为地为阴；二是以腰脐天枢穴上下分天地阴阳，天枢穴之上为天为阳，天枢穴之下为地为阴。

我们先说横膈膜之上下分天地阴阳（图3–22）。《素问·金匮真言论》说："言人身之阴阳，则背为阳，腹为阴。""故背为阳，阳中之阳，心也；背为阳，阳中之阴，肺也；腹为阴，阴中之阴，肾也，阴中之阳，肝也；腹为阴，阴中之至阴，脾也。"这种分法的解剖基础是横膈膜，即横膈膜之上的心、肺、胸为天、为阳。其中有心肺系统，包括心、心包、肺三脏和小肠、三焦、大肠三腑，

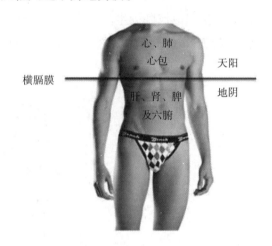

图 3–22　横膈膜阴阳分

就是手三阴三阳。横膈膜之下的腹部为地、为阴，其中有肝、肾、脾系统，包括肝、肾、脾三脏和胆、膀胱、胃三腑，就是足三阴三阳。以横膈膜分的天地阴阳是建立外感病的基础之上，《伤寒论》就以此分辨"病发于阳"和"病发于阴"两大系统。

横膈膜之上是心、肺。心主夏天，夏天是病在阳。肺主秋天，秋天也是病在阳。夏秋病在阳是《伤寒论》讲的"病发于阳"，是太阳阳明病，包括太阳阳明合病、太阳阳明并病。横膈膜之下属于"病发于阴"，有太阴脾，冬病在阴，有少阳春病在阴，所以冬春病都在阴，《伤寒论》称为"病发于

阴"。这样就分出上、中、下三焦和六经。章虚谷在《医门棒喝二集·卷二·太阳上篇》中说："上焦外通太阳、阳明，中焦外通少阳、太阴（太极部），下焦外通少阴、厥阴。"其中"上焦外通太阳"属于病发于阳，"中焦外通少阳、太阴"属于病发于阴。上焦病发于阳，中焦病发于阴。到下焦是少阴和厥阴，属于阳气来复的部位，少阴是冬至，天道一阳来复，厥阴是大寒，地道一阳来复，这两个是属于阳气来复的部位。这样就分出上、中、下三焦，这是纵向的三部六经。

请看图 3-23、图 3-24，太阳阳明在背，主阳、主表、主外，病在阳属于病发于阳，有太阳阳明合病和并病；冬春太阴和少阳在腹，主阴、主内、主里，属于病发于阴，这种分法主要是用于外感病。外感六气都是从表部侵犯人体，所以多数都有病发于阳这个过程。只有湿热是直取中道，或者饮食这些，属于病发于阴。病发于阳、病发于阴在《伤寒论》里面占据重要的地位，大家在学习《伤寒论》的时候要注意这部分内容。

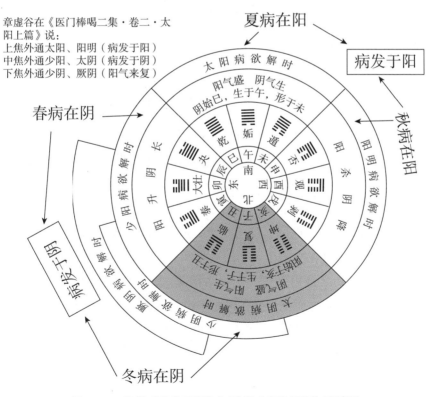

图 3-23　表部"病发于阳"和里部"病发于阴"系统图

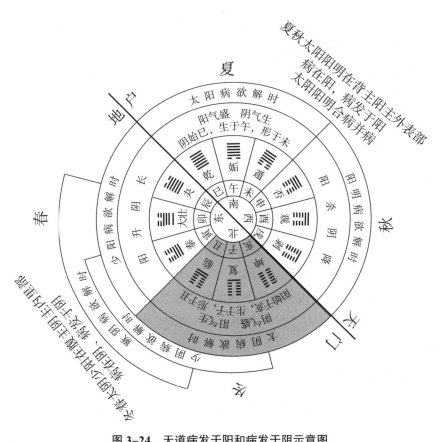

图 3-24　天道病发于阳和病发于阴示意图

　　下面讲第二种——腰脐上下分天地阴阳。《灵枢·阴阳系日月》说："天为阳，地为阴。""腰以上为天，腰以下为地，故天为阳，地为阴。"腰以上者为阳，腰以下者为阴。《素问·六微旨大论》说："天枢之上，天气主之；天枢之下，地气主之；气交之分，人气从之，万物由之，此之谓也。""气之升降，天地之更用也。""升已而降，降者谓天；降已而升，升者谓地。天气下降，气流于地，地气上升，气腾于天，故高下相召，升降相因，而变作矣。""夫物之生从于化，物之极由乎变，变化之相薄，成败之所由也。""气有往复，用有迟速，四者之有，而化而变，风之来也。"《素问·至真要大论》说："身半以上，其气三矣，天之分也，天气主之；身半以下，其气三矣，地之分也，地气主之。以名命气，以气命处，而言其病。半，所谓天枢也。"《金匮要略》说："诸有水者，腰以下肿，当利小便；腰以上肿，当发汗乃愈。"治腰以下水肿，有牡蛎泽泻散、五苓散等；治腰以上水肿，有小青龙汤等。

图 3-25 是以腹部的脐分天地阴阳。张仲景外感病以横膈膜上下分天地阴阳，同时，他也很重视以脐腹部分天地阴阳。张仲景认为，这个部位属于病发于阴，有小建中汤、黄芪建中汤、大建中汤等，还有理中丸。天地阴阳分是李东垣内伤医学以脐上下分天地阴阳的根据，言天部属于脾、胃、肝胆，阳气上升，此阳不升则病，上见心火克肺以及心火克脾土；下见水湿流于肾与膀胱，少腹部主阴、主水，故常言"阳气不足而阴气有余"。脾、胃、小肠、大肠、三焦、膀胱都属于土，而肝胆又主土中升发之气，这正是李东垣的内伤医学之论。内伤病发生的根本是膈下的三脏六腑，我们把这个部位叫黄庭太极。

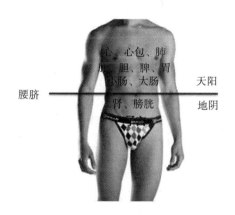

图 3-25　腰脐阴阳分

看图 1-6，左边厥阴从中气少阳而升发阳气为主，属于春天升发阳气。到夏天阳气就盛了，太阳从本从标阳极而转阴。而右边阳明从中气太阴而降，至冬天阴气达到最盛，这时阴极一阳来复。所以人体的这个部位是讲中气的，也讲元气，元气由少阳三焦来统帅。《难经》说，三焦为元气之别使，这个部位就是黄庭，在两肾中间，不是由肾主，而是属于脐腹小肠部位。这个部位的元气、中气充足了，人就健康了，张仲景、李东垣都是抓住这一部分，以这一部分为根本，因为它属于后天，可以滋养先天形体。

从图 3-26 可见张仲景对脐腹天地阴阳分的重视程度。小建中汤、大建中汤、黄芪建中汤、理中丸，甚至四逆汤都在中间太极黄庭，之后阴阳又以左右阳仪和阴仪来升降。这个部位最重要，是人的根本，所以叫黄庭、丹田、太极，它主管人体中气的升降出入运动，也是佛家四大（见下段解释）以及养生道家的水、火、土三家唯一所在的地方，同时也是炼丹所在的地方。

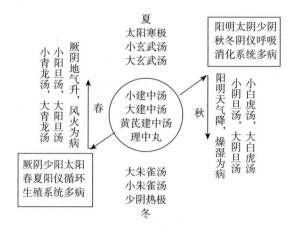

图 3-26　标本中气临床应用示意图

请看图 3-27，水、火、土三合为太阴。无论道家、佛家都主张这个。水、火、土正是三元素，它们结合形成了中间三合太阴，这个很重要。这个地方生风，由它们变化而产生，风生万物，就产生了风的作用，叫四大。四大是生命的四元素。水、火、土三家合成胎儿后，万物因风气而生长，这个风就是少阳元气为风。风入万物，万物因风气而生长。中医、道教、佛家都重视这个地方。从心肺脾三本来说，这个部位是肺脾两本所在的地方，是生神的地方，也是人体后天滋养先天形体的地方。

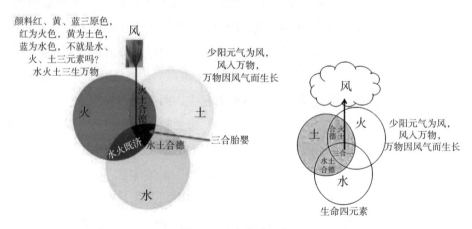

图 3-27　生命四元素

请看图 3–28，道教养生、气功养生都在这个地方，在水火土三家结胎成婴儿的地方，中间有个人就是胎儿。这个胎儿是元气所在的地方，是气功要发气的地方，是道家结胎的地方，也是中医元气所在的地方。

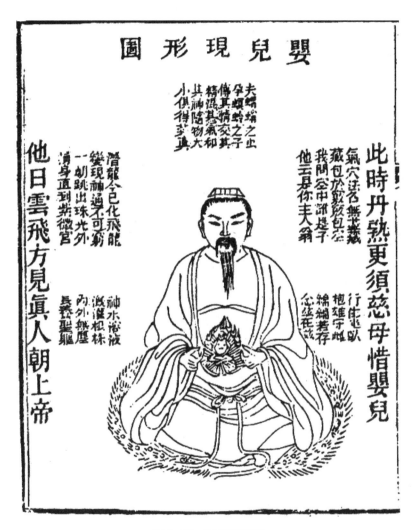

图 3–28　婴儿现形图

上述图能给大家足够的启示，引起大家对元气足够的重视。《黄帝内经》将人体天地阴阳分这部分内容没有得到中医界的重视，我们应该好好研究这部分内容。教材以及其他中医书籍从来不重视人体天地阴阳分这部分内容，这部分内容正是我的医学理论体系的重要组成部分。今天我给大家讲一讲，让大家重视这部分内容，从张仲景《伤寒论》到李东垣《脾胃论》，他们都在不知不觉当中阐述了，只是没有明确写出来罢了。今天我给大家摘出来讲一遍，大家的印象就会深刻一些。医学不要东说一下、西说一下，公说公有理、婆说婆有理，它的重要性不是由人随便说的，是有它特定的内容。希望大家把这部分内容好好复习一下、温习一下，在临床当中必有重要的收获。

用五运六气解读《伤寒论》

第 18 讲
用五运六气解读《伤寒例》

2016 年 4 月 13 日

大家晚上好！今天和大家一起讨论学术我很高兴，咱们一起探讨，共同进步，这是我们中医的幸事。今天讲如何学习《伤寒例》，用五运六气解读《伤寒例》，看看张仲景怎么写《伤寒论》，探讨如何用五运六气解读《伤寒例》。

一、《伤寒例》是《伤寒论》的导论

现在研究《伤寒论》的人，有的根本没看过《伤寒例》。现在的中医教材删掉了《辨脉法》《平脉法》《伤寒例》《辨痉湿暍脉证并治》等篇章，美其名曰"洁本《伤寒论》"，其实不是洁本，是劫持的版本，是对《伤寒论》的劫持。那些否定《伤寒例》的人理由有二：一是《伤寒例》的内容与《伤寒论》六经的体例不同，二是因为王叔和的一段话，这两个理由根本站不住脚。比如《温病条辨》是吴鞠通写的，没人反对，可是《温病条辨》的卷首《原病篇》，与上、中、下三焦篇的体例完全不一样，为什么不说《原病篇》不是《温病条辨》的原著呢？《伤寒例》是《伤寒论》的导论，自然与"六经篇"的体例不一样。至于王叔和的一段话，是他的自著说明，交代整理《伤寒论》的原因和过程，不能说明《伤寒例》就是他写的，邓铁涛教授不删《伤寒例》的主张是对的。《伤寒论》专讲外感病，这是大家的共识，所以说《伤寒论》与外感邪气有关。外感邪气有哪些？张仲景在《伤寒例》里交代得一清二楚。

二、《伤寒例》把外感病分为两类

1. 四时正气为病 首先，一年四时发病与《伤寒论》有直接关系，它分为四时正气（主气）为病和四时时行之气（客气）为病。《伤寒例》的原文："《阴阳大论》云：春气温和，夏气暑热，秋气清凉，冬气冷冽，此则四时正气之序也。"张仲景先把四时正气的正常气候变化告诉我们，只有知常才能达变。按中医理论，正常的四时分为六气，两个月一气，这在后面也有交代。正月、二月是厥阴风木所主，三月、四月是少阴君火所主，五月、六月为少阳相火所主，七月、八月是太阴湿土所主，九月、十月是阳明燥金所主，十一月、十二月是太阳寒水所主，这就是一年四时正气应有的气候。这个四时正气就是五运六气中的主气，有些没学过五运六气的人可能对主气不太了解，五运六气的主气是地球气场之气，即地球大气层之内的气（图4-1）。这就是四时正气的主气（图4-2）。只要学习过地理就应该知道大气，五运六气的主气没有什么神秘的东西。

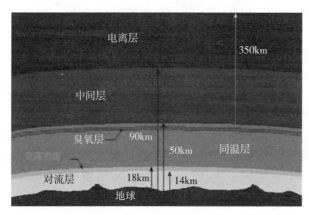

图 4-1　地球大气层

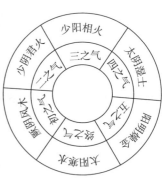

图 4-2　四时正气

接下来张仲景以寒邪为例，说明四时正气伤人的情况。到冬天阳气潜藏，大家应该固密，注意不要伤于寒邪。如果不注意或是"辛苦之人"，就会感受寒气，这就是伤了四时正气为病。寒邪伤人阳气，阳气是人生命的根本，所以它最具杀厉之气。

接下来讲人伤了寒邪后，马上发病和当时不发病而过期发病的情况。中了寒后，当即生病叫"伤寒"，这是四时正气为病。假如冬天伤了寒邪后当时没发作，而是寒邪潜伏于肌肤中，到了春天变为"温病"，到了夏天变为"暑病"，"暑病者，热极重于温也。是以辛苦之人，春夏多温热病，皆由冬时触寒所致，非时行之气也。"张仲景明确点明，这就是四时正气的伤寒病，虽然到春天变为温病，到夏天变为暑病，但它不是"非时行之气"的病。特别是伏藏的寒邪，到春天变为"温病"，到夏天变为"暑病"，这要好好理解。当时即病为四时正气为病，就是伤寒，属于狭义的伤寒。如果人体阳气不足，加之冬天阳气伏藏于内，不能够驱逐寒邪外出，不即病而寒邪藏于肌肤，到春天借助春生风阳升发驱邪外出，则发为"温病"；或在春天没发病，到夏天借助暑热之气才把邪气驱逐外出，而发为"暑病"。伏藏于皮肤肌肉间的冬天寒邪，被春天风阳或夏热引动后再发病，就变为春天的"温病"或夏天的"暑病"，性质已经变为温热，不再是单纯的寒邪了，不能再当作寒邪治疗。所以用"冬之变"这个词，但这个变化不是伏寒化温、化热，注意这点。

现在一般讲都说伏寒化温、化热，但是寒邪怎么化热？怎么化温？其实不是伏寒化温、化热，是春温、夏热驱寒外出。"暑病"是夏天热气重于春天风阳而发病，《素问·热论》说："凡病伤寒而成温者，先夏至日者为病温，后夏至日者为病暑，暑当与汗皆出，勿止。""中而即病者，名曰伤寒"，指狭义的伤寒，就是《素问·热论》所说的"今夫热病者，皆伤寒之类也"。这个伤寒病在表部，由于汗闭表部，可能会发高烧，但这种高烧是《黄帝内经》所说的"热虽甚而不死"，温度虽然高，但也说明你有抵抗力，在与邪气作斗争，这时的高热不要怕。

"不即病者，寒毒藏于肌肤，至春变为温病，至夏变为暑病"，指广义的伤寒。即因发病季节、因时的不同而有各种不同的病名，虽有季节变动，其伏藏之寒邪不变，所以仍然名曰伤寒，称广义伤寒。劳苦的人都容易感受寒邪而伤及阳气，虽然当时没发病，但寒邪会伏藏于肌肤之间，到春天、夏天时借助温、热之气驱邪外出，就会发为温热病。注意，这仍属于四时正气为病，不是时行之气为病，这是张仲景一再强调的问题。

不仅冬天伤寒有即病与不即病之分，四时都有。张仲景只是举例说明而已，而且寒邪伤人阳气是最毒的一种。《黄帝内经》论述四时正气为病而不当即发病的还有其他篇章，比如《素问·生气通天论》《素问·阴阳应象大论》《灵枢·论疾诊尺》等。"春伤于风，邪气流连"，就是伏藏下来，到了冬天"乃为洞泄"。"夏伤于暑，秋为痎疟；秋伤于湿，上逆为咳，发为痿厥；冬伤于寒，春必温病"，这都属于不即发病的情况。

2. 时行客气为病　讲完四时正气为病，张仲景接着论述时行之气为病，分得一清二楚，一环扣一环。时行之气为病，是春天应该暖反而大寒，夏天应该大热反而大凉，秋时应该凉反而大热，冬时应该寒反而大温。"此非其时而有其气，是以一岁之中，长幼之病多相似者，此则时行之气也。"看张仲景分层多么分明。四时"非时行之气"是四时反常的气候，违反该季节的正常气候而出现的反常气候，故云"此非其时而有其气"。"伤于四时之气，皆能为病"，不是人人皆病，症状也因人而异。时行之气为病是"非其时而有其气"的反常气候造成的，人们不能适应，容易感受而发病。常常在同一地区、同一时间、许多人患同一种病，所以叫"长幼之病多相似"，它具体生动地描绘了时行病的流行特点。

什么是时行之气？时行之气是五运六气当中的客气。客气是地球大气层之外，太阳、月亮、星体等天体对地球的影响之气。比如太阳风影响很厉害，能够引起地球上的通信中断；还有月球影响的潮汐现象等，都属于客气。张仲景既交代了四时正气为病，也交代了四时非正气为病，就是一个主气为病，一个客气为病。

三、以春分秋分论四时正气为病与时行之气为病的区别

既然这些邪气致病，那么作为中医大夫，在临床治疗外感病时应用过这些知识吗？能把主气、客气分清楚，然后去治疗外感病吗？不只是主气、客气要分清，包括后半年哪个月发生哪种病，你心中有数吗？想了解这些，必须学习五运六气。张仲景接着论述了推算什么时候四时正气为病，什么时候时行之气为病的方法。

夫欲候知四时正气为病，及时行疫气之法，皆当按斗历占之。四时八节，二十四气，七十二候决病法：

立春正月节斗指艮	雨水正月中指寅
惊蛰二月节指甲	春分二月中指卯
清明三月节指乙	谷雨三月中指辰
立夏四月节指巽	小满四月中指巳
芒种五月节指丙	夏至五月中指午
小暑六月节指丁	大暑六月中指未
立秋七月节指坤	处暑七月中指申
白露八月节指庚	秋分八月中指酉
寒露九月节指辛	霜降九月中指戌
立冬十月节指乾	小雪十月中指亥
大雪十一月节指壬	冬至十一月中指子
小寒十二月节指癸	大寒十二月中指丑

二十四气，节有十二，中气有十二，五日为一候，气亦同，合有七十二候，决病生死，此须洞解之也。（四时八节，二十四气，七十二候决病法：宋本原列于《伤寒例》之首，今据《伤寒准绳》改列于"皆当按斗历占之"之后）

张仲景写得很明确，必须按历法去推算，按五运六气的规律去推算。掌握了四时八节、二十四气、七十二候就能推算，这是属于五运六气的内容。从五运六气理论来说，六十年之内都可推算，推算出某年某月会有什么气候、现象，会生什么病，脑子里一清二楚。四时季节各有主气，感受主气发病称为四时正气为病，即五运六气中的"主气为病"。四时反常气候导致的疾病流行，比如夏行冬令、行春令、行秋令，称为四时疫气为病，也是五运六气的"客气为病"。想掌握这些内容必须用斗历，斗历旋转一周是三百六十天，五运六气的历法是六十天，六六三百六十天。有推算的方法，就可以推算什么时间该有什么气，什么气候应得什么病。

1. 从秋分以后至春分之前　张仲景首先说从秋分以后到春分之前，四时正气为病与时行之气为病的区别。

九月霜降节后，宜渐寒，向冬大寒，至正月雨水节后，宜解也。所以谓之雨水者，以冰雪解而为雨水故也。至惊蛰二月节后，气渐和暖，向夏大热，至秋便凉。

从霜降以后，至春分以前，凡有触冒霜露，体中寒即病者，谓之伤寒也。

（五之气）九月十月，寒气尚微，为病则轻。

（终之气）十一月十二月，寒冽已严，为病则重。

（初之气）正月二月，寒渐将解，为病亦轻。

此以冬时不调，适有伤寒之人，即为病也。

其冬有非节之暖者，名曰冬温。冬温之毒与伤寒大异。冬温复有先后，更相重沓，亦有轻重，为治不同，证如后章。

从阴历九月霜降节后（图4-3），到第二年的二月春分节以前的半年时间内，凡是感受寒邪即时发病的，此为四时正气为病，名为"伤寒"。寒邪有轻重之别，九月、十月寒气尚轻微，其病也轻；到了十一月、十二月寒气重了，其病也重；到了正月、二月寒气又轻了，其病也轻。这都是冬天不知调养导致正气不足得的伤寒病。这里张仲景用的是五运六气理论，明确提出两个月一气，而且把六气开始的时间也说得很清楚。正月、二月是初之气，两个月一气。这也说明六气开始的时间是正月初一，与《素问·六元正纪大论》说的一样，说明张仲景见过当时的五运六气理论，他遵照《黄帝内经》六气的开始时间——正月初一。

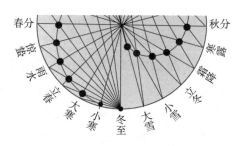

图4-3　秋分后至春分前时段

下面说非时行之气。"其冬有非节之暖者，名曰冬温。冬温之毒与伤寒大异。冬温复有先后，更相重沓，亦有轻重，为治不同，证如后章。"这时段如果感受非时之暖，就会得"春温"这样的疫病，也就是客气流行病，流行性感冒一类或者像传染病等。这半年张仲景说得很清楚，对于这半年，张仲景先说四时正气为病，后说非四时正气为病，即时行之气为病。作为中医大夫，治疗外感病应该明确这些。以下是季节气候变化与外感病的关系。

十五日得一气，于四时之中，一时有六气，四六名为二十四气也。然气候亦有应至而不至，或有未应至而至者，或有至而太过者，皆成病气也。

但天地动静，阴阳鼓击者，各正一气耳。是以彼春之暖，为夏之暑；彼秋之忿，为冬之怒。是故冬至之后，一阳爻升，一阴爻降也。夏至之后，一阳气下，一阴气上也。斯则冬夏二至，阴阳合也；春秋二分，阴阳离也。阴阳交易，人变病焉。此君子春夏养阳，秋冬养阴，顺天地之刚柔也。

小人触冒，必婴暴疹。须知毒烈之气，留在何经，而发何病，详而取之。

是以春伤于风，夏必飧泄。

夏伤于暑，秋必病疟。

秋伤于湿，冬必咳嗽。

冬伤于寒，春必病温。

此必然之道，可不审明之！

当时即病为四时正气为病，是伤寒，属于狭义的伤寒。如果人体阳气不足，加之冬天阳气伏藏于内，不能驱逐寒邪外出，不即病而寒邪藏于肌肤，到春天借助春生风阳升发驱邪外出，则发为"温病"，或在春天没发病，到夏天借助暑热之气才把邪气驱逐外出，而发为"暑病"。伏藏于皮肤肌肉间的冬天寒邪，被春天风阳或夏热引动后再发病，变为春天的"温病"或夏天的"暑病"，性质已经变为温、热，不再是单纯的寒邪，不能再当作寒邪治疗了。但这个变化不是伏寒化温、化热，注意这点。现在一般讲都说伏寒化温、化热，但是寒邪怎么化热？怎么化温？其实不是伏寒化温、化热，是春温、夏热驱寒外出。"暑病"是夏天热气重于春天风阳而发病，《热论》说："凡病伤寒而成温者，先夏至日者为病温，后夏至日者为病暑，暑当与汗皆出，勿止。"

张仲景又讲了伤寒发病的机制，"从立春节后，其中无暴大寒，又不冰雪，而有人壮热为病者，此属春时阳气，发于冬时伏寒，变为温病。"特别注意，张仲景强调这是"春时阳气"，现在总说伏寒化热，但张仲景不这样讲。立春后，春时少阳之气升发，气候由寒凉逐渐变暖。如果没有突然的寒冷，也就是没有结冰下雪，这时人发高烧，并非伤寒，而是冬季伤寒没有即发，寒邪藏于肌肤的伏寒，到了春天阳气升发之际，"春时阳气"引动伏邪发为"温病"，后世称之为"伏气温病"，以区别于"新感温病"。《六节藏象论》说："冬伤于寒，春必病温。"有人称之为新感外邪触发冬季伏邪而致的温病，但我认为这是春生阳气驱逐伏藏寒邪外出而致的温病。如果患者新感外邪是四时正气为病，如何能驱逐新旧邪气外出呢？张仲景的"春时阳气"四字非常重要。它交代了从秋分后到春分前的半年时间，下面又交代了从春分后至秋分前这半年，交代得详细而清楚。

2. 从春分以后至秋分之前 "从春分以后，至秋分节前，天有暴寒者，皆为时行寒疫也。三月、四月或有暴寒，其时阳气尚弱，为寒所折，病热犹轻。五月、六月，阳气已盛，为寒所折，病热则重。七月、八月，阳气已衰，为寒所折，病热亦微。其病与温及暑病相似，但治有殊耳。"这半年时间（图4-4），三月、四月属于五运六气的二之气，五月、六月属三之气，七月、八月属四之气。这是张仲景的卯酉分，假如一天是白天、黑夜这样分，在白天这一年就扩大了阳气盛的地方，这时如果有暴寒就叫"寒疫"，注意张仲景明确指出了"寒疫"，与冬天的"冬温"不一样。在这段时间内，气候突然凉爽，叫作夏行冬令，人们骤然被暴寒侵袭而发病，属于时行之气为病，称为时行寒疫，也叫非其时而有其气，属于流行性疾病。寒疫的发生及病情的轻重取决于阳气的强弱。比如20岁的人得了寒疫和60岁的人得了寒疫，他们的治疗不一样，一定要分清楚。

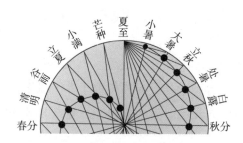

图4-4　春分后至秋分前时段

"寒疫"的发病季节和发热症状与"温病""暑病"相似，但病因相反。"寒疫"是夏天非时暴寒所致，而"温病""暑病"是冬时感寒不即病，藏于肌肤之间，到春夏而发病，因而治法不同。张仲景说："其病与温及暑病相似，但治有殊耳。""温病""暑病"属于四时正气引发的伏气为病，"寒疫"属于时行之气为病，有很大区别。

在五运六气理论中，三月、四月是二之气，五月、六月是三之气，七月、八月是四之气。张仲景按两个月来划分，显然用的是五运六气理论。其云正月、二月是初之气，以正月朔日为六气的始点，而不是大寒或立春，是遵照《六元正纪大论》的说法。

以上将六气按月划分，并以阳气的盛衰判断寒气之轻重，其理论依据就是《灵枢·营卫生会》中"日中而阳陇为重阳，夜半而阴陇为重阴"，《素问·生气通天论》中"平旦人气生，日中而阳气隆，日西而阳气已虚"。

从上述可知，《伤寒例》对"伤寒"做了定义，从霜降以后至春分之前，凡触冒寒霜露，中寒即病的，命之曰"伤寒"。指冬伤于寒，中了即病为"伤寒"，此时属冬时正气为病，即运气的主气为病，也就是普通的感冒。同时强调伤寒为毒最成杀厉之气，因为寒邪伤人生阳之气，寒毒日久必成毒。《黄帝内经》里有寒毒、湿毒、热毒、清毒、燥毒这五毒概念。"伤寒"是病名，发病时间在冬时，寒毒讲疾病的严重程度，属于轻重浅深病势。进一步引申，潜藏的寒毒在春、夏阳气升发时被驱逐出外，春则为"温病"，夏则为"暑病"，其变证有"温疟""风温""温毒"之类。而非时客气为病，夏伤于寒则为"寒疫"，冬伤于火热则为"冬温"，属于流行性感冒（图 4-5）。

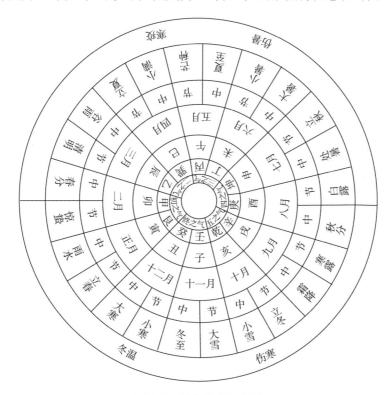

图 4-5　春分秋分两分图

135

四、外感病多为杂气所致

五运六气理论认为，四时正气即四时的主气，时行之气即四时的客气。时行之气加临四时主气后，变成综合的杂气，伤害人体而发病。外感病单纯的病因很少，往往是合邪，吴又可称之为"杂气""戾气"是对的。现在的大夫很少明白外感是合气的，往往认为是伤了风或受了热，临床实际不是这样，临床中往往是两种邪气相合后，产生的病邪伤害我们人体。

从以上论述可以看出，外感病既有四时正气为病，即四时主气为病，又有时行之气为病，即四时客气为病，所以《伤寒论》有伤寒、中风、温病、痉病、湿痹、中暍等。可现在的伤寒教材，主流观点认为《伤寒论》只论述伤于寒邪，大大地降低了《伤寒论》的学术价值。

外感六气跟着气候变化，而且随着阳气的强弱变化为主，所以张仲景交代了气候变化与外感病的关系。一年四季的阳气变化，跟太阳的运动有关，我们看见的太阳有视运动，注意要强调太阳的视运动，它是由南北回归线运动产生的，用十二辟卦阳爻、阴爻的升降代表变化过程（图4-6）。

十二辟卦图

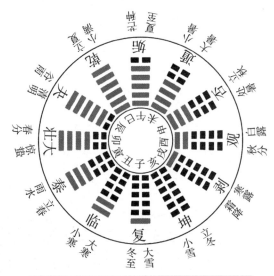

图4-6 十二辟卦

五、病分阴阳

上述《伤寒例》以春分、秋分而分论伤寒的法，是以周日运动的昼夜卯酉分阴阳法为基础，而扩展到一年中，在《伤寒论》六经病中载于"六经病欲解时"。以卯酉春分、秋分两分法来分阴阳，从卯春分到酉秋分为阳，分配少阳、太阳、阳明三经，包括太阳阳明合病、并病，太阳少阳合病、并病，少阳阳明病、三阳合病、正阳阳明病，有夏时正气为病的"温热病"，也有非时之气为病的"寒疫病"等。从酉秋分到卯春分为阴，分配太阴、少阴、厥阴三经，参照张仲景对三阳经的论述，包括太阴阳明病、太阴少阳病、太阴少阴病、太阴厥阴病、少阴厥阴病、三阴合病，以及少阴少阳病、厥阴少阳病等，有冬时四时正气为病的"伤寒病"，也有非时之气的"冬温"疫病（图 4-7）。

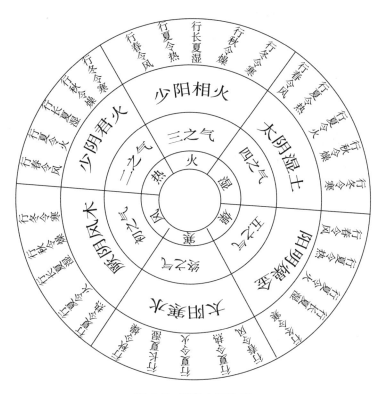

图 4-7　时行之气为病

张仲景还以子午冬至、夏至二至法来分阴阳，包括二至阴阳转换、阴阳生这样的病，所以有阳爻升、阴爻降的说法，从两个方面进行了论述。另外，还以寅申、年初、初气到三气、四气到终气上、下半年来分阴阳，有阳仪、阴仪之别，春、夏为阳仪，秋、冬为阴仪。其中还有伏气四时之发病，如寒邪伏气，春发"温病"，夏发"暑病"，所以新感病、伏气病、疫病必须分清。

六、创作《伤寒论》的理论基础是五运六气理论

如何分清这些内容呢？必须用五运六气推算、预测。《黄帝内经》一再强调五运六气的重要性，张仲景写《伤寒论》就是根据这些内容，书中交代得一清二楚。《素问·六元正纪大论》说治外感病要"先立其年，以明其气，金木水火土运行之数，寒暑燥湿风火临御之化，则天道可见，民气可调，阴阳卷舒，近而无惑。"《素问·六节藏象论》说："不知年之所加，气之盛衰，虚实之所起，不可以为工也。"《素问·五常政大论》说："不知年之所加，气之同异，不足以言生化。"《黄帝内经》说得很清楚，不懂五运六气理论，就不明白哪一年有什么气，哪一月有什么气候变化，所以你"不可以为工也"。中医分为上工、中工、下工，这里说"不可以为工也"，就是说你连个起码的大夫都没资格去做。

至此可见，张仲景的《伤寒论》以四时阴阳为纲撰写，不明四时阴阳六气学不好《伤寒论》。大家要好好读读《伤寒例》，读了《伤寒例》才能理解《伤寒论》的内涵。第一个注解《伤寒论》的是成无己，《注解伤寒论》卷首就是用五运六气的图，因为他离张仲景年代最近，他懂得张仲景的《伤寒论》是用五运六气理论写成的。

《伤寒例》后边的内容好理解。前边内容以寒邪伤人为例，后边引用《热论》里的内容，这部分内容大家比较熟悉，我就不多讲了。我主要让大家清楚，前面讲的内容很重要，是学习《伤寒论》的导论，后边的《热论》是举例而已。《伤寒论》并不是以《热论》为主写出来的，而是以五运六气理论写出来的，这一点必须要明白。

我就讲到这里，谢谢大家！

第19讲
六经病欲解时三阴三阳系统是创作《伤寒论》的大纲

2015 年 7 月 9 日

大家晚上好，今天讲三部六经体系（二）：六经病欲解时三阴三阳系统是《伤寒论》的创作大纲。

之所以说六经病欲解时三阴三阳系统，这说明《伤寒论》里三阴三阳系统不是一个，至少是两个，另一个系统是辨六经病的三阴三阳系统。现在人研究《伤寒论》都在讲辨六经病三阴三阳系统，他们根本不知道六经病欲解时三阴三阳系统，所以今天重点讲六经病欲解时三阴三阳系统。

关于六经病欲解时，历代伤寒大家基本不过问，现代伤寒大家更是不关注，有的教材甚至都不讲，只有山东中医药大学李克绍教授重视并做了讲解，很有启发。本人认为六经病欲解时三阴三阳系统是张仲景创作《伤寒论》的大纲。中国有句哲学名言，"大道至简"。张仲景用一个"时"字概括整个《伤寒论》内容，可谓简之又简。物理学家兼哲学家怀特曾说："最深的美学及科学法则，往往是单纯的、井然有序的、优雅的、有结构的。"张仲景创建的《伤寒论》体系就是井然有序、层次分明、单纯而优雅的，下面逐步展开讨论。

一、《伤寒论》以阴阳"时"为纲，以六经为目

《伤寒论》明确提出六经病欲解时，就是突出以"时"为纲，任何疾病的发生、发展都离不开"时"，一共有六条。

第 9 条：太阳病，欲解时，从巳至未上。

第 193 条：阳明病，欲解时，从申至戌上。

第 272 条：少阳病，欲解时，从寅至辰上。

第 275 条：太阴病，欲解时，从亥至丑上。

第 291 条：少阴病，欲解时，从子至寅上。

第 328 条：厥阴病，欲解时，从丑至卯上。

刚才给大家发了图（图 1-1），这个图一定要牢牢记住。

第一，这个图以阳气的消长为主，《灵枢·顺气一日分为四时》说："以一日分为四时，朝则为春，日中为夏，日入为秋，夜半为冬。朝则人气始生，病气衰，故旦慧；日中人气长，长则胜邪，故安；夕则人气始衰，邪气始生，故加；夜半人气入脏，邪气独居于身，故甚也。"《素问·金匮真言论》说："平旦至日中，天之阳，阳中之阳也；日中至黄昏，天之阳，阳中之阴也；合夜至鸡鸣，天之阴，阴中之阴也；鸡鸣至平旦，天之阴，阴中之阳也，故人亦应之"。这个过程以阳气的消长为主。

第二，此图六经三阴三阳的顺序与《素问·四时刺逆从论》所述相同，即厥阴、少阴、太阴、阳明、太阳、少阳，六经病欲解时逆之而为，少阳、太阳、阳明、太阴、少阴、厥阴。是以地球阳气消长为主的四时变化，属于地道，人也合之。因为阳气卫外也，讲发病。六经病欲解时就是六经病向愈的时间，按照《素问·脏气法时论》五脏"自得其位而起"的思想，则肝病"起于春"，心病"起于夏"，肺病"起于秋"，肾病"起于冬"。以此可知，《伤寒论》的"欲解时"就是《素问·脏气法时论》"自得其位而起"的时间，所以厥阴、少阳"欲解时"在春，当配肝、胆、三焦，太阳"欲解时"在夏，当配心与小肠，阳明"欲解时"在秋，当配肺与大肠，少阴"欲解时"在冬，当配肾与膀胱。只有太阴特殊，因为脾主水湿，为"阴中之至阴"而"脏寒"。所谓"至阴"就是极寒之时，故配冬，这是张仲景的创举，依据《黄帝内经》三阴太阴为"至阴"寒极主内而定。二阴少阴肾中有来复之一阳，非寒极者，故让位于太阴脾。由此可知，《伤寒论》"欲解时"法于《脏气法时论》，属于五运六气理论。欲解时中的六经都是自身之气不足，所以当到本位之气时，得到天气之助而向愈。

二、从五运六气角度解释六经病欲解时

1. 少阳主春 少阳主寅、卯、辰的春三时而应胆，俗语有云"一年之计

在于春"。《素问·六节藏象论》说："凡十一脏，取决于胆也。"胆为肝之腑，厥阴肝从中气少阳三焦相火而化，张元素说"胆属木，为少阳相火，发生万物"。《素问·天元纪大论》说："少阳之上，相火主之。"《素问·六微旨大论》说："少阳之上，火气主之。"故少阳当以三焦相火为主。

2. 心主夏主太阳　《黄帝内经》说，心主巳、午、未三个月的夏三时，而在六经病欲解时图中配的是太阳经，可知心应太阳。清代伤寒大家柯琴说"心主太阳"。《素问·刺禁论》说："心部于表。"心主夏阳，阳气在外，故"心部于表"。

3. 阳明主秋应肺金　阳明主申、酉、戌的秋三时而配肺金，肺主皮毛，故阳明主表。

由上述可知三阳主表，《素问·热论》说"其未满三日者，可汗而已"。

4. 太阴脾主冬天亥、子、丑三时寒水　六经病欲解时图清楚地告诉我们，太阴是"阴中之至阴"。《素问·金匮真言论》说："腹为阴，阴中之阴，肾也，阴中之阳，肝也；腹为阴，阴中之至阴，脾也。"《灵枢·阴阳系日月》也说："脾为阴中之至阴。"（《咳论》《痹论》都讲到"至阴"）腹为阴，肝、脾、肾皆位于腹中，故皆为阴。太阴就是脾，至者极也。至阴就是极寒的意思。张仲景依据《素问·金匮真言论》和《素问·阴阳离合论》明确指出，太阴脾主冬天亥、子、丑寒水三时，所以太阴脾主水、脾主四肢，《素问·金匮真言论》说："冬气者，病在四肢"。

三、六经病欲解时应分为两个层次来理解

1. 第一个层次　四时阴阳分，就是少阳、太阳、阳明、太阴四经为一个层次。张仲景根据太阳运动所创立的六经病欲解时，以少阳、太阳、阳明、太阴分主一年四时，以夏至日太阳运动规律为基准。夏至日，太阳出寅而入戌，白天最长，分布于少阳、太阳、阳明三阳经。张仲景把寅、卯、辰三春月配少阳，巳、午、未夏三月配太阳，申、酉、戌秋三月配阳明，亥、子、丑冬三月配太阴。这是张仲景《伤寒论》的原文。

春、夏为上半年，秋、冬为下半年，由此知道欲解时讲天时，六经是人体之六经。张仲景在这里明确告诉我们，《伤寒论》是天人合一之作，那

些《伤寒论》注家为什么视而不见呢？用少阳、太阳、阳明、太阴四经分主一年四时，既可以代表一日之四时，又可以代表一年之四时。张仲景以"阴阳""时"为纲，就是以四时阴阳为大纲，其中有主阳的春温、夏热，有主阴的秋凉、冬寒，故《伤寒例》首引张仲景所写《阴阳大论》中的"四时正气为病"与"非时之气为病"两大类。严格按"时"以斗历占之，四时正气为病以冬时伤寒为主，分为感即发和过时而发两类；非时之气为病分为"寒疫"和"冬温"两类，井然有序，条理分明。这就是《伤寒论》论述的大纲。

《伤寒论》中有治疗四时为病的方证，如青龙汤证、白虎汤证、玄武汤证、真武汤证、朱雀汤证、黄连阿胶汤证，以及阳旦汤证、桂枝汤证和阴旦汤证、柴胡汤证等，这在陶弘景《辅行诀脏腑用药法要》中称作大、小六神汤，专治外感全身病。众所周知，寅、卯、辰三时是太阳一年中的日出节，属于平旦日出阳升之时，故升阳、扶阳、助阳都离不开少阳。《素问·天元纪大论》说"少阳之上，相火主之"，此少阳指少阳三焦相火，故扶阳就是扶三焦相火。《伤寒论》和《辅行诀脏腑用药法要》都主张用阳旦汤，据《辅行诀脏腑用药法要》所载，阳旦汤有大、小之分，小阳旦汤是桂枝汤，大阳旦汤即黄芪建中汤加人参。《辅行诀脏腑用药法要》说："阳旦者，升阳之方，以黄芪为主。"由此可知，桂枝汤、小建中汤和黄芪建中汤等属于少阳方，是扶正的方剂。驱邪的方剂是小青龙汤和大青龙汤，青龙是东方神兽而主升。申、酉、戌三时属于太阳一年之中的日落点，属日落阴降之时，故降阴、助阴都离不开阳明。《素问·天元纪大论》说："阳明之上，燥气主之。"此阳明指肺经系统，不指胃，故降阴是肃降肺经，《伤寒论》有白虎汤、竹叶石膏汤，《辅行诀脏腑用药法要》称此为大、小白虎汤。《素问·四气调神大论》说："四时阴阳者，万物之根本也。所以圣人春夏养阳，秋冬养阴，以从其根，故与万物沉浮于生长之门。逆其根，则伐其本，坏其真矣。故阴阳四时者，万物之终始也，死生之本也，逆之则灾害生，从之则苛疾不起，是谓得道。"张仲景特别重视四时阴阳，《伤寒论》里抓的就是四时阴阳。《伤寒论》首重四时阴阳思想，不仅从六经病欲解时和病发于阳、病发于阴中反映出来，也从《伤寒例》中反映出来。《伤寒例》开头的《阴阳大论》论四时正气为病和非四时正气的时行之气为病，都是五运六气的理论。

2. 第二个层次　少阴、厥阴为阳气来复的层次。少阴子时冬至节，天道一阳来复，厥阴丑时大寒节，地道一阳来复，主阴阳气之顺接，即来复至与不至。冬至的天道一阳来复是太阳运动到南回归线时，是天气最寒冷的时候，但这个天道最寒冷的时候要想投射到地道还需要三十天的时间。地道最寒冷的时候即大寒节属于三九天。这样就涉及六气从什么时间开始，现在主流的观点认为六气开始于大寒节，这是不对的。大寒节是地道阳气潜藏时，不可能升发地面，怎么能够作为六气开始的时间呢？《黄帝内经》写的正月朔日平旦是六气开始的时间。我们以经为主，大寒节阳气潜藏，根本不能升发，怎么能开始呢？再一个就是六气必须是一年之内的六气，不能跨年，如果六气开始于大寒节就跨了年，就不是一年之中的六气，这样的说法不合乎自然规律。

太阴脾同主亥、子、丑三时，而少阴主子、丑、寅天道来复的三时，在亥时天道还没达到南回归线，即天道没有达到最寒冷时，到子时才达到天道最寒冷的时候。这时如果少阴阳气不来复，则最寒冷，形成全身性的衰竭，往往发生太阴少阴合并证四逆汤证。《金匮真言论》说："冬气者，病在四肢。"这是太阴水湿下流于少阴肾的结果，不是单纯的肾病少阴病。在子丑阳气来复之时，太阴脏寒开始消退，水湿下流于肾的现象得到缓解，湿欲解时在子、丑、寅三时，肾寒得到缓解，寒水解冻，而厥阴肝怫郁，厥阴欲解时在丑、寅、卯三时。少阴子时冬至节，天道一阳来复，地不解冻，到了厥阴丑时大寒节，地道一阳来复，地才逐渐开始解冻。所以解决太阴脾土脏寒的关键是少阳来复，如果在子时得不到阳气来复，造成太阴少阴合病，阴寒最盛状态，到丑时大寒节地道阳气不还，就发生厥阴阴阳不相顺接的状况，所以伤寒危重病存在于少阴病和厥阴病。但对温热病来说，偏阴盛之助会缓解病情或治愈。《素问·脉要精微论》讲天道，冬至是天道最寒冷的节气，冬至后四十五天是立春，到立春阳气微上，才能出于地面。《类经图翼》提出"阳虽始于子，而春必起于寅"，从冬至到立春的四十五天正是少阴病欲解时子、丑、寅三个时辰。大家好好从阳气来复理解少阴病欲解时子、丑、寅三个时辰的真正意义。

天地之气相差三十天，地道最寒冷的节气是大寒，依据天道之力，地道在四十五日后的惊蛰节才能够阳气微上、阴气微下，也就是二月二龙抬头开始响雷的时候。地道主气位置，其顺序是少阴、少阳、太阴、阳明、太阳、厥阴，与天道客气次序厥阴、少阴、太阴、少阳、阳明、太阳不同。《说卦传》以震卦为龙表示，龙为天子，用少阴君火之热表示，这时是少阴，春分前后。从大寒到惊蛰的四十五日，不正是厥阴病欲解时丑、寅、卯三个时辰吗？

张仲景把握的是天道，是天时和地道、地理。他把天道最寒冷到阳气升发的三个时辰作为少阳病欲解时，而把地道最寒冷到地面阳气上升的三个时辰作为厥阴病欲解时，有非常重要的天文背景。这样你才能理解六经病欲解时的重要性，首先讲少阳、太阳、阳明、太阴四经主分一年四季，又将少阴、厥阴、天道、地道、一阳来复作为一个层次，阐明少阴存在以及厥阴阳气来复的道理，所以厥阴病能不能阳气来复、阴阳顺接是厥阴的重要一环。现在的伤寒大家认为，厥阴病是最难理解的，甚至有的说厥阴病篇可以不要，这种理解是错误的，从张仲景的厥阴病欲解时中你就可以理解，厥阴病是非常重要的一环，是真正的地道一阳能不能来复的问题。它绝不是可有可无的，也不是没有顺序的，它是非常有次序并且可以理解的。

今天讲解六经病欲解时图，大家把这个图好好理解，这样才能真正理解《伤寒论》理论和条文注解。

第 20 讲
辨六病三阴三阳体系

2015 年 7 月 16 日

大家晚上好，今天讲太极三部六经体系（三），讲的内容是辨六病三阴三阳体系。在研究《伤寒论》的过程当中，我发现了《伤寒论》有两套三阴三阳体系，一套是辨六病三阴三阳体系，另一套是六经病欲解时三阴三阳体系，这是我研究《伤寒论》的最大成就。一直没有对外公布，今天是头一次给大家讲，所以今天的内容很重要，它是我解读《伤寒论》的重要依据之一。

《素问·五运行大论》说："土主甲己，金主乙庚，水主丙辛，木主丁壬，火主戊癸。子午之上，少阴主之；丑未之上，太阴主之；寅申之上，少阳主之；卯酉之上，阳明主之；辰戌之上，太阳主之；巳亥之上，厥阴主之。不合阴阳，其故何也？岐伯曰：是明道也，此天地之阴阳也。夫数之可数者，人中之阴阳也。然所合，数之可得者也。夫阴阳者，数之可十，推之可百，数之可千，推之可万。天地阴阳者，不以数推，以象之谓也。"《素问·天元纪大论》说："寒暑燥湿风火，天之阴阳也，三阴三阳上奉之。木火土金水，地之阴阳也，生长化收藏下应之。"五运六气理论在这里明确提出了"天地之阴阳"和"人中之阴阳"不同的概念。"人中之阴阳"以数推之，"天地之阴阳"观之"以象"，"不以数推"，可是向来不被人们重视，张仲景不但重视，而且还运用到《伤寒论》之中。

上一节课讲了六经病欲解时的三阴三阳体系，它是人之阴阳。今天我讲辨六病的三阴三阳体系，这是天之阴阳，这个研究成果是我首次公布。《伤寒论》有六经病欲解时三阴三阳体系和辨六病的三阴三阳体系，共两套三阴三阳体系，这是客观存在的事实，任何人也抹杀不掉，只有用五运六气解读《伤寒论》才能发现这个秘密。可是在这之前，所有《伤寒论》的研究者都不知道这个秘密，他们只是在辨六经病三阴三阳体系中做文章。那能研究出什么结果呢？只能是支离破碎的东西，如同盲人摸象，各说各的，完全失去了《伤寒论》的真面貌。

辨六病三阴三阳体系属于天之阴阳，即辨太阳病、辨阳明病、辨少阳病、辨太阴病、辨少阴病、辨厥阴病。这是天之阴阳，先立其年，后立其气，寒暑燥湿风火临御之化。外感病如果不知道其时有什么节气，你在治什么？如《素问·六节藏象论》说："不知年之所加，气之盛衰，虚实之所起，不可以为工矣。"只有明白年之所加，才能够清楚其季节有什么邪气伤人、邪气属于什么性质，是寒？是热？还是湿热？《伤寒论》有六淫之邪，所以《伤寒论》里有伤寒、温病、中风、痉、湿痹、中喝六气，这内容全在《伤寒例》之中。所谓四时正气为病和时行之气为病，也就是主气和客气为病，这就是我先给大家讲《伤寒例》的原因。

《伤寒例》首先讲明每个季节有正气为病和非时之气为病，四季正气为病就是主气为病，时行之气为病就是客气为病。怎么知道呢？要以六十甲子历去推。所以学习《伤寒论》不可以不学《伤寒例》，《伤寒例》包含了辨六病三阴三阳体系所要讲的内容，属于天之阴阳。《伤寒例》是学习《伤寒论》的导论，把年之所加的内容讲清楚，而且把四时正气为病和非四时正气为病讲得很透彻。六经病欲解时三阴三阳体系属于人之阴阳，讲病发于阳、病发于阴、病发部位以及疾病传变趋势。伤寒伤人阳气，温病伤人阴气，其发病部位、传变趋势是不同的。如太阳阳明病、太阳少阳病、少阳阳明病、正阳阳明病，这些都是讲发病部位的，这部分内容全在《伤寒论》的条文中。

辨六病三阴三阳体系的次序在于《素问·六元正纪大论》和《素问·热论》。《素问·六元正纪大论》是本源，它包括六气。而《素问·热论》仅以感受寒邪为例加以论述，不包含六气发病。辨六病三阴三阳体系的次序源于天道阴阳。天道阴阳是怎么来的呢？《素问·天元纪大论》说："阴阳之气，各有多少，故曰三阴三阳也。""寒暑燥湿风火，天之阴阳也，三阴三阳上奉之。"阴阳之气的多少是如何来的呢？《素问·六微旨大论》说得很清楚，"因天之序，盛衰之时也"，"盛衰之时，移光定位，正立而待之"。通过测日影得到，显示太阳运动阴阳量的多少。太阳运动产生的阴阳消长过程可以用太极图表示，《周易大传》说"一阴一阳之谓道"，这个"道"就是太阳运行的轨迹。一阴划分为一阴、二阴、三阴，一阳划分为一阳、二阳、三阳。这是运气里所讲的阴阳之气多少，是量的多少，按立杆测日影得到。阳气少是一阳，逐渐多是二阳，到了阳气盛就是三阳，在太极图中的阳鱼部分表现得很清楚，剩下是阴仪系统一阴、二阴、三阴。五运六气向我们交代得非常清楚，三阴三阳就是天之三阴三阳，来自古人探讨太阳运动，是日、地两系统相互运动产生的，它来自天道，所以叫天之阴阳。这个阴阳是人类探讨太阳运动立杆测日影得到的，它的模型图就是太极图，其显示风、寒、暑、湿、燥、火六气是天道加临地道四时正气上的非时行之气。《素问·六节藏象论》说："不知年之所加，气之盛衰，虚实之所起，不可以为工矣。"必须先立其年，以明其气，才能知道临御之化，见到天道，临气可以调。每年的天气不同，太阳病有伤寒、中风、温病、湿痹、痉病、中暍六气为病之辨，这些属于五运六气理论，要以六十甲子历推知。

如果医生不懂天之道的三阴三阳以及阴阳气的多少，就无法掌握每个季节邪气的变化，无法掌握每个季节感受什么样的邪气，怎么去治疗外感病？《伤寒论》张仲景交代得很清楚，一套用来辨太阳病、辨阳明病、辨少阳病，这个辨六病三阴三阳体系，把握推测年之所加以明其气，所以张仲景是治疗外感病的大师。

之后张仲景又用六经病欲解时的三阴三阳体系把握病发的部位及传变趋势，这是人之阴阳。张仲景把这两套三阴三阳体系紧密结合在一起，来论述外感病，这才是一套完整的体系。我们学习《伤寒论》不能忘记《伤寒例》，《伤寒例》是《伤寒论》的重要组成部分，要先立其年以明其气的部分，必须要重视这部分，把它和《伤寒论》条文中的六经病欲解时三阴三阳体系密切结合在一起，才能把握住真正的病机。辨六病三阴三阳体系是天之阴阳，在《黄帝内经》中有明确的论述，今天我仅以太阳病为例给大家说说。下面这段文字是五运六气里的重要内容，属于辨太阳病的内容。

帝曰：太阳之政奈何？岐伯曰：辰戌之纪也。

太阳、太角、太阴、壬辰、壬戌，其运风，其化鸣紊启拆，其变振拉摧拔，其病眩掉目暝。太角（初正）、少徵、太宫、少商、太羽（终）。——气生运，为顺。气盛运衰，以气为主。

太阳、太徵、太阴、戊辰、戊戌（同正徵），其运热，其化暄暑郁燠，其变炎烈沸腾，其病热郁。太徵、少宫、太商、少羽（终）、少角

（初）。——气克运，为顺。

太阳、太宫、太阴、甲辰岁会（同天符）、甲戌岁会（同天符），其运阴埃，其化柔润重泽，其变震惊飘骤，其病湿下重。太宫、少商、太羽（终）、太角（初），少徵。——运克气，为逆。

太阳、太商、太阴、庚辰、庚戌，其运凉，其化雾露萧瑟，其变肃杀凋零，其病燥，背瞀胸满。太商、少羽（终）、少角（初）、太徵、少宫。——运生气，为逆。运盛气衰，以运为主。

太阳、太羽、太阴、丙辰天符、丙戌天符，其运寒，其化凝惨凓冽，其变冰雪霜雹，其病大寒留于溪谷。太羽（终）、太角（初）、少徵、太宫、少商。——运气同化，多灾。

以上是辨太阳与中运结合的变化情况。天之阴阳要和运结合起来。

第一条是和运结合起来，运是和人木运太过结合的，叫壬辰壬戌年，这个年是气生运，为顺，气盛运衰，以气为主。

第二条是壬辰戊戌年，是火运太过和太阳寒水，是气克运，为顺，也是气盛运衰，以气为主。

第三条是甲辰甲戌年，甲是土运太过，这样产生了土克水，就是运克气，这就是以运为主了。

第四条是庚辰庚戌年，是金生水，是运生气，为逆，是运盛气衰，以运为主。

第五条是丙辰丙戌年，丙是水运太过，辰戌又是太阳寒水，它们是运气同化年，寒水过盛就多灾了。这就叫作先立其年以明其气，这一部分就辨太阳病与中运结合的变化情况。

凡此太阳司天之政，气化运行先天，天气肃，地气静。寒临太虚，阳气不令，水土合德，上应辰星镇星。其谷玄黅，其政肃，其令徐。寒政大举，泽无阳焰，则火发待时。少阳中治，时雨乃涯。止极雨散，还于太阴，云朝北极，湿化乃布，泽流万物。寒敷于上，雷动于下，寒湿之气，持于气交。民病寒湿发，肌肉萎，足痿不收，濡泻血溢。

初之气，地气迁，气乃大温，草乃早荣，民乃厉，温病乃作，身热、头痛、呕吐、肌腠疮疡。

二之气，大凉反至，民乃惨，草乃遇寒，火气遂抑，民病气郁中满，寒乃始。

三之气，天政布，寒气行，雨乃降，民病寒，反热中，痈疽注下，心热督闷，不治者死。

四之气，风湿交争，风化为雨，乃长、乃化、乃成，民病大热少气，肌肉萎，足痿，注下赤白。

五之气，阳复化，草乃长、乃化、乃成，民乃舒。

终之气，地气正，湿令行，阴凝太虚，埃昏郊野，民乃惨凄，寒风以至，反者孕乃死。

这段文字是辨太阳司天一年六气客气加临于主气之上的变化情况。太阳司天之政就是寒水为主了，这就是寒气下临。寒必伤阳，阳气不足。太阳司天是太阴在泉，所以寒湿为主，阳气不足。司天在泉按六气划分交代得很清楚，初之气的主气是厥阴风木，在太阳司天之年太阴在泉，初之气的客气是什么？是少阳相火，这时是客气加临主气之上，即相火加临于厥阴风木之上，就是风火相合，这时气温是大温。这样就很清楚，你就知道气候变化，会发什么病了。

那么二之气的主气是什么？少阴君火。二之气的客气是什么？阳明燥金。这时本来是从温的，反而来了秋天的凉气，这时金克木，火气被压制住，人会产生外受寒、火气内郁的情况。

三之气的主气是少阳相火，客气是太阳寒水。这时寒水加临于相火之上，是外寒热气内郁，这样的气候你就知道会发生什么病了，病寒反热中。

四之气的主气是太阴湿土，而客气是厥阴风木，这时风湿交织。风克脾土，这时候你就知道发生什么病了。

五之气的主气是什么？阳明燥金。客气是什么？少阴君火。到了深秋时反而天气暖和了，这就叫阳复化，草木不凋零反而长了。

到了终之气，主气是太阳寒水，客气是太阴湿土，寒湿交加，湿冷湿冷的，这时民乃惨凄，连太运都不能保证，太寒凉了。

有关这些内容，《黄帝内经》交代得清清楚楚。只要掌握年之所加，就能明白四时感受什么气，什么邪气来发病、袭击人，心中一清二楚。如果不知道年之所加，你怎么能了解这些内容？你治外感病的时候心中能有数吗？

辨六病三阴三阳体系不那么简单，不像现代一些伤寒家说的那样。它真正表述了年之所加的东西，这部分内容在《伤寒例》里，大家一定要看《伤寒例》。研究《伤寒论》不看《伤寒例》，那么辨六病的三阴三阳体系的时候就不懂得它在说什么。

六经病欲解时讲人之阴阳，是外邪侵袭人体之后，发病的部位及传变的趋势。六经病欲解时的三阴三阳体系和辨六病的三阴三阳体系完全不是一回事，一定要分清各自的作用。一个是告诉我们病邪的来路、是什么邪气，另一个是讲发病的部位以及传变的趋势，完全不一样。希望大家能够认识清楚。

《伤寒论》有两套三阴三阳体系，其中的辨太阳病、辨阳明病、辨少阳病、辨太阴病、辨少阴病、辨厥阴病三阴三阳体系，对那些没学过五运六气、没听我讲《伤寒例》的人是听不懂的，要补课。

《伤寒论》讲外感病，医生必须首先明白在一年中，每个季节有什么邪气容易伤人，五运六气理论称作"先立其年，以明其气"，这个年要用六十甲子周期年推算。如今年是乙未太阴年，你就知道每个季节是风、寒、暑、湿、燥、火六气中的什么气。如果"不知年之所加"，陈修园说动手便错，就不能当医生。这部分内容属于辨六病三阴三阳体系，是"天之阴阳"。

外邪侵犯人体，是侵犯"人中之阴阳"，《伤寒论》中的"人中之阴阳"就是六经病欲解时三阴三阳体系，主外邪侵犯人体后的发病部位及疾病传变趋势，如"病发于阳""病发于阴"，在表部、在里部、在上焦、在中焦、在下焦等。

所以解读《伤寒论》只用辨六病三阴三阳一个体系解不通，而且越解越乱。只有用五运六气外感理论解读《伤寒论》，才能一顺百顺。

本来有些图片，因为我不会上传，所以没给大家传上来，大家听我讲解就行。辨六病三阴三阳体系今天讲到这，虽然短却非常重要，是我多年研究《伤寒论》的机密文件，今天向大家公开，希望大家能够认真学习。至于它和六经病欲解时的三阴三阳体系如何结合，大家好好研究，真正让《伤寒论》的精华发挥作用。

今天就讲到这里。

第 21 讲
表、里

2015 年 7 月 23 日

大家晚上好，今天讲三部六经体系（四），关于表和里的问题。

现在伤寒教材里关于表里的认识，主流观点认为太阳主表、阳明主里、少阳为半表半里，这个说法不符合《伤寒论》的原意。我们看看《伤寒论》的原文是怎么讲的。

第 91 条：伤寒，医下之，续得下利，清谷不止，身疼痛者，急当救里。后身疼痛，清便自调者，急当救表。救里宜四逆汤，救表宜桂枝汤。（太阳篇）

第 92 条：病发热，头痛，脉反沉，若不差，身体疼痛，当救其里。四逆汤方。

第 323 条：少阴病，脉沉者，急温之，宜四逆汤。

第 324 条：少阴病，饮食入口则吐，心中温温欲吐，复不能吐，始得之，手足寒，脉弦迟者，此胸中实，不可下也，当吐之。若膈上有寒饮，干呕者，不可吐也。当温之，宜四逆汤。（少阴篇）

第 372 条：下利，腹胀满，身体疼痛者，先温其里，乃攻其表。温里宜四逆汤，攻表宜桂枝汤。（厥阴篇）

这里的表和里都是指部位。攻表和救表用桂枝汤，救里和温里用四逆汤。这样就可知张仲景怎样来定表和里，什么是表部，什么是里部。桂枝汤就是小阳旦汤，补太阳阳气。我认为心主太阳，心既主卫阳，又主营血，太阳营卫不调属心虚，心阳不足，心阴必损。《难经·十四难》说"损其心者，调其荣卫"，桂枝汤是调和营卫的方，所以这个表在太阳。关键是四逆汤，救里用四逆汤。四逆汤是太阴的主方，无论攻表还是救里，都是温阳的方剂，阳虚轻证和阳虚重证的问题。四逆汤是太阴病的主方，所以太阴为里。张仲景明确告诉我们，救太阴之里用四逆汤温阳。现在总有人认为四逆汤证是少阴病的主方，并且四逆汤的温阳作用主要是温肾阳，把温太阴脾称为温中法，以理中丸为代表方，这大大违背张仲景原意。《辅行诀脏腑用药法要》里明确提出四逆汤是小泻脾汤，泻脾寒实证的方，李东垣称其为小补脾汤，是治脾虚寒证的方，所以四逆汤应该是太阴病的主方。太阴脏寒以四逆辈温之，这样理解才对。

张仲景这样划分表里的依据是《素问·金匮真言论》里所说的"夫言人之阴阳，则外为阳，内为阴。言人身之阴阳，则背为阳，腹为阴。言人身之脏腑中阴阳，则脏者为阴，腑者为阳。""冬病在阴，夏病在阳，春病在阴，秋病在阳。""故背为阳，阳中之阳，心也；背为阳，阳中之阴，肺也；腹为阴，阴中之阴，肾也，阴中之阳，肝也；腹为阴，阴中之至阴，脾也。此皆阴阳、表里、内外、雌雄相输应也。"

太阳、阳明都主表。太阳主夏、主阳、在外，阳明主秋、主皮毛，也是在阳、在表、在外。太阳和阳明都在背部，主外、主表，因此有太阳阳明合病、并病的麻黄汤证。太阴主冬、在阴、在里、在内、主腹，所以太阴主里，不是阳明主胃才主里，这个说法有问题。太阴主里，这个"里"包括了六腑，《素问·六节藏象论》说："脾、胃、大肠、小肠、三焦、膀胱者，仓廪之本，营之居也，名曰器，能化糟粕，转味而入出者也。其华在唇四白，其充在肌，其味甘，其色黄，此至阴之类，通于土气。"这些都包括在脾土范围之内，因此这些都属于里部，这在《伤寒论》里也有明文论述。第127条："太阳病，小便利者，以饮水多，必心下悸；小便少者，必苦里急也。"里急属于小便，与膀胱有关，这也属于里。《金匮要略·妇人产后病脉证治》说："产后七八日，无太阳证，少腹坚痛，此恶露不尽。不大便，烦躁发热，切脉微实，再倍发热，日晡时烦躁者，不食，食则谵语，至夜即愈，宜大承气汤主之。热在里，结在膀胱也。"这也是把膀胱当作里。《伤寒论》第218条："伤寒四五日，脉沉而喘满，沉为在里。而反发其汗，津液越出，大便为难。表虚里实，久则谵语。"这个谵语属于胃热实证，所以胃属于里证。从这几个条文也可以看出，胃、膀胱都属于里部的范围，太阳阳明在表，治疗以攻表为主，故有太阳阳明合病、并病的麻黄汤证、葛根汤证等。主表的太阳和主里的太阴要分清，太阳主表大家没有分歧，关键是主里，并不是阳明胃，而是太阴主里。

　　《伤寒论》只有"表""里"的概念，没有半表半里的概念。表和里都是讲邪气的来路和出路。《伤寒论》第 148 条"半在里半在外也"，不是指半表半里，而是指半在外之表、半在内之里，没有半表半里的概念。从《伤寒论》的原文可以看出，攻表用桂枝汤，显然是太阳主表。攻里、救里用四逆汤，这个四逆汤应该是太阴病的方证里部，而不是阳明胃，胃包括在太阴脾土内。太阴主里不只有太阴脾，还包括胃、小肠、大肠、三焦、膀胱，张仲景都有明文记载。《黄帝内经》也是如此说的，《灵枢·营卫生会》说："太阴主内，太阳主外，各行二十五度，分为昼夜。"这是有明确说明的，太阴主内，太阳主外。这种概念的分法是针对阳气消长的，"日中而阳陇为重阳，夜半而阴陇为重阴。"这些都可以从六经病欲解时的图中看得清清楚楚。太阳主巳、午、未盛阳三时，也就是夏三月，阳在外，故主外，而太阴主亥、子、丑阴盛冬三月三时，阴在内，故主内。由此可知，内、外乃是《素问·阴阳应象大论》所说的"阴在内，阳之守也，阳在外，阴之使也"，《黄帝内经》明确指出，太阳主阳、主外、主表，太阴主阴、主内、主里，《伤寒论》和《黄帝内经》完全一致。六经病欲解时告诉我们，太阳主夏，盛阳主表、主外，即心主于表，太阴主冬，盛阴主内、主里。所以《阴阳类论》说："三阳为父，三阴为母，父主外，母主内。"突出太阳心为君主的地位以及太阴脾作为本源的作用。因为阳根于阴，阴归于阳之属，它们两个的作用很重要。

　　《黄帝内经》和《伤寒论》所论的表里，表指与外界接触的皮肤等这部分，里指胃肠道。表部感受外邪分为三类，即伤寒、温病、湿热，寒邪伤人春夏阳仪系统，故首犯太阳，温热伤人秋冬阴仪系统，故首犯阳明肺经。《伤寒论》称作太阳阳明病，伤寒有麻黄汤、大小青龙汤，温病用葛根汤、大小白虎汤。

　　张仲景既指出表、里的部位，即太阳主表、太阴主里，也把表里先后的诊治原则制定出来。如《伤寒论》第 90 条："本发汗而复下之，此为逆也，若先发汗，治不为逆。本先下之而反汗之，为逆，若先下之，治不为逆。"这种太阳与太阴的关系，太阴病第 279 条也有论述："本太阳病，医反下之，因而腹满时痛者，属太阴也，桂枝加芍药汤主之。大实痛者，桂枝加大黄汤主之。"本是太阳表证，医反下之则为逆，出现了太阴里证，腹满时痛，此时需表里同治，用桂枝汤解表，用芍药、大黄治里，此乃误下损伤太阴血络所致。六经病欲解时中的太阳主表、太阴主里是以《金匮真言论》里阴阳量的多少定的，即属于太阳主盛夏三个阳月、夏三月，太阴为严冬、主冬三月，这是一个层面。《黄帝内经》和《伤寒论》太阳主表、太阴主里这个层面不要和脏腑表里的层面混淆，这两个不在一个层面，而现在的人大多把它们混淆在一起。这个层面就是《金匮真言论》里说的，而《素问·调经论》说的，"五脏者，故得六腑与为表里，经络肢节，各生虚实，其病所居，随而谓之"，这是脏腑为表里的层面，表里有不同层面之分，不得混淆。现在人们不能把这两层分清楚，往往把脏腑表里放到《伤寒论》里，张仲景讲的太阳主表、太阴主里这个层面，完全把两个混在一块。大家学习《伤寒论》时一定要分辨清楚。

《伤寒论》里，表、里是太阳主表、太阴主里，而太阴土类这个里包括了胃、大肠、小肠、三焦、膀胱。因此热在膀胱是主里，小便的里急是主里，大便秘结也是主里。有人把小便、膀胱算作下焦，不符合《黄帝内经》的原意。《黄帝内经》明确指出脾土此至阴之类，包括胃、大肠、小肠、三焦、膀胱在内，所以小便里急、热在膀胱都属于里部的病证，不应把它划分到下焦。在学习《伤寒论》的时把它捋顺，不要和脏腑的表里混到一块，现在的多数教科书里都是与脏腑的表里混淆，把《伤寒论》的表里混淆到脏腑表里，一定要区分开。

表指部位，表部有表证，里也是指部位，里部有里证。这四个概念要分清。"胃家实"包括在里部里面，把《伤寒论》里的概念捋顺，什么叫作表，什么叫作里，什么叫作表证，什么叫作里证。张仲景明确指出，表证、救表用桂枝汤，救里、攻里用四逆汤，可以看出扶阳用什么，在什么部位扶阳，根据什么扶阳。《伤寒论》的扶阳包括桂枝汤在太阳以及四逆汤在太阴。四逆汤是太阴病的主方，这样就知道如何扶阳了。四逆汤能够治疗少阴太阴合病，不能作为少阴病的主方。少阴之上，热气主之，少阴的本气是热的，因此少阴以热来论断，少阴病里包括朱雀汤、黄连阿胶汤，朱雀汤是少阴病的主方。少阴病从本从标，因此它有从热的朱雀汤、三承气汤、猪苓汤等治热病的方剂，不能够简单地把少阴病认为是以虚寒证为主。

今天把《伤寒论》的表、里概念和表证、里证的概念讲一讲，可能和现在一些主流的观点不一样，请大家好好思考，供大家参考。今天的表里讲到这，谢谢。

第22讲
病发于阳、病发于阴

2015 年 7 月 30 日

大家晚上好，今天讲解《伤寒论》的第 7 条，病发于阳、病发于阴这条。

《伤寒论》第 7 条："病有发热恶寒者，发于阳也；无热恶寒者，发于阴也。发于阳者七日愈。发于阴者六日愈。以阳数七，阴数六故也。"

关于这条的解释，历代各家有不同的看法，纷争不已。但这却是学习《伤寒论》纲领性的东西，必须理解好，如果理解不清很难学好《伤寒论》。

现在主流观点认为，病在三阳经就是发于阳，病在三阴经是病发于阴，这种说法不符合张仲景的原意；还有的认为，病发于太阳是病发于阳，病发于少阴是病发于阴；有的把正气旺又发热的患者称为病发于阳，正气弱没有发热的患者叫作病发于阴；还有的说，中风叫病发于阳，伤寒叫病发于阴；有的从病的正邪斗争来说；有的从邪气的性质来说；有的从病位上来说，各式各样。

今天我解释的是张仲景这个条文的依据。他是根据《素问·金匮真言论》提出来的。张仲景之所以这样说，是有经文依据的，整条是以人体阴阳为纲来认识。人体阴阳如何划分呢？《素问·金匮真言论》说："背为阳，阳中之阳，心也；背为阳，阳中之阴，肺也；腹为阴，阴中之阴，肾也，阴中之阳，肝也；腹为阴，阴中之至阴，脾也。"虽然人体阴阳划分多种多样，但这是按《素问·金匮真言论》以应天的阴阳背腹为阴阳。那么这里的"阳中之阳""阳中之阴""阴中之阴""阴中之阳"的划分依据是什么？是按阳气的消长。这在《素问·金匮真言论》里有明确论述，"平旦至日中，天之阳，阳中之阳也；日中至黄昏，天之阳，阳中之阴也；合夜至鸡鸣，天之阴，阴中之阴也；鸡鸣至平旦，天之阴，阴中之阳也。"这是按昼夜来分阴阳，是以阳气的消长为主。这在《灵枢·阴阳系日月》也有记载，"其于五脏也，心为阳中之太阳，肺为阴中之少阴，肝为阴中之少阳，脾为阴中之至阴，肾为阴中之太阴。"扩展到四季，不仅是昼夜。《素问·六节藏象论》里也有说明，"心者……为阳中之太阳，通于夏气。肺者……为阳中之太阴，通于秋气。肾者……为阴中之少阴，通于冬气。肝者……此为阳中之少阳，通于春气。脾、胃、大肠、小肠、三焦、膀胱者……此至阴之类，通于土气。"这样就把五脏和四时联系起来了，说得很清楚。张仲景根据这个，抓住四季阴阳，用于《伤寒论》中。《素问·金匮真言论》里说，从四季来看，"冬病在阴，夏病在阳，春病在阴，秋病在阳。"这样可知，夏天、秋天病在阳，冬天、春天病在阴。秋、夏病在阳是病发于阳，冬、春病在阴就是病发于阴，和四季阴阳紧密结合起来了。

《素问·调经论》说："其生于阳者，得之风雨寒暑。""阳受气于上焦，以温皮肤分肉之间，令寒气在外，则上焦不通，上焦不通，则寒气独留于外，故寒栗。""上焦不通利，则皮肤致密，腠理闭塞，玄府不通，卫气不得泄越，故外热。"所以，发热恶寒者发于阳也。《素问·调经论》又说："其生于阴者，得之饮食居处，阴阳喜怒。""阴盛生内寒。""厥气上逆，寒气积于胸中而不泻，不泻则温气去，寒独留，则血凝泣，凝则脉不通，其脉盛大以涩，故中寒。"这是无热恶寒者发于阴也。由此可知，"胸中寒""中寒""腹中寒"都是指病发于阴。就像《伤寒论》第166条："病如桂枝证，头不痛，项不强，寸脉微浮，胸中痞硬，气上冲喉咽不得息者，此为胸有寒也，当吐之，宜瓜蒂散。"《金匮要略·水气病脉证并治》说："上焦有寒，其口多涎。"《金匮要略·五脏风寒积聚病脉证并治》说："肺中寒，吐浊涕。"有好多条文论述这些寒证，张仲景认为这些是病发于阴。

病发于阳、病发于阴，在《伤寒论》里也有论述，比如第131条："病发于阳而反下之，热入因作结胸；病发于阴而反下之，因作痞也。"病发于阳误下后，热入因作结胸，这个"结胸"肯定在阳部，这是《素问·金匮真言论》说的横膈膜之上胸背这个部位，属于阳，那么横膈膜之下就是阴了。所以病发于阴，下之因作痞，这个"痞"就在横膈膜之下。

再从六经病欲解时来看，张仲景创建的六经病欲解时，巳、午、未夏三时，心为阳中之阳，通于夏气，主阳气而卫外；申、酉、戌秋三时，肺为阳中之阴，通于秋气，主皮毛而主表。一个是阳气卫外为固，一个是肺主皮毛而主表。夏天是心太阳，秋天是阳明肺，因此《伤寒论》提出太阳阳明合病并病，因为太阳阳明同主表部。结合起太阳阳明合病并病的原因，它们是属于病位的概念。

病在表，解之以汗。第 141 条："病在阳，应以汗解之。"病发于阳，从汗解之。病发于阳，张仲景也明确指出"病在阳"。《素问·金匮真言论》里说："……夏病在阳……秋病在阳。"这两个都是病在阳，解之以汗。

病发于阳，病在阳，以汗解之。那么就有太阳阳明合病，太阳阳明合病《伤寒论》里有两个证：一个是太阳阳明合病麻黄汤主之，另一个是太阳阳明合病葛根汤主之。一个属于伤寒，一个属于温病。张仲景说得很清楚，病在表分两大类，麻黄汤好理解，它是伤寒，葛根汤治温病，可能有争议，其实葛根本身是辛凉的，所以葛根汤是治温病的。温病初起时也是无汗的，并不是温病必然汗出、口干。叶天士一再说温病"在卫汗之可也"，也要发汗。不是所有的温病都不能发汗，要看在哪一层面。

亥、子、丑冬三时为脾所主，为阴中之至阴，通于冬气，主阴气而主里。寅、卯、辰春三时少阳，是阴中之少阳，通于春气，属阴主里。《素问·金匮真言论》说："冬病在阴……春病在阴……"病发于阴指它们两个。病发于阴直接跟太阴有关，《伤寒论》第 273 条："太阴之为病，腹满而吐，食不下，自利益甚，时腹自痛。若下之，必胸下结硬。"病在阴，误下，出现胸下结硬。"胸下"就是心下，不在胸上。在六经病纲领证中，只有太阴病提纲提出了误下，特别强调病发于阴，误下成痞的来路。在第 158 条甘草泻心汤后注释说得很清楚，"痞气因发阴而生"，痞证因为发阴而生，"发阴而生"就是病发于阴而产生。"半夏、生姜、甘草泻心三方，皆本于理中也。"另一证直接讲痞证形成的原因、规律，治以理中。理中丸是治疗太阴虚寒的主方。所谓"发阴而生"即是病发于阴而生，认为病发于太阴，而反下之而作痞，是从里来说。太阴病本是脏寒，加之误下又伤阳，脾胃更加虚寒。上有邪气陷于心下，下有胃中虚，脾不能够散精于肺，而停滞于胃，所以心下痞硬而满，都是针对这个病证来说的。

这样就比较清楚，病发于阳、病发于阴都是来自《素问·金匮真言论》，张仲景抓住四时阴阳，以四时阴阳为纲。夏病在阳、秋病在阳属于病发于阳，这个"阳"就是表部。因为太阳心阳固护于外，阳明肺经主皮毛，所以太阳阳明合病并病都在表。外邪伤表，张仲景分了两大类：一是伤寒，二是温病。伤寒用太阳阳明合病麻黄汤主之，温病用太阳阳明合病葛根汤主之，所以来路很清晰。

"发于阳，七日愈，发于阴，六日愈。以阳数七，阴数六故也。"这也来自《素问·金匮真言论》。《素问·金匮真言论》说："东方青色，其数八""南方赤色，其数七""中央黄色，其数五""西方白色，其数九""北方黑色，其数六"。这是按河图数来排列的。南方夏是辛味，太阳心主夏，主盛阳，对应的是"其数七"，是阳数七，病发于阳，七日愈，得天阳之助而愈。太阴脾主冬天的盛阴，"其数六"，所以说阴数六，病发于阴，六日愈，这是得天阴之助而愈的。夏天火热为阳盛之季，冬天寒水为阴盛之季，故为阴、阳的代表。《素问·阴阳应象大论》说："水火者，阴阳之征兆也。"一个是太阳盛阳，另一个是太阴至阴，伤人者伤寒，所以一个是阳数七，一个是阴数六。这样就可以看清，第7条的全部内容都来自《素问·金匮真言论》。有人说《伤寒论》与《黄帝内经》没有关系，完全不符合《伤寒论》序言中说的"撰用《素问》《九卷》"。张仲景很清楚，治外感病离不开四时阴阳，因为六气都要和四时挂钩。外感六淫侵犯人体发病，都有一个来路。这在《金匮要略》里说得很清楚，有"阳病十八"，有"阴病十八"，也是根据这个来的。

病发于阳、病发于阴，确实是《伤寒论》外感病发病部位的纲领性条文。如果这个条文搞不清，那么其他条文就很难理解。《伤寒论》第11条之前都是张仲景做纲领性阐述。在外邪方面，《伤寒论》治疗中六淫全都有：有伤寒、温病、中风三气，另外还有湿痹、痉、中暍（就是中热），又是三气。《伤寒论》不是只讲伤寒。这当中有病发于阳、病发于阴，它的来路有两条。伤寒伤人的阳仪系统，伤人阳气，阳气就是春、夏，秋、冬就是阴仪系统。阳仪、阴仪是横的，讲感邪的性质。纵的是三焦，包括上焦、中焦、下焦，讲感受病邪后的传变，它们是不同的。在学习时要和《素问·调经论》里"生于阳""生于阴"结合起来看。还有《伤寒论·平脉法》中的上、中、下三焦也讲到这个问题。不要只固定在《伤寒论》里，一定要到《黄帝内经》里找它的根据，不要脱离实际。《伤寒论·辨脉法》有这样一段话："阴中于邪，必内栗也，表气微虚，里气不守，故使邪中于阴也。阳中于邪，必发热头痛、项强颈挛、腰痛胫酸，所为阳中雾露之气，故曰清邪中上。""阳中于邪"是病发于阳，"阴中于邪"是病发于阴。病发于阳、病发于阴指疾病发生的部位及病位，不是疾病的属性。病发于阳是在表，在表就会有寒热之分。病发于阴是在里，以脏寒为主。一定要把六经病欲解时图和四季结合起来看。

第 7 条的内容就讲到这里，大家有什么问题可以提一提。

第23讲
小柴胡汤证

2015 年 8 月 6 日

大家晚上好！今天讲小柴胡汤证。

前面说表、里，《黄帝内经》和《伤寒论》都有明确的指标，就是太阳主外、主表，太阴主内、主里，这是《伤寒论》的基本理论。有了这个概念后，看《伤寒论》第 148 条提出的概念："伤寒五六日，头汗出，微恶寒，手足冷，心下满，口不欲食，大便硬，脉细者，此为阳微结，必有表，复有里也。脉沉，亦在里也。汗出为阳微。假令纯阴结，不得复有外证，悉入在里，此为半在里，半在外也。脉虽沉紧，不得为少阴病。所以然者，阴不得有汗。今头汗出，故知非少阴也，可与小柴胡汤。设不了了者，得屎而解。"《伤寒论》里小柴胡汤证一共有 17 条，太阳病 12 条，阳明病 3 条，少阳病 1 条，厥阴病 1 条。从我的理论来说，全在大表部系统，讲述邪从表来，即正气与邪气斗争的机理。

关于小柴胡汤证，现在主流的观点认为是少阳病的本证，其病位在半表半里，其性质属热，为半表半里之热证。只有李士懋教授提出了反对意见，他认为少阳病的性质是半阴半阳和半虚半实证，是个病机概念，而不是病位概念，也不是单纯的热证，下面谈谈我的观点。

前面讲过春夏为阳仪系统主表，太阳阳明病也主表，两个加起来就是大表部。小柴胡汤一共 17 条，属于阳仪系统的包括厥阴 1 条、少阳 1 条、太阳 12 条，属于太阳阳明病的包括太阳 12 条、阳明 3 条。受邪的病机在第 96 条里就谈到，是"血弱气尽"。气血都虚，其程度达到了衰弱，所以叫"阳微"。我们知道太阳主外主表、太阴主内主里是《伤寒论》的基本理论。太阳主外在表，表之表在皮、腠理，表之里在胸部。太阴在里在内，里之里是腹部，里之表在腰骶、四肢。表里的分界线是横膈膜，属于肝、胆而归表部，故肝、胆的募穴期门、日月都在胁肋部。所以《伤寒论》第 148 条的

"必有表，复有里""此为半在里，半在外"，是从六经病欲解时图中可以看到的，少阳上连接太阳主外，下连接太阴主内，不就是半在里、半在外吗？既有太阳表证，也有太阴里证。不是现行《伤寒论》教材中说的又有一个半表半里的病位，是一个病理概念。这可从第 96 条、第 97 条看得清清楚楚。

第 96 条："伤寒五六日，中风，往来寒热，胸胁苦满，嘿嘿不欲饮食，心烦，喜呕，或胸中烦而不呕，或渴，或腹中痛，或胸下痞硬，或心下悸，小便不利，或不渴，身有微热，或咳者，小柴胡汤主之。"第 97 条："血弱气尽，腠理开，邪气因入，与正气相搏，结于胁下。正邪分争，往来寒热，休作有时，嘿嘿不欲饮食，脏腑相连，其痛必下，邪高痛下，故使呕也，（一云其病必下，胁膈中痛），小柴胡汤主之。服柴胡汤已，渴者属阳明，以法治之。"

往来寒热、胸胁苦满、泄泻、心烦属于半在外，嘿嘿不欲饮食、喜呕属于半在里，交代正气虚弱，说明患者素体正气很虚，则邪气入而居胁下，"邪之所凑，其气必虚"。邪气因入，邪入指出邪气实，所以李士懋教授说半虚半实。凡是外邪侵入人体发病，都是有正气盛衰和邪气强弱两个方面。

关于小柴胡汤证的七个或然证，都源于小柴胡汤证是半在外半在里，如胸中烦、口渴、胁下痞硬、心下悸、外有微热、渴六个皆属于表证，只有腹中痛属于里证，这就叫作"邪高痛下"。总之，小柴胡汤证的四大主证往来寒热、胸胁苦满、嘿嘿不欲饮食、心烦喜呕，六个或然证胸中烦、口渴、胁下痞硬、心下悸、外有微热、咳，主要病变在表之里心、肺。邪在表之表，误治则内陷表之里胸部及心肺，从而引起腹部症状。第 97 条的"血弱气尽"也指心肺，心主血，肺主气。小柴胡汤证属于病发于阳的上焦太阳阳明病。第 148 条说"必有表，复有里"（复为副词，训：继续，相当于再者），意思是说毕竟是先有小柴胡表证，然后才有小柴胡里证，里证是表证的继续证候。《素问·五脏别论》说："胃、大肠、小肠、三焦、膀胱，此五者，天气之所生也，其气象天，故泻而不藏。"《素问·阴阳应象大论》说"天气通于肺"，所以肺的宣发和肃降决定腑道的通、降。因为现行《伤寒论》教材说太阳主表、阳明主里，所以搞出一个太阳表和阳明里之间的半表半里位置属于少阳，从而得出张仲景三阳经次序错笺的结论，让人哭笑不得。由此可知，一般伤寒注解家所说的少阳病位于太阳和阳明之间、为半表半里的说法是不妥的，显然与半在里半在外的说法不符，是以讹传讹。一半在外表一半在内里，根本不在一个部位。

一旦肺的宣发肃降功能失常，就会发生"胃家实"和"脾家实"的病变。所谓"阳明之为病，胃家实"和太阳阳明病"脾约"，就是肺病导致的"胃家实"和"脾家实"。无论是伤于寒还是伤于热，都能使肺的宣发肃降功能失常而发病。

现在伤寒注家都把往来寒热、胸胁苦满、嘿嘿不欲饮食、心烦喜呕及口苦、咽干、目眩等作为典型少阳本证，同样不妥当。我认为，少阳本证不仅有阳旦桂枝汤类以及白虎汤类。即少阳太过，也是相火太过用的白虎汤以及少阳不及用的阳旦桂枝汤类的方子。

现在人们都把"阳微结"解释成肠胃"胃家实"，这是不对的。第97条"邪气因入，与正气相搏，结于胁下"指病位半在外表的病发于阳的证，"血弱气尽"指病位半在里的病发于阴的证，即脾胃虚而不生气血。如此看来，小柴胡汤证的本源全在于表部。里部"胃家实""脾约"等证候是由表部引起的。因此，张仲景制定的治疗原则是第230条所说的"上焦得通，津液得下，胃气因和，身濈然汗出而解"。首先开通表部，"身濈然汗出而解"，表部开通，肺的宣发肃降功能正常，里证就随之而愈了。

半在里半在外是说病位。邪气因入，结于胁下，即"血弱气尽"是说病机，所以小柴胡汤证以发汗解表为主。张仲景说小柴胡汤是发汗剂，不是和剂。如第101条说"凡柴胡汤病证而下之，若柴胡证不罢者，复与柴胡汤，必蒸蒸而振，却复发热汗出而解"，第104条说"先宜服小柴胡汤以解外"，都讲小柴胡汤是扶助正气以祛邪的方剂，与桂枝汤的作用一样，因为小柴胡汤和桂枝汤都是属于少阳病的方剂。

如何辨别表证不解而引发里结胃肠的"胃家实""脾家实"呢？叶天士在《外感温热篇》说"必验之于舌"。如《伤寒论》阳明病第230条说"舌上白胎"，叶天士说："脘在腹上，其地位处于中，按之痛，或自痛，或痞胀，当用苦泄，以其入腹近也。必验之于舌，或黄，或浊，可与小陷胸汤，或泻心汤，随证治之。或白不燥，或黄白相兼，或灰白，不渴，慎不可乱投苦泄。其中有外邪未解，里先结者，或邪郁未伸，或素属中冷者，虽有脘中痞闷，宜从开泄，宣通气滞以达归于肺，如近俗之杏、蔻、橘等，是轻苦微辛，具流动之品可耳！"由此可以理解第 148 条的"头汗出，微恶寒，手足冷"是邪半在表。"心下满，口不饮食，大便硬"是邪半在里而结，形成半在表、半在里的原因是邪陷胸部形成的上焦"阳微结"，所以用小柴胡汤开通上焦。这个"阳微结"不指阳明胃肠的微结，因为半在里的证是半在表半在外的表证引起的，所以治疗重点是发汗解外表、扶正祛邪。如第 149 条的"必蒸蒸而振，却发热汗出而解"，第 104 条的"先宜服小柴胡汤以解外"，这些都指"以在外为主"。

　　小柴胡汤有两个功能，一是解外，二是和内。这样才能理解第 230 条说的"上焦得通，津液得下，胃气因和，身濈然汗出而解"。解外就是使上焦得通，才能胃气和，说的只有解外一个功能。所以，不能说小柴胡汤是和解法的代表方剂，实质仍然是解表发汗剂，不过此表不在皮肤，而在表之里胸胁。如第 148 条最后用的"可与小柴胡汤"解表，"设不了了者，得屎而解"，首先小柴胡汤解表，之后得屎而解，里头就通了。第 104 条最后说"潮热者，实也"，不仅上焦得通，津液得下，胃气因和，身濈然汗出而解，也可以是"得屎而解"。"先宜服小柴胡汤以解外，后以柴胡加芒硝汤主之。"必须先解表后治里，或是表里双解，柴胡加芒硝汤、大柴胡汤都是表里双解剂。第 101 条："凡柴胡汤病证而下之，若柴胡证不罢者，复与柴胡汤，必蒸蒸而振，却复发热汗出而解。"第 149 条："柴胡汤证具，而以他药下之，柴胡证仍在者，复与柴胡汤。此虽已下之，不为逆，必蒸蒸而振，却发热汗出而解。"这是对有表证，下之为逆的补充说明。一般来说，有表证治表，下之早则为逆。若邪在表之里胸胁，并继发半在里之证，适宜下之，不为逆，急则治里。

　　我们把小柴胡汤的 17 个方证归纳一下。

　　1. 表部属于表之表的有"往来寒热""身有微热""身热恶风""潮热""寒热""微恶寒""发热鼻干""头汗出""不得汗""颈项强""身目黄""耳前后肿""四肢苦寒热""手足温""手足冷"。

　　2. 表之里证属于胸部心肺，有"胸满""胸胁苦满""胸中烦""胸胁满""胁下满""胁下痛""胁下痞硬""胁下硬满""心烦""心痛""咳""短气""心下悸""心下满"。

　　3. 柴胡证属于里证，都跟太阴有关，如太阴脾土主里，包括胃、小肠、大肠、三焦、膀胱等，都属于土类。其症状如下。

（1）脾胃　"嘿嘿不欲饮食""口不欲食""干呕不能食""喜呕""呕""渴""时时哕"。

（2）小肠　"腹中痛""腹中急痛""腹中满"。

（3）大肠　"大便硬""不大便""大便痛"。

（4）三焦、膀胱　"小便不利""小便难"。

这些都属于里证，这样才能理解小柴胡汤证半在表和半在里的真实意义。从小柴胡汤证的条文看，小柴胡汤证有太阳、阳明、少阳三阳表证，是邪气在表。既有表之表证，又有表之里证，如肺的症状咳嗽气短、胸中烦，心的症状心烦、心痛、心下悸、心下满，即上焦心肺急证，这是病机的核心。至于脾、胃、肠、三焦、膀胱等腑部血证，都是肺失常态引起的。如《素问·五脏别论》说："胃、大肠、小肠、三焦、膀胱，此五者，天气之所生也，其气象天，故泻而不藏。"《素问·阴阳应象大论》说："天气通于肺。"肺的宣发肃降功能决定腑道的通降，一旦宣发肃降功能失常，就会发生"胃家实""脾家实"的病变。凡言柴胡证，绝对不能忘记太阳阳明表证，病气的来路是天气，所谓"阳明之为病，胃家实"，即脾约，就是肺经为病，导致胃家实和脾家实。阳明之为病导致胃家实，不能说阳明就指胃。不论是伤于寒还是伤于热，都能使肺的宣发肃降功能失常而发病。王孟英说："予以大剂轻淡之品，肃清气道。俾一身治节之令、肝胆逆升之火、胃腑逗留之浊、枢机郁遏之热、水饮凝滞之痰，咸得下趋，自可向愈。"这种治法很重要。《伤寒论》第230条把它概括为"上焦得通，津液得下，胃气因和，身濈然汗出而解。"总结为两个字"开通"——开通上焦，开通阳明。恢复肺的宣发肃降及出入升降的功能，通过汗、吐、下法把病邪祛除，就出现了各种排病现象。

上焦得通有两个含义，一是肺的宣发功能，从外部汗出而解；二是肺的肃降功能，从里而通，津液得下，胃气因和而解。王孟英最得此精髓，而善调其气。王孟英说："肺主一身之气，气壅不行，一身之气皆失其顺降之机。肺胃一气相贯，肺气肃降有权，则胃气也顺流而下。有形之污垢，必借胃腑为出路，且肺金清肃，能平镇肝木。"所以王氏独重治肺来拨动气机。肺主天气，天气得降，天气下为雨，浊阴出下窍，即津液得下。肺主肃降，天气下降而津液运通气下，胃气因和，就没有胃家实了。叶天士在《临证指南医案》里说："上焦不行，下脘不通，周身气机皆阻。"叶天士又说："诸经之气上逆，填胸聚脘，出入机逆，周行脉痹，肌肉着席而痛转加，平昔辛香燥药不受，先议治肺经，以肺主一身之气化耳。"填胸而上焦不行，是病发于阳误治导致的，下脘不通就是胃家实的脾约症状，表气瘀滞闭塞而里气逆乱，表气一通则里气自和，里气一通表也随之而解。治疗方法尽在《伤寒论》中，就不一一举例了。

王孟英在解释叶天士《外感温热篇》时也说："夫温热之邪迥异风寒，其感人也，自口鼻入，先犯于肺，不从外解，则里结而顺传于胃。胃为阳土，宜降宜通，所谓腑以通为补也。"无论张仲景还是后世温病医家，都能清楚看到阳明肺经与胃腑的关系。而纯阴证无表证，其鉴别要点是有无外证和有无汗出。

病邪由太阳表之表传表之里胸胁，所以叫"邪高"。在胸是病在阳、在表之里，邪气与阳气相抗争，故有正邪纷争往来寒热、休作有时之证。一方面可能是有节律的往来寒热、休作有时之证，如时节律的日节律、月节律等，另一方面可能是无节律的，如二三日一发等。

第148条的"阳结""阴结"是什么意思？所谓"阳结"是指病发于阳的阳，即"头汗出""微恶寒""手足冷""口不欲食""大便硬""嗳气"等证候，其里证是由表证引起的。所谓"阴结"是指病发于阴的阴，与表证没有任何关系。"阳微结"指邪气与正气相搏，而结于胁下，即邪结于表阳部，是阳部有邪微结。阳微结与阳微不是一回事。阳微是阳气虚衰，阳微结与纯阴结相对而言，阳微结的里证是外表证引起的。

对于阳明肺经和胃的统一，风寒伤人阳气开始于阳仪的太阳，风热伤人阴气开始于阴仪的阳明。陈平伯在《外感温病篇》说："风温外薄，肺胃内应。风温内袭，肺胃受病。其温邪之内外有异形，而肺胃之专司无二致……风温为燥热之邪，燥令从金化，燥热归阳明，故肺胃为温邪必犯之地。""风温本留肺胃。"心包、肺、胸在上，心、肺、心包之腑小肠、大肠在下，在下之腑由天气肺所主，所以叫脏腑相连。在胸的肺失宣发或通降，导致胃家实即邪结于胁下，其痛必下或者嘿嘿不欲饮食。另一方面，上焦失调导致肝胆内郁，肝胆主胸胁二处，胸胁苦满或痛。

第一，人们说小柴胡汤主升少阳之气，没有很好地理解小柴胡汤的组成。小柴胡汤中柴胡是苦寒的，苦寒的柴胡哪来升的作用？它没有升的作用。苦性是降，以降为主。黄芩是苦寒的，所以它是苦降的。两个苦味，其他的辛温，所以叫"辛开苦泄"。小柴胡汤之所以有升的作用，是它开通上焦的功能，上焦开通，肺的宣发肃降功能正常，肝胆不内郁，那么它就升发起来了。是这样的过程，而不是柴胡本身有升少阳的作用。大家一定要分清。

第二，人们常说柴胡有劫阴的作用，这个说法也不可靠。《辅行诀脏腑用药法要》里将小柴胡汤叫大阴旦汤，大阴旦汤的作用是什么？是扶阴的。《辅行诀脏腑用药法要》说："扶阴，柴胡主之。"可见柴胡扶阴，而不是劫阴，这一点要注意。柴胡扶阴就像阳旦汤里的黄芪扶阳一样，各有所主。柴胡没有劫阴的作用，柴胡汤本身也没有升肝胆之气的作用，而是通过宣发开通上焦，使肺的功能得到宣发和肃降后，恢复了肝胆的正常功能，它是这样做到的。

所以，今天讲到小柴胡汤证，大家要注意两个方面。

第一，小柴胡汤证不是半表半里证，而是半在内半在表，半在外半在里的证候。主证是上焦不开通，上焦不开通引起在里的症状。上焦开通，下头自然就好。

第二，柴胡汤本身没有升发的作用，它是通过开通上焦后，肺气宣发肃降功能得到恢复，肝胆不内郁，阳气才升的。柴胡本身不劫阴，反而是扶阴的。

张仲景在第148条告诉我们，小柴胡汤证是"半在里，半在外"，即半在表、半在里，没有"半表半里"之说，这是后人杜撰的。从"必有表，复有里"可知，"半在里"是"半在表"的继发证，是"上焦不通……上焦不行，下脘不通"（《素问·调经论》）造成的，其病机是"邪高痛下"。解决高处之邪，下痛自然解除。

张仲景在第230条中，总结小柴胡汤的主要功能是"开通"上焦，"上焦得通，津液得下，胃气因和，身濈然汗出而解"，所以小柴胡汤是发汗剂，不是和剂。

《辅行诀脏腑用药法要》称小柴汤是大阴旦汤，柴胡是扶阴的主药，柴胡不劫阴，反而扶阴。柴胡味苦，性寒凉，功能是降，没有升发肝胆清阳的作用。但小柴胡汤能"开通"上焦，上焦得通，则肝胆受到的压抑郁滞获得解放而升发。上焦开通，肺的宣发肃降功能恢复，上源之活水来，从而达到扶阴的作用。

这几个方面大家倘若能够理解，今天讲课目的就达到了。小柴胡汤就讲到这里。

第24讲
《伤寒论》合病、并病

2015 年 8 月 13 日

大家晚上好，今天我讲《伤寒论》里面的合病、并病。

《伤寒论》里合病、并病是张仲景亲自写出来的学问，是一个大问题。张仲景为什么提出合病、并病？过去，《伤寒论》注家很少谈，没有把合病、并病作为一个问题去解释，所以今天在这里谈论太阳阳明的合病、并病问题和太阳少阳合病、并病问题。

一、太阳阳明合病、并病

《伤寒论》里的合病、并病，张仲景将其分为两类：一类是太阳阳明合病、并病，属于病生于阳的表证；另一类是太阳少阳合病、并病，属于阳仪系统的发病。合起来，合病、并病属于大表部的症状，必须结合六经病欲解时图来看，看了图就明白了。

先说太阳阳明合病、并病。所谓"合病"是两经同时发病，而"并病"是一经的症状没有了，又出现另一经的病证。太阳阳明合病是太阳和阳明同时发病，太阳阳明并病是太阳经的症状没有了，又出现了阳明病。我们分开来谈。

《伤寒论》明确提出太阳阳明病就有五六条，先说太阳阳明合病。太阳阳明合病都在太阳病的中篇。

第 32 条："太阳与阳明合病，必自下利，葛根汤主之。"

第 33 条："太阳与阳明合病，不下利，但呕者，葛根加半夏汤主之。"

第 36 条："太阳与阳明合病，喘而胸满者，不可下，宜麻黄汤。"

前面讲过，在六经病欲解时图里，张仲景紧抓四时阴阳。以少阳主春三时，太阳主夏三时，阳明主秋三时，太阴主冬三时，四时配四季。太阳主夏，阳明主秋，所以太阳阳明病属于夏秋病，发于阳的病证，病位在表、在上焦，有温病、伤寒之分。葛根汤证属于温病，第 31 条说葛根汤证有"恶风"一症，风为阳邪，葛根性味辛、甘、凉，《神农本草经》说它主"消渴、身大热、呕逆、呕吐、解诸毒"等，那么伤寒里"自下利""呕"这个病的位置在阴在里、在阴仪系统。因为温病伤阴，温病初起也没有汗，可以发汗，所以叶天士说"在卫汗之可也"。那么第 36 条的太阳阳明合病麻黄汤证就属于病发于阳的伤寒证了，这个没有争议。太阳阳明合病，病发于阳，起码有葛根汤的温病和麻黄汤的伤寒两大类型。

下面说太阳阳明并病，也有两条。

第 48 条："二阳并病，太阳初得病时，发其汗，汗先出不彻，因转属阳明，续自微汗出，不恶寒。若太阳病证不罢者，不可下，下之为逆，如此可小发汗。设面色缘缘正赤者，阳气怫郁在表，当解之熏之。若发汗不彻，不足言，阳气怫郁不得越，当汗不汗，其人躁烦，不知痛处，乍在腹中，乍在四肢，按之不可得，其人短气但坐，以汗出不彻故也，更发汗则愈。何以知汗出不彻？以脉涩故知也。"

第 220 条："二阳并病，太阳证罢，但发潮热，手足漐漐汗出，大便难而谵语者，下之则愈，宜大承气汤。"

病发于阳、病在表的治疗关键是发汗，发汗不得法则病不解。而阳气又被寒邪怫郁在表，这时用桂枝麻黄各半汤、桂枝二麻黄一汤、桂枝二越婢一汤小发汗则已。可以看到，这三个方子都是以桂枝汤扶阳为主。如果太阳阳明上焦不得开通，则津液不得下。为什么？肺为水之上源，肺功能失调，津液不得下，腑道不通。这时急则治标，用承气汤冲腑，好好理解前面讲的小柴胡汤的功能，贯通起来理解，这样你才能有心得体会。

前面讲了太阳阳明合病与并病，《伤寒论》还提出一个特殊的病，就是第 179 条的太阳阳明脾约证，也就是，太阳阳明还有一个脾约证。《伤寒论》注家都以脾阴不足去解读，不妥当，张仲景明确说脾约归于太阳阳明病。太阳阳明病，肺不肃降，导致胃家实、脾家实、脾约，所以脉象浮而胃气强。脾约不布散津液则脉浮，小便数，大便难，燥气盛。这是阳明经气旺的时候，一是克肝木，肝木郁则横克脾土而使脾约；二是肺病及木，脾土不能敷布津液而脾约。脾替胃散津，上输于肺，由肺通调水道，下输膀胱。这时肺病了，脾就起不到这个作用了，脾液有约束的关系。

《黄帝内经》说："燥淫所盛，平以苦温，佐以酸辛，以苦下之。"麻子仁丸就是用杏仁、麻仁、厚朴苦温，平燥润燥；白芍、枳实酸寒泄肝，因为这两味药在《辅行诀脏腑用药法要》里是小泻肝汤的主药；厚朴、枳实、大黄又是小承气汤，苦以通下，在《辅行诀脏腑用药法要》里也是小泻肺汤的主药。由这些药物分析就可知，它是治阳明燥经，燥气过盛的方子，而非补脾阴。

第247条说"浮则胃气强"，一般解释说胃热，不妥当。因为《金匮要略》里说"趺阳脉浮而涩，浮则为虚，涩则伤脾"，《辨脉法》也说"趺阳脉浮而涩，故知脾气不足，胃气虚也"，《平脉法》中也有类似的说法，都反映了浮脉主胃气虚，涩脉主脾气虚。脾胃气虚，不能消化水谷津液，津液少则虚热，于是小便数、大便硬而脾约。如果太阳阳明病而上焦不能开通，脾不能散精于肺，就会导致脾家实和脾约。太阳阳明病是太阳病和阳明病的合病、并病。太阳心归表，阳明主皮毛，所以太阳阳明病就是心肺系统的病，都在表。不过，这个表有表之表部和表之里部，在体表的属表之表部，而胸、肺、膺是表之里。心主营血，肺主卫气，心肺系统表部病是营卫气血病，特别是营卫病。叶天士的温病也强调这一点，说营卫气血辨证"与伤寒同"。

太阳阳明病有合病，有并病，既有表证，包括表之表和表之里证；又有里证。我们可以概括为三类：一类太阳阳明合病，包括麻黄汤证，属于伤寒；葛根汤证，属于温病；二类太阳阳明脾约证，即麻子仁丸证；三类太阳阳明并病，包括有大承气汤证，还有桂枝麻黄各半汤证、桂枝二麻黄一汤证、桂枝二越婢一汤证等。在此之前伤寒各家的注解有没有这样的总结？没有。他们没把这点当作张仲景亲自提出的一个有代表性的类型。大家好好思考，张仲景为什么明确提出太阳阳明病。

从这里可以看出什么问题？首先太阳阳明病不仅主体表，也主心肺胸中、肺膺这个地方。太阳病首先是表部症状，导致上焦不得开通，因此形成脾约麻子仁丸证、胃家实大承气汤证。由这个证，就连带思考到小柴胡汤证。要善于贯通去领会张仲景的内容，他不是平白无故说这个问题。

二、太阳少阳合病、并病

太阳少阳病合病、并病，又名越经传。《伤寒论》里太阳少阳病是难点，过去的教材和注家把太阳少阳病叫"跳经传"，因为按辨六病来说是太阳、阳明、少阳。而这是太阳少阳，所以有些注家把它作为跳经传，实在可笑，哪能越过去跳到另外一条经上呢？这是不懂《伤寒论》的基本知识。

前面讲过，阳仪系统为表部，春、夏是阳仪系统，这个系统是由太阳、少阳、厥阴组成的上半年，在六经病欲解时图上看得很清楚。另外，上焦太阳、阳明也是主表的，属于病发于阳系统，这样就组成了一个大表部。病在大表部，如果误下就容易形成结胸，就是病发于阳误下产生的后果，所以太阳少阳合病、并病，误下就有结胸的症状，这都属于正常。太阳、少阳都属阳仪系统，第 172 条："太阳与少阳合病，自下利者，与黄芩汤；若呕者，黄芩加半夏生姜汤主之。"这个黄芩汤证的症状"自下利"，病位在里。是肠胃，病在里，首先要知道病位。

太阳少阳合病属于温病。张路玉说"黄芩汤乃温病之主方"，周扬俊说"黄芩汤，治温本药也"，柯韵伯说"此则热淫于内……故用黄芩以泄大肠之热，配芍药以补太阴之虚，用甘枣以调中州之气"。黄芩汤实际上是桂枝汤去桂枝、生姜而加了黄芩。桂枝汤是小阳旦汤，扶阳；黄芩汤是小阴旦汤，为太阳少阳扶阴清热。所以太阳少阳合病是讲温病的，在《辅行诀脏腑用药法要》里写得清楚，它治天行热病，所以这是治温病的方子。首先扶阴，因为温病伤阴，这是小阴旦汤，大阴旦汤是小柴胡汤加芍药。这样大家对太阳少阳合病有了总体的印象。温病首先犯肺，热必伤肺，肺热失去肃降功能，则胃气上逆而呕，呕就加生姜、半夏，生姜、半夏是治呕的专药。肺主里，属于阴仪系统。前面讲过，《黄帝内经》的里部包括胃、大肠、小肠、三焦、膀胱五腑，这都是肺主天气所生的脏腑，所以肺主五腑。肺的肃降直接涉及这五腑的通降，这是关于第 172 条黄芩汤的解释。

下面再看太阳少阳并病。太阳少阳并病指太阳病没有罢，即还没好，就传给少阳了，少阳得病，所以叫两个并病。太阳的病证没有罢，又出现了少阳的证候，这就是太阳少阳并病。第 131 条："病发于阳而反下之，热入因作结胸，病发于阴而反下之，因作痞也。所以成结胸者，以下之太早故也。结胸者，项亦强，如柔痓（音瘛，通痉）状，下之则和，宜大陷胸丸。"从这条有结胸症状，知道它是从病发于阳来的。首先太阳少阳属于阳仪系统，阳位主表，而且出于表阳位。从欲解时图可以看出，上半年是太阳、少阳、厥阴，属于春夏阳仪系统，主表，而阳明肺主表、主皮毛，这些都在表部。由此可知，病在阳仪太阳、少阳、厥阴系统和病发于阳太阳、阳明系统，属于大表部。"头项强痛"属于太阳，"眩冒"属于少阳，这两个都有了。第142条症状偏于太阳，第171条则偏于少阳。第142条："太阳与少阳并病，头项强痛，或眩冒，时如结胸，心下痞硬者，当刺大椎第一间、肺俞、肝俞，慎不可发汗。发汗则谵语，脉弦，五日谵语不止，当刺期门。"第171条："太阳少阳并病，心下硬，颈项强而眩者，当刺大椎、肺俞、肝俞，慎勿下之。"还有第150条："太阳少阳并病，而反下之，成结胸，心下硬，下利不止，水浆不下，其人心烦。"也是太阳少阳并病，而反下之成结胸，这样就不难理解了。针刺的穴位是大椎、肺俞、肝俞、期门，从这四个穴位可以看到，太阳、少阳、厥阴主上半年阳仪系统，大椎是三阳交会穴，肝俞、期门属于厥阴、少阳，三穴都属于阳仪系统，而治阳仪系统的疾病。肺俞属于阳明。太阳阳明病属于病发于阳的表部，阳仪加上病发于阳就是大表部，故针刺大椎、肺俞、期门就可以治疗大表部的疾病。针刺这些穴位同样可以发汗，不用药物发汗。《伤寒论》第216条："阳明病，下血谵语者，此为热入血室，但头汗出者，刺期门，随其实而泻之，濈然汗出则愈。"期门是肝的募穴，疏导它就可以把表部疏通。所以针刺肺俞、大椎可以解表、泻表邪，针刺肝俞可以扶阳而泻表部，三阳合用，扶正祛邪而病愈。期门是肝脏的募穴，有较强的扶阳作用，扶阳驱寒，故太阳少阳并病可取大椎、肺俞、肝俞、期门针刺治疗。为什么要"慎勿下之"呢？因为在表部，表部是不能下的，误下则成结胸。有人说谵语不是热证吗？谵语不一定是热证，也有寒证。这个病在阳仪系统，病涉太阳少阳两经，显然属于阳仪系统的阳气不足，发汗者阳气更衰而谵语，并不是木火炽盛的谵语。《伤寒论·辨脉法》说"脉浮而紧者，名曰弦也"，可知脉弦为寒。《素问·阴阳类论》也说"三阳一阴，太阳脉胜，一阴不为止，内乱五脏，外为惊骇"。谵语包括火盛的谵语，无汗的谵语，下利的谵语，下血的谵语，燥屎在胃的谵语，三阳合病的谵语，邪伏少阳的谵语，肝木乘脾的谵语，亡阳的谵语等。谵语之证有虚实之分。实证"其声必高，其气必壮，其色必赢，其脉必强，多昏糊烦躁"，患者也不理睬你，是热犯心神。虚证"其声低微，语言反复，其气必短，其色必萎，其脉必无力"。如果误汗、误下，必有变证，特别是误下，会变成结胸，到时要随证治之。

太阳少阳合病属于外感温病，所以用中药治疗。太阳少阳并病属于外感风寒，所以用针刺治疗，这个病在经，用针刺效果比较好。发汗和下法的时候要注意，因为感受风寒后，发汗多就会阳衰，阳衰后也导致谵语，要注意这个问题。

这样大家对太阳少阳病就有了整体的认识。它分为两类：一类是太阳少阳合病，黄芩汤证，属于温病；另一类是太阳少阳并病，用针刺来疏解、扶正泻邪。太阳少阳病没有越经传这种说法，从欲解时图中就可看到，太阳可以直接传到少阳，少阳可以直接传到太阳，六经都能有外感病，并不是只有太阳才有外感病。从五运六气的角度说，六经都有外感病，都有表证，《伤寒论》实际情况也是如此。

在六经病欲解时图中看得很清楚，太阳阳明病属于夏秋病在阳，病发于阳的病证，属于上焦心、肺范围。同样，从图中看到，太阳主夏，少阳主春，春夏属于阳仪系统，它有重要意义，这是属于阳仪系统的病。它与病发于阳是不同的。太阳与少阳合病的主要症状是"自下利""呕"，与葛根汤证相同，病都在里，因为它们都属于温病，病在一个部位。太阳少阳合病属于温病，张路玉就明确指出："黄芩汤乃温病之主方，即桂枝汤以黄芩易桂枝而去生姜也。盖桂枝主在表风寒，黄芩主在里风热，不易之定法也。其生姜辛散，非温热所宜，故去之。至于痰饮结聚膈上，又不得不用姜、半，此又不越伤寒法耳。"（《伤寒缵论》）周扬俊说："黄芩汤，治温本药也。"柯韵伯说："此则热淫于内……故用黄芩以泄大肠之热，配芍药以补太阴之虚，用甘枣以调中州之气。"这都说明黄芩汤是治温病的方子。

黄芩汤即陶弘景《辅行诀脏腑用药法要》中的小阴旦汤，顾名思义，它是扶阴的，在阴仪系统，因为温热伤阴，必然在阴仪系统。今天重点补充太阳少阳并病第 142 条、第 171 条。第 171 条："太阳少阳并病，心下硬，颈项强而眩者，当刺大椎、肺俞、肝俞，慎勿下之。""俞"字在古书里带一个

"月"字旁，现代字简化了。《素问·阴阳应象大论》说"天之邪气，感则害人五脏"，人感受六淫后，五脏就会受到伤害，大家很少理解。关于这点，李东垣在《脾胃论》里论述得很清楚，知道他的论述，就容易理解张仲景这段经文了。《脾胃论》说："《素问·阴阳应象大论》云：审其阴阳，以别柔刚，阳病治阴，阴病治阳，定其血气，各守其乡，血实宜决之，气虚宜掣引之。""阴病在阳者，是天外风寒之邪乘中而外入，在人之背上腑俞、脏俞，是人之受天外客邪，亦有二说。中于阳则流于经，此病始于外寒，终归外热，故以治风寒之邪，治其各脏之俞，非止风寒而已。六淫湿暑燥火，皆五脏所受，乃筋骨血脉受邪，各有背上五脏俞以除之。"感受风寒之邪气。这个邪气在什么地方？在人背上。腑俞、脏俞使人受天外客气，这个腧穴不是原穴，是《脾胃论》的原穴，就是俞穴。人感受风寒之邪，治疗时就在脏之俞，也就是五脏所俞。所以"各有背上五脏俞以除之"这段话你就明白了，知道为什么张仲景在感受风寒之后要针刺大椎、肺俞、肝俞，甚至期门。因为风寒必然伤人阳气，阳气就在阳仪系统，取阳仪系统的主要穴位。厥阴肝经是伤寒的底线，所以取肝俞和期门——做底线的两个穴位。大家好好思考，把它贯穿起来，用李东垣的注解去看一清二楚、非常明白。

今天就讲到这，《伤寒论》合病、并病大家好好去思考，张仲景为什么提出合病、并病，而且是太阳阳明合病、并病，太阳少阳合病、并病。我一个问题、一个问题地讲，不会有长篇大论，将来贯穿起来，你就能把《伤寒论》读明白了。

第 25 讲
大、小青龙汤证

2015 年 9 月 3 日

大家晚上好，今天讲解大、小青龙汤证。

一、大青龙汤证

《伤寒论》的第 38 条、第 39 条都讲到了大青龙汤证。

第 38 条："太阳中风，脉浮紧，发热，恶寒，身疼痛，不汗出而烦躁者，大青龙汤主之。若脉微弱，汗出恶风者，不可服之，服之则厥逆，筋惕肉瞤，此为逆也。"

第 39 条："伤寒，脉浮缓，身不疼，但重，乍有轻时，无少阴证者，大青龙汤发之。"

《金匮要略·痰饮咳嗽病脉证并治》："病溢饮者，当发其汗，大青龙汤主之，小青龙汤亦主之。"

张仲景为什么用青龙来命名汤证呢？大家要对青龙有所了解。龙在古代是掌管雨水的动物。《左传·昭公二十九年》："龙，水物也。"《周礼·考工记》也说："水以龙。"龙是水中的动物，行不离水，龙行则云行雨施。我国传统观念认为，龙是掌管雨水的动物，兴云布雨，司水理水，俗称龙为"雨师"。干旱时往往祷龙祈雨。许慎在《说文解字》中说龙为"鳞虫之长，能幽能明，能细能巨，能短能长，春分而登天，秋分而潜渊。"春分到秋分龙在天，秋分到春分龙在地，把龙与季节联系到一起，而季节的形成正是太阳运动的结果。《周易》乾卦六爻皆以龙为喻，《象传》以龙喻乾，乾为日，为少阳三焦相火。龙是从"太阳的循环运行现象中幻化出来的神话思维产物"，"因为太阳白昼运行在天上，夜间则进入海底或地下，所以在神话思维中的太阳只具有飞鸟的特征还不够，还须具备'潜渊'或'入地'的本领"。因此，在乾卦的爻辞中所描绘的龙，便具有了"潜渊""在田"和"飞天"的水、陆、空三栖本领。

从春分到秋分，太阳运行在北半球，这时北半球天气暖和；从秋分到春分，太阳运行在南半球，此时北半球天气寒冷。由此可知，龙的升天、潜渊与太阳的运行有密切关系，即龙与阳气的运行有密切关系。

青龙为东方之神兽。古人把二十八宿按四方分，每方七宿，东方为青龙，南方为朱雀，西方为白虎，北方为玄武。青龙属于东方，东方为春木，在人体配肝胆，其正常功能是升发阳气而卫外，这是它的基本功能。《素问·四气调神大论》说："春三月……逆之则伤肝，夏为寒变，奉长者少。""逆春气，则少阳不生，肝气内变。"它与阳气的升发有关。阳气不升，肝气内变，肝阳主阳气升发。为什么不升呢？因为它可以受到寒凉之气的抑制。特别是肺经，对它来说压制最大，金克木嘛。《素问·气交变大论》说："岁金太过，燥气流行，肝木受邪。"金能克木，燥气流行时肝木受邪，阳气就不足。青龙与肝升有关，那么青龙病了就是肝脏病了。这时怎么治疗？《金匮玉函经·证治总例》说："肝病治肺……见肝之病，当泻肺金补肝木。"指出基本的治疗原则，其实，青龙汤证就是为这两方面设置的。大青龙汤以麻黄汤为主而泻肺金，小青龙汤以小补肝汤为主而补肝木阳气。大青龙汤由麻黄汤加生姜、大枣、石膏组成，加大了麻黄、炙甘草的量，减少了杏仁的量，归属于麻黄汤证，所以大青龙汤证属于太阳阳明合病这个类型。

（一）麻黄汤

先看麻黄汤。

第 35 条："太阳病，头痛发热，身疼腰痛，骨节疼痛，恶风，无汗而喘者，麻黄汤主之。"

第 36 条："太阳与阳明合病，喘而胸满者，不可下，宜麻黄汤。"

第 37 条："太阳病，十日以去，脉浮细而嗜卧者，外已解也。设胸满胁痛者，与小柴胡汤，脉但浮者，与麻黄汤。"

第 46 条："太阳病，脉浮紧，无汗，发热，身疼痛，八九日不解，表证仍在，此当发其汗。服药已，微除，其人发烦目瞑，剧者必衄，衄乃解。所以然者，阳气重故也，麻黄汤主之。"

第 47 条："太阳病，脉浮紧，发热，身无汗，自衄者愈。"

第 51 条: "脉浮者, 病在表, 可发汗, 宜麻黄汤。"

第 52 条: "脉浮而数者, 可发汗, 宜麻黄汤。"

第 55 条: "伤寒, 脉浮紧, 不发汗, 因致衄者, 麻黄汤主之。"

第 231 条: "阳明中风, 脉弦浮大而短气, 腹都满, 胁下及心痛, 久按之气不通, 鼻干, 不得汗, 嗜卧, 一身及目悉黄, 小便难, 有潮热, 时时哕, 耳前后肿, 刺之小差, 外不解。病过十日, 脉续浮者, 与小柴胡汤。"(阳明病)

第 232 条: "脉但浮, 无余证者, 与麻黄汤; 若不尿, 腹满加哕者, 不治。"(阳明病)

第 235 条: "阳明病, 脉浮, 无汗而喘者, 发汗则愈, 宜麻黄汤。"(阳明病)

古今解麻黄汤者, 皆云麻黄汤主太阳表证, 发汗解表散寒。但不只太阳心阳主表, 阳明肺主皮毛、也主表。人们只知寒伤太阳, 而不知阳明燥气也伤太阳。"殊不知燥病属凉, 谓之次寒, 病与感寒同类。经以寒淫所胜, 治以甘热, 此但燥淫所胜, 平以苦温, 乃外用苦温辛温解表。"这是太阳与阳明合病、并病及用麻黄汤的由来。麻黄汤秋冬燥寒合治, 桂枝、炙甘草辛甘温以散寒, 麻黄、杏仁苦温以平燥, 寒燥同治, 而注家多不知, 不也悲乎!

麻黄汤证是太阳阳明合病, 有寒气, 也有燥气。秋冬之气, 治寒用辛温, 治燥用苦温。桂枝、炙甘草辛温, 生补阳气而祛寒, 麻黄、杏仁苦温治燥, 桂枝、麻黄辛苦宣散, 杏仁苦温润降, 重在治肺的宣发和肃降。今人只知杏仁利肺气、止咳平喘, 却不知其是治燥气之主药, 不仅治风寒的麻黄汤、杏苏散用它, 治温病的桑杏汤、清燥救肺汤也用它。麻黄不仅辛温散寒、解寒凝, 也苦温平燥。麻黄配杏仁, 既可宣散, 也可肃降, 所以麻黄汤是治太阳阳明心肺病的主要方剂。

古今伤寒家皆云, 太阳主表、主膀胱, 阳明主里、主胃和大肠, 太阳阳明合病、并病为什么没有胃肠症状, 却有"喘而胸满"的肺部证候及"不可下"的训诫呢? 因为阳明主肺。

《神农本草经》说麻黄"味苦, 温, 主中风、伤寒、头痛、温疟, 发表, 出汗, 去邪热气, 止咳逆上气, 除寒热, 破癥坚积聚。"李时珍《本草纲目》指出, "麻黄乃肺经专药, 故治肺病多用之。"杏仁苦、温, "治咳逆上气雷鸣，喉痹，下气，产乳金创疮，寒心奔豚。"

燥为次寒，属于秋气，与冬之寒气同属阴邪。为了叙述方便，我统称为寒邪。

什么是伤寒病？《伤寒例》说："冬时严寒，万类深藏，君子固密，则不伤于寒。触冒之者，乃名伤寒耳……以伤寒为毒者，以其最成杀厉之气也。中而即病者，名曰伤寒……从霜降以后，至春分以前，凡有触冒霜露，体中寒即病者，谓之伤寒也。九月十月，寒气尚微，为病则轻；十一月十二月，寒冽已严，为病则重；正月二月，寒渐将解，为病亦轻。此以冬时不调，适有伤寒之人，即为病也。"可知"伤寒"乃四时正气为病，即冬时感受寒邪之病。

《伤寒例》说："凡伤寒之病，多从风寒得之。"故伤寒"必恶寒"，是伤寒最重要的症状，所以有"有一分恶寒便有一分表证"之说。《素问·玉机真脏论》说："风寒客于人，使人毫毛毕直，皮肤闭而为热，当是之时，可汗而发也。"治疗伤寒的第一方法是发汗。《灵枢·五癃津液别》说："天寒则腠理闭。"风寒在表，与阳气搏争，故脉浮。寒邪外束，腠理闭则阳郁而发热，所谓"皮肤闭而为热"。寒邪外束有轻重，致使阳郁也有轻重，所以发热有已发或未发，不过只要有寒邪在表，发热迟早是要出现的，必成为伤寒的重要症状之一，故第7条说"病有发热恶寒者，发于阳也"，这就是"太阳主外"。《素问·刺热》说："热争则项痛而强。"头项强痛是寒邪与阳气搏争而产生的症状。

麻黄汤是治伤寒的第一方，麻黄汤证不应该只是第3条"太阳病，或已发热，或未发热，必恶寒，体痛，呕逆，脉阴阳俱紧者，名为伤寒"和第35条"太阳病，头痛发热，身疼腰痛，骨节疼痛，恶风，无汗而喘者，麻黄汤主之"的概括，还应包括第36条"太阳与阳明合病，喘而胸满者，不可下，宜麻黄汤"及第47条、第52条、第55条、第232条、第235条。

麻黄汤证属于感受寒燥邪气发病的第一阶段，是第4条所说"伤寒一日，太阳受之，脉若静者，为不传"的阶段。寒邪外束，腠理闭拒，郁滞少阳三焦阳气而发热，形成阳热怫郁在表的症状，郁甚则烦躁，故大、小青龙汤和越婢汤都用石膏来治烦躁。治疗少阳三焦相火太过的主方是白虎汤，石膏是其主药，阳热怫郁至极则会产生肺热郁。寒邪外束，腠理闭塞，微循环就闭塞，血脉不得散发其血中之热，于是形成血热而心火内郁，出现脉浮紧变脉浮数的脉象，甚至出现鼻衄和吐血，如第46条和第55条所言。其根本原因是寒燥邪气外束，所以用麻黄汤驱逐外束的寒燥之邪，其衄自止、数脉自平。成无己在第47条注："风寒在经，不得汗解，郁而变热，衄则热随血散。"心火内郁走营血，就会造成吐衄血的现象。衄血，俗语称为"红汗"，血与汗同源，汗可以代血，血可以代汗，所以出血泄热可以代替出汗泄热，只是改变了郁热外泄的出口而已。第46条、第47条、第55条都言"当发汗"，第46条只是"汗出不彻"，邪气"微除"，余邪未尽。其"发烦目瞑""衄"乃欲解的表现。"衄乃解"即第47条"自衄者愈"之意。

《名医类案》载陶节庵治一人伤寒四五日，吐血不止，医以犀角地黄汤等治，而反剧，陶切其脉，浮紧而数。若不汗出，邪由何解？遂用麻黄汤，一服汗出而愈。这只是伤于寒邪发病的一个阶段，再发展下去，出现第4条所说"颇欲吐，若躁烦、脉数急"，就到传变阶段了。

如果表邪不解，《素问·生气通天论》说："开阖不得，寒气从之，乃生大偻。陷脉为瘘，留连肉腠……营气不从，逆于肉理，乃生痈肿。"如果表邪不解，郁热传胃，就会出现下利的现象。人们感受寒邪，必伤皮毛和皮腠，甚则入肌腠，寒邪必伤人阳气，卫阳不能卫外，就会产生"恶风寒"症状。寒邪外束，皮腠、肌腠闭塞，营卫在表部不能运行，阳气怫郁为热，就会产生头痛、身痛、腰痛、骨节疼痛等症状。

如果患者卫阳在表部有抵抗力，正邪相搏，就会发热。所以《素问·热病论》说："今夫热病者，皆伤寒之类也。"或云："人之伤于寒也，则为热病。"皮腠闭塞，失于疏泄，卫阳被郁于皮腠，于是产生发热症状。伤寒而为热病的机理，唐代王冰阐述说："寒毒薄于肌肤，阳气不得散发，而内怫结，故伤寒者反为热病。"毒者邪也，寒毒就是寒邪。病因是寒邪，虽然出现"体若燔炭"的发热症状，只要用辛温解表法就会"汗出而散"，发热全退。如果发热重，出现"烦"的症状，张仲景就在辛温发汗剂中加石膏来散热，如大青龙汤之类。北宋韩祗和在《伤寒微旨论》中将伤寒发热概括为"伤寒热病乃郁阳为患"。这种"郁阳为热"的理论得到了金元医家刘完素的大力推广，他扬弃寒邪病因，只保留发热症状，从郁阳为热着眼。刘完素说"六经传受，自浅至深，皆是热证"，"只能作热治，不能作寒医"，他提出辛凉解表法治热病。其实他偷梁换柱，将温病当作了伤寒，非真伤寒，真伤寒之发热必须用辛温解表法，若用辛凉解表法，必将误治而坏事。

（二）大青龙汤

大青龙汤证，阳旺寒闭热郁；小青龙汤证，阳气不足寒闭热郁；麻黄汤证则居其间。历代伤寒注家对大青龙汤证的解释分歧最大。太阳中风为什么有浮紧脉？太阳伤寒为什么有浮缓脉？这是大家争论的焦点。

首先，大青龙汤由麻黄汤加生姜、大枣、石膏组成，必须先具备麻黄汤证的病机。麻黄汤是治太阳阳明合病的，病因是感受寒燥二邪，大青龙汤内的麻黄剂量比麻黄汤中的剂量大了一倍，而杏仁比麻黄汤少了30个，并加了生姜、大枣，就是说大青龙汤证的寒气大于燥气，而且，由于寒邪束表，阳气怫郁于内而发热，热伤肺，故减少了温性润燥的杏仁用量。麻黄、桂枝加生姜增强了宣发驱寒的力量，使其成为比麻黄汤发汗力大的发汗峻剂。因为发汗力度强，必须用炙甘草、生姜、大枣守护胃气，及时补充营卫气血。外束寒邪重，肌肉腠理的郁热就多，所以加石膏以清肌肤腠理郁闭之热。寒邪束表，这时患者可能发高烧，而且有郁热在里，这个热会产生湿气，第39条说脉是浮缓的。尤怡说："伤寒脉浮缓者，脉紧去而成缓，为寒欲变热之证。经曰：脉缓者多热是也。伤寒邪在表则身疼，邪入里则身重，寒已变热而脉缓，经脉不为拘急，故身不疼而但重，而其脉犹浮，则邪气在或进或退之时，故身体有乍重乍轻之候也。"尤怡说得虽然有道理，但不完全如此，开始寒重于表，故见脉浮紧，之后腠理郁闭生热，津液聚而为湿，形成湿热则可见浮缓脉，因为有湿郁，故见"身不疼，但重"，当热重于湿时，则表现为"乍有轻时"。到了第39条，由于阳气复郁发热，就产生高烧了，这时就有湿气，脉反而变得浮缓了。这时要用大青龙汤发汗解表。从大青龙汤治"溢饮"可知，大青龙汤证必有湿气。《金匮要略·痰饮咳嗽病脉证并治》说"饮水流行，归于四肢，当汗出而不汗出，身体疼重，谓之溢饮"，即指水饮外溢肌表。大青龙汤是发汗峻剂，阳气、阴气不足"脉微弱"的患者不得服用大青龙汤，一旦服了不但伤阳，也伤津液，亡阳则厥逆，伤损津液则筋肉抽搐。

关于这两条里的伤寒、中风，各注家有不同的观点。李克绍教授说，张仲景划分"伤寒"和"中风"的原则可归纳为两类：一是取义于风性疏泄，寒性凝敛。如太阳病表虚汗出者，名为中风；表实无汗者，名为伤寒。二是取义于风属阳邪，寒属阴邪。如阳明病，能食为阳邪，名中风；不能食为阴邪，名伤寒。根据这一原则，第38条"不汗出而烦躁者"属阳邪（指怫郁之热），故名中风；第39条"身不疼，但重，乍有轻时"者为阴邪（指寒湿邪气），故名伤寒。此说可资参考。

大青龙汤证多非时之伤寒。《伤寒例》说："从春分以后，至秋分节前，天有暴寒者，皆为时行寒疫也。三月四月，或有暴寒，其时阳气尚弱，为寒所折，病热犹轻；五月六月，阳气已盛，为寒所折，病热则重；七月八月，阳气已衰，为寒所折，病热亦微。其病与温及暑病相似，但治有殊耳。"从秋分至春分易患伤寒，这是时行正气。从秋分后到春分前为阳明、太阳、厥阴本气主时，太阳阳明合病在上焦，太阳厥阴为表阳部，皆寒邪所伤者。春分后到秋分前，伤于寒乃为寒疫之病，证多见心病，多心火旺及热中，暴死者多。张仲景所说建安年间之"伤寒"即属此类。大青龙汤的阳热怫郁"烦躁"属于此类。此为表邪郁闭过重，阳热怫郁在表，不在里，现在的《伤寒论》教材说"清里热"是不对的。

大青龙汤证患者的阳气还能够和寒邪抗争，因此发热，病邪在表，发汗，汗出就可以治愈。大青龙汤属于发汗峻剂，发汗必伤阳气和津液，脉微弱是阴阳俱弱，汗出、恶风是表虚，故不能服用大青龙汤。"脉微弱"是少阴麻黄附子甘草汤证或麻黄附子细辛汤证。

病邪初伤皮毛，症见发热恶寒，无汗烦躁，进一步传变则邪渐次传里。《灵枢·百病始生》说："是故虚邪之中人也，始于皮肤，皮肤缓则腠理开，开则邪从毛发入，入则抵深，深则毛发立，毛发立则淅然，故皮肤痛。留而不去，则传舍于络脉，在络之时，痛于肌肉，其痛之时，息，大经乃去。"第38条痛在皮肤，第39条则重在于经。不是病轻了，而是病邪深入了。虽然病邪深入，但还没有到少阴，尚在表部，故云"无少阴证"。邪在表部，故仍用大青龙汤治之。

二、小青龙汤证

小青龙汤证紧接在大青龙汤证之后。

第40条："伤寒表不解，心下有水气，干呕，发热而咳，或渴，或利，或噎，或小便不利，少腹满，或喘者，小青龙汤主之。"

用"伤寒表不解"来概括太阳伤寒特有的表证：恶寒、体痛。寒甚则发热，寒轻不一定发热。条文中既然出现"发热"一症，可知所受的寒邪不轻。发热是寒邪外束而阳气怫郁所致，不是内热，故"不渴"。

"心下"指剑突部位，属于上焦。此人平素"心下有水气"，说明是少阳三焦阳虚不化水饮的体质，胸阳不足，今又感寒邪，伤人阳气，故用小青龙汤，一方面解表散寒，另一方面温阳化饮。

小青龙汤由麻黄汤去杏仁和小补肝汤（桂枝、干姜、五味子、大枣）加半夏、芍药组成。大青龙汤是患者的阳气还不是太虚，能抗争于表，而小青龙汤就不一样，患者素体阳气不足，不能化气，平素心下就有水气。患者既有表证，又有里面的心下有水气，素体阳气虚弱，治疗这种病不能用大青龙汤，而要用小青龙汤把阳气扶助起来，阳气足才能气化。小青龙汤用干姜、桂枝、五味子这样一个小补肝汤为主，用小补肝汤是为了补肝体而升阳。另外，用麻黄配桂枝来解表，再用半夏，张仲景多次说过它是治水气的，半夏治水。芍药利小便，麻黄利水。心下有水气，以半夏为主，配合芍药。这样可以看出，小补肝汤是干姜、桂枝、五味子、大枣，把大枣去了，加细辛，增强辛温酸补肝体的功能，化解水气，另外用半夏、芍药去水气。这个方子的作用是两个方面，一是补肝阳，另一是去水气。补阳也能化水气，但关键是补肝阳。

大青龙汤泄肺，小青龙汤补肝，这是重要的内容，能把握住两个方子的应用。现在的教材没有注意这方面，没从肝胆的角度去考虑这个问题，只是从一些症状上去讲解表；没从补肝而从泄经上去考虑，这是不够的。

原证有"呕"，故用半夏。对半夏治呕不治渴，李心机有详细考证。仲景虽言"内半夏以去其水"，但不能断章取义，用半夏治水的目的不是治渴，而是治呕。原文云"支饮者，法当冒，冒者必呕，呕者复内半夏，以去其水"（见《金匮要略·痰饮咳嗽病脉证并治》）。在今本仲景书中，呕加半夏、渴去半夏几成通则，如《伤寒论》第33条"不下利，但呕者，葛根加半夏汤主之"；第146条，柴胡桂枝汤证"微呕"，方中用半夏；第172条"太阳与少阳合病……若呕者，黄芩加半夏生姜汤主之"；而第96条小柴胡汤证，若"胸中烦而不呕"，小柴胡汤去半夏；第147条，柴胡桂枝干姜汤证"渴而不呕"，本条是小柴胡汤的变方，由于"渴而不呕"，所以"亦不用半夏"。尽管半夏能化饮治水，但仲景只用其止呕，而绝不用其治渴，且反复强调"渴去半夏"。

凡有水饮，多是阳气不足，发汗也伤阳，故水饮导致"利""噎""小便不利""喘"之证，要去麻黄，因为"麻黄发其阳"则伤阳也。发汗不但伤阳，也伤津血，故张仲景又说"以其人血虚，麻黄发其阳故也"（《金匮要略·痰饮咳嗽病脉证并治》）而去之。因其阳虚，故加附子。

张仲景利小便治下利的常用方法，如在第 159 条中说："复不止者，当利其小便。"

原来不渴，服小青龙汤后渴，是阳复寒去所致，一方面是温阳太过所致，另一方面是水饮已去而津液还没有恢复造成的。

对于小青龙汤的加减运用，请读者参阅《金匮要略·痰饮咳嗽病脉证并治》。

小青龙汤，以《辅行诀脏腑用药法要》小补肝汤中的主药桂枝、干姜、五味子、细辛为基础，另加麻黄、半夏、芍药、炙甘草组成，其主要功能是补肝体阳气不足，肝体旺才能升发胸阳，阳生则心下水气自化，并用麻黄、桂枝、细辛、炙甘草以解表寒，麻黄、芍药利小便。这是解除胸腔积水的一种方法。其中还有桂枝汤——小阳旦汤的影子（桂枝、芍药、炙甘草、干姜，去大枣）。

小补肝汤方后有加减七法：心中悸者，加桂枝一两半；冲气盛者，加五味子一两半；头苦眩者，加术一两半；干呕者，去大枣，加生姜一两半；中满者，去大枣；心中如饥者，还用枣；咳逆，头苦痛者，加细辛一两半；四肢冷，小便难者，加附子一枚，炮。一本作：自汗心悸者，倍桂枝为六两；腹中寒者，加干姜一两半；冲气盛时作呃者，加五味子一两半；少气乏力而目眩者，加薯蓣一两半；胁下坚急者，去薯蓣，加牡蛎三两；咳逆者，去薯蓣，加橘皮三两，无力气怯者，仍用薯蓣；苦消渴者，加麦门冬三两。由此可知小青龙汤加减法的来历。

小青龙汤两见于《伤寒论》，三见于《金匮要略》，所治主要是"伤寒表不解""心下水气""溢饮"三证。水饮不化是因阳虚，兼阳虚而外感寒邪，故当以扶阳为主。桂枝、干姜、五味子乃《辅行诀脏腑用药法要》酸辛化甘补肝体法，与辛甘化阳补肝用法不同，应予鉴别。与此同法者还有《辅行诀脏腑用药法要》救误泻肾汤："救误用汗法，其人阳气素虚，致令阴气逆升，心中悸动不安，冒汗出不止者方：茯苓、甘草、桂枝、干姜、五味子各三两。上方五味，以水七升，煮取三升，温分再服。"

救误泻肾汤，即用小补肝汤的主药：桂枝、干姜、五味子酸、辛、温、化甘法，补肝体阳气以化气，加用茯苓、甘草淡渗利水，通畅阳气，使逆升的阴寒水气得以化解。注意与茯苓甘草汤及辛甘温化苦补心法的区别。

小青龙汤加减法四去麻黄，这是为什么？"以麻黄发其阳故也"。利、噎、小便不利是里阳虚，不能再用"麻黄发其阳"。麻黄和杏仁都治喘，为什么"若喘"，要去麻黄加杏仁呢？麻黄的主要功效是宣发解表治喘。杏仁的主要功效是肃降"下气"（《神农本草经》），即顺气治喘，并不矛盾。此外，麻黄能宣肃肺气，通阳，发汗，利小便而治水饮。

小青龙汤证主要有"伤寒表不解""心下水气""溢饮""咳""吐涎沫"。"伤寒表不解"和"溢饮"在表之表，"心下水气"和"咳"在表之里胸部，所以小青龙汤是解表剂。功能有二：一是酸辛化甘，补肝体以升阳气而温化水饮，二是宣通解表，使肺能通调水道。小青龙汤证的呕、咳、喘等，是阳虚水饮不化，加之表寒不解，引发脾约所致（脾不化饮），可以把呕、咳、喘看作脾约的一种病变。有人认为小青龙汤是解表降逆化饮（此解没有看到阳虚的一面），不如解作解表温阳化饮。

青为春色，东方之色，阳生阴长之时，正是龙升的时候，雨水来临的时候，青龙汤之名即取其义。小青龙汤证"心下有水气"，水气不化是阳气不足，取龙升之义，温阳化水。大青龙汤证"不汗出而烦躁"，是"飞龙在天""密云不雨"，故用辛散发汗，犹如龙升雨降。阳之汗以天地之雨名之，应行水之象，寓发汗、行水二法之意。青龙、朱雀、白虎、玄武四兽中，青龙属东方之兽，配厥阴风木肝胆，所以大、小青龙汤是治阳仪系统的主要方剂。

尤怡说："大青龙者，治肺方也。"即治阳明肺燥之方。陈葆善在《燥气验案》中说："大青龙，实具云行雨施之义。……水有潴蓄，非得阳气鼓荡如龙之升腾，则云必不兴，所潴之水安能化为雨而下降？麻、桂性味辛温，阳也，龙也；石膏性味辛寒，阴也，水也。石膏与麻、桂并用，则水随龙而为雨矣。姜、枣辛甘，能蒸动胃气，布云而上行；杏仁苦辛，能开降肺气，作雨而下施。……肺者，上焦之化源，其合皮毛；膀胱者，下焦之化源，其主卫外。故二经者往往互相为用，均能化气，旁逆而下出。然经言，诸气者皆属于肺，则下焦之化源又当听命于上焦。王氏肯堂曰：肺气宣布，则小便出。……欲宣肺中之燥气，舍大青龙外，实无如此神化之方法。"《素问·阴阳应象大论》说："清阳为天，浊阴为地。地气上为云，天气下为雨，雨出地气，云出天气。故清阳出上窍，浊阴出下窍。清阳发腠理，浊阴走五脏；清阳实四肢，浊阴归六腑。"借自然界水的循环来形容人体的水循环。地上的水在太阳照射下化成水蒸气，上升到天上化成云，遇到冷空气凝结成水滴而下降为雨。这一水循环有两个关键：一是太阳光的照射，二是天上的寒凉之气。经云：太阳之上，寒气主之。太阳与寒气的有机组合是保证水循环的必要条件。在人体，靠少阳三焦相火这轮红日，三焦膀胱合德，完成地上水的蒸腾气化过程，此清阳出上窍、发腠理、实四肢。然后，在主皮毛的肺天凉气作用下化为天一之水——雨露，即肺通调水道，洒陈五脏六腑及十二经络，最后出下窍，上下窍皆与水气有关，故称"九窍为水注之气"。这一过程是由龙完成的，所谓"龙能行云降雨也"。雨降大地，流归膀胱，膀胱属于肾，故云"雨气通于肾"。打雷下雨是一种自然现象，《素问·阴阳应象大论》说"雷气通于心"，故知心主太阳。经云"暴气象雷"，张景岳说"天有雷霆，火郁之发也"，可知打雷是心火郁发之象，所以太阳最多心病。

陶弘景的《辅行诀脏腑用药法要》记载了大、小青龙汤治外感天行病，说："青龙者，宣发之方，以麻黄为主。"按：《辅行诀脏腑用药法要》所记载的小青龙汤即《伤寒论》的麻黄汤，是治太阳、阳明感受寒燥邪气的主方。《辅行诀脏腑用药法要》所记载的大青龙汤即《伤寒论》的小青龙汤。《伤寒论》另用麻黄汤加生姜、大枣、石膏，称为大青龙汤，用于治疗外感风寒而有郁热烦躁证者。

按照《金匮玉函经》的肝胆病，一个泄肺经，用大青龙汤，一个补肝阳，用小青龙汤，再加解表药物来治疗，就能抓住青龙汤证的关键。现在的教材没从这方面解释，我们要进行补充。

在解释青龙汤证时，要了解龙的特性，为什么要用龙字。龙是三栖动物，能够潜渊，能够在陆地上，还能够升天，海陆空三栖它全具备了。实际上，龙的行动过程是水的循环过程，也是阳气的升降过程。归根到底这是阳气的升降问题。春天的肝胆主阳气升发，一定抓住这个生理现象。

学习青龙汤要结合《四气调神大论》里的"春三月，此谓发陈。天地俱生，万物以荣。夜卧早起，广步于庭。被发缓形，以使志生。生而勿杀，予而勿夺，赏而勿罚，此春气之应，养生之道也。逆之则伤肝，夏为寒变，奉长者少。"逆春气则少阳不升，肝气内变。要从这方面好好理解。四季和四经紧密结合起来，《伤寒论》和四季春、夏、秋、冬紧密结合起来。学《伤寒论》治外感病如果不和四季结合起来，永远也学不好。

大、小青龙汤证的纲领性内容，我为大家介绍到这。另外，大、小青龙汤证都属于三部六经体系的阳仪系统。三部六经体系阳仪系统是春夏，对应肝和心，青龙属肝，春天属肝胆，所以它属于三部六经体系阳仪系统的疾病。

第26讲
白虎汤证

2015年9月24日

大家晚上好，又到了讲课时间。今天我讲白虎汤证。

按照三部六经体系，上一次我讲的是阳仪系统大、小青龙汤。寒邪伤人阳气，这个阳气都在阳仪系统。大、小青龙汤所治的是春夏阳仪系统的疾病，是寒邪伤人阳仪。今天讲秋冬阴仪系统，温热伤人阴气，所以温热是伤人阴仪系统的。温病说，"温邪上受，首先犯肺"是从阴仪系统开始。因为肺主秋天，白虎是西方之神的名字，就是秋天之神，也是属于肺经之神。秋天是肺所主，所以一看到白虎就想到秋天。对于白虎汤证，古今伤寒注家都认为它是阳明胃经亢盛的方证，这是一个天大的冤案，是该平反的时候了。

白虎汤证在《伤寒论》里一共有9条：太阳病有5条，阳明病有2条，少阳病有1条，厥阴病有1条，全在表部。太阳、少阳、厥阴阳仪表部系统合为7条，"病发于阳"表部太阳阳明合为7条，三阳占8条，厥阴1条。《辅行诀脏腑用药法要》记载白虎汤和朱雀汤治疗外感"天行热病"，所谓外感"天行热病"，指暑、热病也。朱雀汤即《伤寒论》的黄连阿胶汤，是治少阴热病的（经云"少阴之上，热气主之"），所以白虎汤是治疗少阳相火暑热的专用方。张仲景用白虎加人参汤治疗中暍暑病，中暍就是中热，也就是暑病，这在《金匮要略》有记载。《温热经纬》把它归于《仲景外感热病篇》，谁说《伤寒论》没有自感温病？现在一些伤寒家经常说《伤寒论》只有伏气温病而无自感温病，这种认识是不对的。叶天士《三时伏气外感篇》也说"夏暑发自阳明"，这个"阳明"指肺金，而不是胃。古今注家都说白虎汤证治疗胃热，真是天大的笑话，因为少阳相火属热病，是胃寒，不是胃热，这在《黄帝内经》里有记载。夏暑为立夏至立秋前的时间段，故云"此方立夏后、立秋前乃可服，立秋后不可服"，这在《金匮玉函经》中有记载。相火克肺金则多阳明肺金病，这个"阳明"指运气学中的阳明，因为《伤寒论》是用五运六气写成的，"阳明之上，燥气主之"是属于肺燥、肺经的。少阳三焦主表，则有太阳表病，《伤寒论》中称"三阳合病"。其病因正位在少阳，病位重点在阳明肺经，故"三阳合病"条文在少阳、阳明两篇。由此可知，条文所冠"伤寒"乃是广义之伤寒，实为温病。治温用辛凉剂白虎汤，谁说《伤寒论》没有辛凉方剂？

《伤寒论》的第219条、第268条都属于三阳合病。

第219条："三阳合病，腹满身重，难以转侧，口不仁，面垢，谵语，遗尿。发汗则谵语，下之则额上生汗，手足逆冷。若自汗出者，白虎汤主之。"（阳明病）

第268条："三阳合病，脉浮大，上关上，但欲眠睡，目合则汗。"（少阳病）

第176条："伤寒，脉浮滑，此表有热，里有寒，白虎汤主之。

白虎汤方

知母六两　石膏一斤（碎）　甘草二两（炙）　粳米六合

上四味，以水一斗，煮米熟，汤成，去滓，温服一升，日三服。"

第350条："伤寒，脉滑而厥者，里有热，白虎汤主之。"（厥阴病）

第168条："伤寒，若吐、若下后，七八日不解，热结在里，表里俱热，时时恶风，大渴，舌上干燥而烦，欲饮水数升者，白虎加人参汤主之。

白虎加人参汤方

知母六两　石膏一斤（碎，绵裹）　甘草（炙）二两　粳米六合　人参三两

上五味，以水一斗，煮米熟，汤成，去滓，温服一升，日三服。

此方立夏后、立秋前乃可服，立秋后不可服。正月、二月、三月尚凛冷，亦不可与服之，与之则呕利而腹痛。诸亡血、虚家，亦不可与，得之则腹痛、利者，但可温之，当愈。"

《素问·六元正纪大论》少阳司天说："少阳司天……火木同德……民病寒中，外发疮疡，内为泄满……"是胃寒，而不是胃热。正因如此，外感暑热之气，暑热是在外的。

《素问·至真要大论》说："火淫所胜……民病头痛，发热恶寒而疟，热上皮肤痛，色变黄赤，传而为水，身面胕肿，腹满，仰息，泄注赤白，疮

疡，咳唾血，烦心，胸中热，甚则鼽衄，病本于肺。天府绝，死不治。"

外感暑热之气，暑热在外，故脉浮大，实热壅盛于气分则脉滑，此乃"表有热"。少阳司天"民病寒中"，故第 176 条说"里有寒"。

第 176 条把少阳相火病说得很清楚，它的热在表、在上，而胃中、肠中是寒的。所有的伤寒注家都认为"里有寒"显然有误，应作"里有热"，真是天大的误会，因为他们不理解张仲景是用运气学写《伤寒论》的。这里的"表有热，里有寒"，正是对"五月之时，阳气在表，胃中虚冷"的表述。白虎汤由知母、石膏、炙甘草、粳米四味组成，知母、石膏清热，炙甘草、粳米甘温温中。既然有人说白虎汤证是表里俱热，为什么张仲景不用甘寒生津养胃呢？真是误人子弟！

怎么理解第 350 条"里有热"的这个"热"呢？这条在厥阴病篇，"里有热"的"里"是指厥阴，少阳与厥阴相表里，故本条放在厥阴病篇，少阳和厥阴都属于表部，都属于阳仪系统，仍属于"表有热"的范畴。为什么伤寒家要把它理解成胃"里有热"呢？这与"里有寒"的"里"不在一个层次。就阴阳来说，"背为阳，阳中之阳，心也；背为阳，阳中之阴，肺也；腹为阴，阴中之阴，肾也；腹为阴，阴中之阳，肝也；腹为阴，阴中之至阴，脾也。"阴阳之中又有阴阳，不明此理，动手便错。第 350 条中的"表里"，表指少阳，里指厥阴，这两个相表里，所以这两个都有热。

第 219 条和第 268 条三阳合病，就是太阳、阳明、少阳三阳气分合病。因为少阳相火走气分，太阳"心部于表"，阳明肺主表皮毛，少阳主毫毛腠理，所以三阳合病在表部，这个"表部"包括人体外壳和胸中、心、心包、肺，也就是横膈膜之上都属表部。病因是外感暑热而内应少阳相火，火扰心克肺，不但外犯三阳、营卫，并且内犯心肺，经云"烦心，胸中热"。病因虽属少阳，必经太阳犯内，病位却以阳明肺为主，叶天士说"夏暑发自阳明"。故张仲景把"三阳合病"放在少阳病和阳明病之中，而不在太阳篇。

暑热炎上向外，故"脉浮大上关上""自汗出""口不仁，面垢"，热扰心神或逆传心包则"谵语"。《灵枢·经脉》说肺病虚则"小便遗数"，即"遗尿"，热扰神昏则"但欲眠睡"。好多医生治疗遗尿往往从肾着手，认为是肾虚。其实有好多遗尿是关于心肺方面的，在临床经常遇到。开目则卫阳出外热散，合目则卫阳入内增热而汗出。暑热犯肺，肺失宣发和肃降，三焦不运，水道阻滞，一是导致"胃家实"而"腹满"，一是营卫不行则"身重，难于转侧"。正因为白虎汤证是热在表、寒在中，所以白虎汤证就不能再用辛温发汗的方法了。同样的，因为寒中，也不能用攻下清下的办法，这都属于误治范围内。原文还提出白虎汤证的禁忌及误治变证，白虎汤证热盛于外，上而寒中，若误用辛温发汗，助热伤损津液，其热愈炽而犯心，则谵语更甚。虽有"腹满"，不得攻下，若误用清下，更伤脾胃之阳，热盛在上则额汗出，脾胃阳虚则手足逆冷。或因误下，可能造成结胸病。此"腹满"，"开通"上焦则"腹满"自除。阳热在表，里有寒，故用白虎汤主之。

暑夏在夏至前后，是一年最热的时候，所以《黄帝内经》说"少阳为至阳"，至阳就是阳气盛极的意思。这样的时空环境有什么特征？夏至之时是阴历的五月份。《伤寒论》描述这种现象，"五月之时，阳气在表，胃中虚冷，以阳气内微，不能胜冷，故欲著复衣。十一月之时，阳气在里，胃中烦热，以阴气内弱，不能胜热，故欲裸其身。"描述得很清楚。夏天寒中，暑热天气，泉水是不是凉的？这就叫寒中、夏寒中，这时人多发霍乱，拉肚子，多患消化道疾病。到了冬天最冷的时候，泉水是不是温的？这时叫冬热，冬天中热的多，心肺系统的病多，如白喉、惊风热等。大家对白虎汤证不理解的时候，要多看自然界现象，夏天井水、泉水是凉的，叫寒中，而绝不会出现胃热的现象。冬天井水、泉水是热的，这时候就不能说寒中了，要注意这个问题。有人说这个道理很抽象，不好懂，那么请看《黄帝内经》是怎么说的，"善言天者，必有验于人"，反过来，与人不懂，我们就看天道。一个普通的常识，即夏天的井水和泉水是凉的，这时不能说里有热；冬天的井水和泉水是温的，这时也不能说里有寒，就是这个道理。

又说："问曰：凡病欲知何时得，何时愈。答曰：假令夜半得病者，明日日中愈；日中得病者，夜半愈。何以言之？日中得病，夜半愈者，以阳得阴则解也；夜半得病，明日日中愈者，以阴得阳则解也。"《伤寒例》又说："冬至之后，一阳爻升，一阴爻降也；夏至之后，一阳气下，一阴气上也。"不仅如此，《素问·六元正纪大论》也说："少阴所至，为热生（少阴之上，热气主之），中为寒。"少阴与少阳同候，故有寒中。

一年里的五月夏至，就是一天中的日中；一年里的十一月冬至，就是一天中的夜半。张仲景在这里说"五月之时，阳气在表，胃中虚冷"，这时正是盛夏季节，为什么会怕冷而"欲著复衣"？因为夏五月之时，盛阳向上、向外，一方面阳气消耗而虚，一方面盛极则反，而一阴生于内。天人相应，善言天者，必有验于人，故在人则"阳气在表，胃中虚冷"。屈原《天问》说："何所冬暖？何所夏寒？"《灵枢·九针十二原论》说："阳病发于冬，阴病发于夏。"《素问·阴阳应象大论》说："阳病治阴，阴病治阳。"《素问·四气调神大论》说："春夏养阳，秋冬养阴。"《素问·金匮真言论》说："长夏善病洞泄寒中。"夏中寒，多发霍乱、伤寒、疟疾、痢疾等消化系统病。冬中热，多发心肺系统疾病、白喉、猩红热等。李时珍《本草纲目》称此为"夏月伏阴""冬月伏阳"，并在《四时用药例》中说，春夏内寒宜用热药、秋冬内热宜用寒药，谓"春月宜加辛温之药……以顺春升之气"，"长夏宜加甘苦辛温之药，以顺化成之气"，"冬月宜加苦寒之药，以顺冬沉之气"，此即"所谓顺时气而养天和也"。到了冬天十一月，正是隆冬封藏的季节，盛寒在外，阳气潜藏于内，即所谓一阳生于内，故人则表现出"阳气在里，胃中烦热"。《伤寒论》第 30 条曰："更饮甘草干姜汤，夜半阳气还，两足当温"。为什么"夜半阳气还"呢？因为夜半是少阳三焦、胆所主时区，也就是相火所主时区，故冬善病"痹厥、飧泄、汗出"。俗语说"冬吃萝卜夏吃姜，不找医生开药方"，就是这个道理。萝卜是凉性的，姜是温性的。夏天一阴生于内，"胃中虚冷"，所以要吃姜来温暖脾胃。冬天一阳生于内，"胃中烦热"，所以吃萝卜来清除胃中烦热。这一现象就在我们的生活中，不过百姓日用而不知罢了，例如：夏五月的井水是清凉的，严冬的井水是温的。就一日而言，就是日中和夜半，日中得病"胃中虚冷"，等到夜半阳藏胃中，病就好了。反之，夜半得病"胃中烦热"，等到日中阴起胃中，病就好了。就一月而言，就是晦朔月和满月。《素问·阴阳类论》说："冬三月之病，病合于阳者，至春正月，脉有死征，皆归出春。冬三月之病，在理已尽，草与柳叶皆杀，春阴阳皆绝，期在孟春。……夏三月之病，至阴不过十日。"冬三月，脾胃内热，如再受热邪（病合于阳），损伤脾胃之阴，到了春夏之交阳盛阴衰之时，便会有死亡的危险。夏三月，脾胃内寒，如再受寒邪，重寒伤脾，心腹满，下利不止，则脾病可能出现死证，死期不过十日。

再次强调以下三种情况。

1. 第 176 条的"表有热，里有寒"，原文没错。而伤寒家理解错误，把

"里有寒"改成"里有热",这绝对错误。因为他们不懂运气学说,不懂少阳相火司天是胃中寒。

2.厥阴篇里的"表有热""里有热",不只针对表部或里部胃来说,而是针对少阳和厥阴这个表里来说的,因为它们都在表部,少阳是有表、有热,厥阴是有里、有热,是这一层次。

3.第168条"七八日"在太阳阳明,"热结在里,表里俱热",指"病发于阳"表部之表里之热,是体表外壳和胸中。"里"指胸中热,故用白虎加人参汤主之。请注意,"时时恶风"乃恶寒之互词,指相火亢盛,不但"壮火食气",且能伤津,故用人参益气生津。

这三种情况不在一个层次上,不能在一个层面理解,大家要注意,这样在临床上用白虎汤的时候就能够很好地把握了。

最后再强调,白虎汤由石膏、知母、炙甘草、粳米四味药组成,石膏、知母清热,炙甘草、粳米温里,它是针对表有热、里有寒而组成的一个方子。

好了,今天白虎汤证就讲到这里。这样就把三部六经体系的阳仪系统和阴仪系统通过方子为例来加强认识了。

第27讲
汗 法

2015 年 10 月 22 日

汗法是《伤寒论》的大法，指在表部以汗法为主开鬼门，是一种非常重要的治疗方法。

一、什么情况下用汗法

这在《辨可发汗病脉证并治》中有论述，"大法，春夏宜发汗""脉浮当以汗解"。"春夏宜发汗"是总纲领。《辨脉法》说："立夏得洪（一作浮）大脉，是其本位。其人病身体苦疼重者，须发其汗。若明日身不疼不重者，不须发汗。若汗濈自出者，明日便解矣。何以言之？立夏得洪大脉，是其时脉，故使然也。四时仿此。"《伤寒例》说："夫阳盛阴虚，汗之则死，下之则愈。阳虚阴盛，汗之则愈，下之则死。"这就是说，伤寒伤人阳气、春夏阳仪系统，阳虚阴盛的情况下可以用辛温发汗法。

二、如何发汗

《伤寒论》第 12 条太阳中风桂枝汤后就详述了发汗的过程、方法及禁忌，下面进行讨论。

《辨可发汗病脉证并治》说："凡发汗，欲令手足俱周，时出似絷絷然，一时间许益佳，不可令如水流漓。若病不解，当重发汗。汗多者必亡阳，阳虚不得重发汗也。"这则条文叙述的是在什么情况下可以发汗。又说："凡云可发汗，无汤者，丸散亦可用，要以汗出为解，然不如汤，随证良验。夫病脉浮大，问病者言，但便硬尔。设利者，为大逆。硬为实，汗出而解。何以故？脉浮当以汗解。"

我们把桂枝汤之后发汗的一节好好讲讲。

1.药后啜热稀粥。用桂枝汤发汗，首先要啜热稀粥，以助药力。桂枝汤证是阳浮而阴弱，补助胃阴以为汗源。《素问·评热病论》说："人所以汗出者，皆生于谷，谷生于精。今邪气交争于骨肉而得汗者，是邪却而精胜也，精胜则当能食而不复热。复热者邪气也，汗者精气也，今汗出而辄复热者，是邪胜也，不能食者，精无俾也。病而留者，其寿可立而倾也。"

2.服药要温覆。温覆就是盖上被子，助阳以利汗出。善发汗必须关闭门户，并适当盖上被子，以助汗出，如果不盖被子就不出汗。现在人们多不注意这个事情。

3.桂枝汤提出了正确发汗的标准，即"遍身絷絷微似有汗者益佳，不可令如水流漓，病必不除"。这是防止出汗多而损伤正气，即出汗骤而祛邪不尽。据此，李士懋夫妇认为："所云之微似有汗、遍身皆见、持续不断、汗出而脉静身凉这四项标准，就是正汗的标准。若大汗、局部出汗、阵汗、汗出而脉不静身不凉，即为邪汗。"这里的"微似有汗"和遍身出汗、周身出汗是发汗的要求，根据发汗的范围和出汗量的多少，就是微汗出遍全身。这是《辅行诀脏腑用药法要》小青龙汤后说的"汗出彻身"，不汗出彻身"恐邪不尽散也。"《伤寒论》第48条、第185条都讲到了汗出不彻的问题，可见张仲景对这个问题很重视，其关键点如下。

（1）一是温覆令一时许。指盖被子一时许，"一时"是现在的两个小时，一个时辰是现在的两个小时。温覆则发汗，不温覆则不发汗，为了保证发汗要盖被两小时；

（2）二是遍身出汗。

（3）三是微似有汗宜佳。有一个持续的时间，并且汗要出遍全身，这都是条件。

（4）获效停药。"若一服汗出病差，停后服，不必尽剂。"汗必伤正，汗出病差的核心是病差，病好了。有邪汗、正汗之分，所以不能一见汗出就停药，汗不得发，必须随证治之，只有邪气尽散、病好时，才能"停后服"。

（5）驱邪务尽，缩时增量。"若不汗，复服，依前法；又不汗，后服小促其间，半日许令三服尽。若病重者，一日一夜服，周时观之，服一剂尽，病证犹在者，复作服；若汗不出，乃服至二三剂。"张仲景说得非常详细，这里连用了三个"若不汗出"，可知发汗驱邪的重要性。"病证犹在者，更作

194

服"是不断缩短服药时间、间隔及增加服药剂量，目的是驱邪务尽。古代一个时辰是现在两个小时，所谓"一时许"乃大约之词，指两个小时左右，指发汗的时间长短。李士懋教授根据桂枝汤服法的啜粥、温覆、连服提出"辅汗三法"的概念，涉及疾病的轻重。《素问·至真要大论》说"微者调之，其次平之，盛者夺之，汗之下之，寒热温凉，衰之以属，随其攸利，谨道如法，万举万全，气血正平，长有天命。"疾病轻时可能用一剂药汗出病好了，疾病较重时就必须用较重的药量才能平息病势，服后要"小促其间，半日许令三服尽。"若病再重，就必须用重剂攻邪，故一日乃服至二三剂。从这可以看到，药量是根据病情轻重来决定，而不是医生脑子里固有地使用大剂量或小剂量。服药的时间和次数也是根据病情来决定，现在的服药往往都是一日两次、一日三次，这些都没有达到要求。

张仲景提出的增加药量，像吴鞠通的《医苑》里就有好多。比如吴鞠通自己病了，桂枝汤案（录自《吴鞠通医案·暑温门》）"鞠通自医，丁巳六月十三日，时年四十岁。先暑后风，大汗如雨，恶寒不可解，先服桂枝汤一帖。为君之桂枝用二两，尽剂毫无效验。次日用桂枝八两，服半剂而愈。"剂量要根据病情而定，这里讲"药以胜病"原则，药的加减，都以胜病为基本原则。所谓"促其间""不……更服""不知，稍加""不知，加至……""未……益至""渐加，以知为度""不可一日再服""得……止后服""中病便止，不必尽剂"等，都是如此，这些都是药以胜病来说的。

（6）谨慎观察。"若病重者，一日一夜服，周时观之。"要严密观察病情的变化，才能对证用药。

（7）服药禁忌饮食。桂枝汤方后说"禁生冷、黏滑、肉面、五辛、酒酪、臭恶等物。"服药期间应注意顾护胃气以防恋邪，影响疗效。生冷、寒凉必伤胃阳，辛热、散发性药物伤阴，辛膻的马肉、驴肉、羊肉、猪肉等，动物内脏，鱼、虾等发物，腐烂的食物等都要禁忌。

据此，李士懋教授提出生理之汗、正汗、邪汗、测汗法、发汗法等概念。

第一，汗出的机制。《素问·阴阳别论》说"阳加于阴，谓之汗。"阳气对阴气的气化功能，李士懋教授提出其为正汗。

第二，正汗的特点。有四项标准：一微似汗出，而非大汗或无汗，是出汗的量；二遍身皆出汗而不是局部，是出汗的范围；三持续出汗，要有两个小时；四汗出而脉静身凉。这就是正汗的四个标准。

第三，邪汗。李士懋教授提出邪汗的特点有四点：一是大汗或汗出不彻，而非遍身微似有汗；二是局部出汗而非遍身出汗；三是阵汗或汗出不止，而非持续微汗；四是汗出而脉不静、身不凉，非随汗出而脉静身凉。

第四，测汗法。测汗法首见于《吴医汇讲·温热论治》："救阴不在补血，而在养津与测汗。"章虚谷注："测汗者，测之以审津液之存亡，气机之通塞也。"后王孟英在《温热经纬》中将其改为"救阴不在血，而在津与汗"。张锡纯则进一步阐释为："人身之有汗，如天地之有雨。天地阴阳和而有雨，人身阴阳和而后汗。"所以要注意津液的存亡。

第五，汗法分类。第一狭义发汗法——辅汗三法。桂枝汤方后注提出的温覆、啜热稀粥、连续服药三条方法，国医大师李士懋曾取名为"辅汗三法"。第二广义发汗法。

三、战汗本虚

补充一个战汗，因为小柴胡汤要战汗。《辨脉法》说：

"问曰：病有战而汗出，因得解者，何也？答曰：脉浮而紧，按之反芤，此为本虚，故当战而汗出也。其人本虚，是以发战。以脉浮，故当汗出而解也。

若脉浮而数，按之不芤，此人本不虚；若欲自解，但汗出耳，不发战也。

问曰：病有不战而汗出解者，何也？答曰：脉大而浮数，故知不战汗出而解也。"

这是辨脉法对战汗的解释。

四、汗法预后

《辨脉法》说：

"问曰：病有不战，不汗出而解者，何也？答曰：其脉自微，此以曾经（注：赵本无'经'字。）发汗、若吐、若下、若亡血，以内无津液，此阴阳自和，必自愈，故不战、不汗出而解也。

问曰：伤寒三日，脉浮数而微，病人身凉和者，何也？答曰：此为欲解也。解以夜半。脉浮而解者，濈然汗出也；脉数而解者，必能食也；脉微而解者，必大汗出也。

问曰：病脉，欲知愈未愈者，何以别之？答曰：寸口、关上、尺中三处，大小、浮沉、迟数同等，虽有寒热不解者，此脉阴阳为和平，虽剧当愈。"

这是汗法的预后，也是张仲景在《辨脉法》中的论述，大家看一看，对预测汗法有帮助。

五、伤寒与中风汗法的区别

伤寒，恶寒发汗，用麻黄汤；中风，虽有汗也发汗，用桂枝汤。不是只有桂枝汤才发汗，麻黄汤也发汗。发汗的方法不是只有无汗才发汗，有汗也能发汗用桂枝汤。但两个的区别是什么？麻黄汤发汗不啜热稀粥，桂枝汤发汗要啜热稀粥。这是最大的区别，无论有汗、无汗都能发汗，只不过麻黄汤发汗时不啜热稀粥，桂枝汤发汗要喝热稀粥。为什么？因为桂枝汤出汗，救汗伤了津液，要用水谷来补充，所以啜一些热稀粥可以助汗液。

对《伤寒论》里的汗法，通过五个方面说明，临床当中如何应用汗法。再补充一点，汗法不仅用于外感，有时一些杂病也要用汗法。有好多杂病不汗出，也要用汗法。一定要注意，并不是只有外感病才用，这是广义的汗法。对于汗法大家多看看桂枝汤方后解，因为它是整个《伤寒论》汗法的宗旨，在麻黄汤后说"覆取微似汗，不须啜粥，余如桂枝法将息。"关于汗法，还可以看李士懋的《汗法临证发微》，这本书专门解释了桂枝汤方后解，解释得很好。

好了，今天汗法就讲到这里。

第28讲
乌梅丸证

2015 年 10 月 29 日

大家晚上好，今天我讲乌梅丸证。

第 338 条：伤寒，脉微而厥，至七八日肤冷，其人躁，无暂安时者，此为脏厥，非蛔厥也。蛔厥者，其人当吐蛔。令病者静，而复时烦者，此为脏寒。蛔上入其膈，故烦，须臾复止，得食而呕，又烦者，蛔闻食臭出，其人常自吐蛔。蛔厥者，乌梅丸主之。又主久利。

乌梅丸方

乌梅三百枚　细辛六两　干姜十两　黄连十六两　附子六两（炮，去皮）　当归四两　蜀椒四两（出汗）　桂枝六两（去皮）　人参六两　黄柏六两

上十味，异捣筛，合治之，以苦酒渍乌梅一宿，去核，蒸之五斗米下，饭熟捣成泥，和药令相得，内臼中，与蜜杵二千下，丸如梧桐子大。先食饮服十丸，日三服，稍加至二十丸。禁生冷、滑物、臭食等。

第 338 条乌梅丸证提出了脏厥、蛔厥两个病名。关于蛔厥的病机注家分歧较大，成无己主寒，柯韵伯主热，章虚谷主肝热胃寒，今人李士懋主肝寒。通观 338 条的文义，其实脏寒是脏厥和蛔厥的共同病机。那么脏寒是指胃寒还是指肝寒？都不是，而是脾寒，脾胃一家。从原文看，厥是手足冷，脾主四肢手足。张仲景在太阴病中明确说脏寒属于太阴脾，太阴脾寒则少阳三焦相火不足而阳虚，厥阴从中气少阳相火，故厥阴肝必阳气虚弱。《辨脉法》说："形冷、恶寒者，此三焦伤也。"也就是少阳伤了，所以"伤寒，脉微而厥，至七八日肤冷"是少阳厥阴阳气不足而太阴脾寒，脾寒会有久利。阳不生，阴不长，则起心火而烦，脾胃寒而蛔不藏，故吐蛔。其热是心火阴火，不是相火郁于肝。既然肝阳不足，何以内郁相火？岂不是自相矛盾？所谓"伤寒"，指寒邪已传厥阴，"生阳"被伤，故"脉微而厥"。"七八日肤

冷"不愈，是病在太阳、阳明，即阳病在表，寒气燥气为邪，故"肤冷"。"肤"字最着眼，突出寒在表。不仅"肤冷"，而且因为"生阳"被伤，少阳相火不生脾土，而导致"脏寒"，这就是本条的病机。《素问·气交变大论》说："岁木不及，燥乃大行，生气失应，草木晚荣，肃杀而甚，则刚木辟著，柔萎苍干，上应太白星。民病中清，胠胁痛，少腹痛，肠鸣、溏泄。""白露早降，收杀气行，寒雨害物，虫食甘黄，脾土受邪，赤气后化，心气晚治，上胜肺金，白气乃屈，其谷不成，咳而鼽，上应荧惑太白星。"燥金司令，风温不及，民病中清及脾胃寒凉，"虫食甘黄，脾土受邪"，所以要用辛酸温补肝体，甘温补脾，苦寒泻心火。《素问·五常政大论》说"坚成之纪……燥行其政……其味辛酸苦，其象秋"。乌梅丸就是辛、酸、苦三味组成的。对于乌梅丸方义的解释，李士懋解释得好，认为乌梅丸是治疗肝阳内弱的方剂，但把热解释为相火内郁不妥当，实际上是心火。

所谓"生阳"，春生之气，即肝胆之气也。《素问·至真要大论》说"厥阴从中气少阳相火"，可知肝胆阳气虚就是少阳相火衰弱，故《伤寒论》以少阳相火主寅卯辰春三时或一日晨三时。《素问·六微旨大论》说"相火之下，水气承之"，相火衰则寒水盛，相火亢则寒水少。所以肝阳虚而相火内郁成热的说法是不对的。《素问·六微旨大论》又说："君火之下，阴精承之。"今少阳相火虚衰，肝胆脏寒，即"脏厥"而无生阳之气。所谓逆春气则奉生者少，阳不生则阴不长，阴精不能上奉则君火失养，于是君火无制而热，这才是形成乌梅丸证寒热错杂的机理。

第 338 条的乌梅丸证虽然是论述脏厥、蛔厥的辨证，但其眼目是在"此为脏寒"四字，与太阴篇的"脏寒"是一个意思，在厥阴病称作"脏厥"，为四逆辈证。所谓脏厥，是因少阳相火虚衰引起的脏寒导致的厥冷，故脏厥脉微，表示阳气已衰而致寒厥。厥逆程度严重，可冷过肘膝，甚至通体都冷。因厥阴肝阳衰不能养心神而致烦躁不安，暂无宁时，甚至神迷嗜睡，出现寒厥危候。

脏厥是太阴脏寒至极而致，既不是指肝，也不是指肾。因为厥的手足逆冷属于脾寒，脾脏寒必然导致肝胆及肾脏寒。所谓蛔厥，也是因为脏寒而蛔虫没有藏处所致。清代魏念庭在《伤寒论本义》中说："胃寒未有不脾寒者，见蛔上入于膈，烦有起止，得食而呕，而烦、而吐，皆'脏寒'而蛔不安伏之故也。"脏寒是阴极阳衰证，阳衰不能温外，故见肤冷。《素问·阴阳类论》说"一阴一阳代绝"，阳气没有生机，其根源为"病在脾土"之"脏寒"。《素问·阴阳类论》又说："三阳一阴，太阳脉胜，一阴不能止，内乱五脏，外为惊骇。"三阳是太阳，太阳寒气盛厥，阴不能升发，阳气抗御太阳的寒气就会发生内乱五脏、外发惊骇的病变。

厥阴阳衰不能养心神而心火内郁，致烦躁不安，但无宁时。脏厥是独阴绝阳的脏寒证，蛔厥是寒热错杂证，其病机相同，都是脏寒。治疗这种厥阴病当以治疗"脏寒"而回阳为第一要义，故乌梅丸以酸温的乌梅和辛热的干姜、附子、桂枝、细辛、川椒为主，配以当归，酸温以补肝体生阳气，辛热回阳，辅以苦寒的黄连、黄柏治心火，佐以人参、当归补气血。《素问·四气调神大论》说："逆之则伤肝，夏为寒变，奉长者少。""逆春气，则少阳不生，肝气内变。"少阳不生则肝变寒而阳气不足。有人说重用乌梅是敛厥阴、藏相火，岂不是无稽之谈？《金匮玉函经·证治总例》说"肝病治肺……见肝之病，当泻肺金，补肝木"，乌梅丸证是也，酸温补肝木，辛温泻肺金。寒甚用四逆汤、通脉四逆汤等。陈亮斯在《伤寒论辨证广注·太阴少阴厥阴中寒脉证》中说："寒气从一阴直上而冲心胃，蛔有不得不上膈，不得不吐之势。非用酸温之药，则逆气不可得而敛。逆气不敛，则蛔不可得而伏也。气逆由于脏寒，必群队之辛热以胜之。附子、蜀椒、干姜、桂枝、细辛皆辛热。""脏寒"则元气极微，方中当用人参以补配温。而又用当归者，当归入厥阴，养肝血，辛温能散内寒，乃引经药也。陈灵石在《长沙方歌括·厥阴方》中说"黄连、黄柏苦寒之品，泻心胸之热"，加乌梅用醋制，其酸性大增，酸温必伤脾土，蒸之五斗米（粳米）下，用甘温粳米补脾土，防肝木伤脾土，治未病也。又干姜、附子、桂枝、细辛、川椒、黄连、黄柏性燥，故用蜂蜜润之。在乌梅丸中，蜀椒、干姜、人参、粳米乃大建中汤之温中阳主药（去饴糖），以见厥阴从中气少阳之意，针对脏寒也。附子、干姜乃四逆汤之药，温中回阳救逆；当归、桂枝、细辛寓当归四逆汤之义；干姜、桂枝、细辛、乌梅辛酸温，乃小补肝汤之义；黄芩、黄连寓泻心汤之义而针对心火；乌梅丸中乌梅酸温补肝体之阳，合全方以条达肝木，升阳奉阴，恢复春生之气。

在一年最寒冷的时间里，阳气收藏于下，故虫蛰藏于下。如果寒冷至

极，地冻三尺，阳气不能潜藏，则虫不能藏蛰，所以水寒不藏中，就会发生
吐蛔的现象，出现上热下寒的乌梅丸证。对这种水寒不藏木出现的上热下寒
现象，有的医家称为"龙雷之火"或"真寒假热"，这种说法是不妥当的。
寒盛阳衰，这里的"阳"指的是相火，上热之"热"指的是君火，都是实实
在在的临床证候，何假之有？理不明焉，岂不是误人子弟？厥阴病是寒热错
杂，故厥阴病有寒证和热证两部分。厥阴篇全篇围绕寒热进退、演变展开论
述，条理清楚，井然有序，何来杂乱无章？张仲景在厥阴篇当中提出四大要
点来判断寒热进退。

一是厥热胜复。第 326～329 条论述厥阴病提纲证及欲愈脉、时、证之
后，第 330～357 条以手足厥几日、热几日判断寒热之进退、转化。若但厥
不热，则为独阴绝阳死证。若但热不厥，乃病从热化。

二是下利。第 358～375 条以下利为主论述厥阴病之寒热胜复。热化者，
主以白头翁汤、大承气汤等。寒化虚阳下利，主以通脉四逆汤等。

三是呕哕。第 376～381 条以呕哕判断寒热之进退。

四是以脉之阴阳判断寒热进退，散见于全篇。第 326 条厥阴之为病的上
热下寒是厥阴风火实证，而第 338 条乌梅丸证的上热下寒是厥阴阳衰虚证，
二者不同。现在人们都把治疗厥阴病的乌梅丸当作厥阴之为病的主方，这是
不对的。第 326 条的厥阴之为病，其提纲证上热下寒是讲厥阴风火实证，那
是风引汤的证候，不是乌梅丸的。乌梅丸证是肝阳虚的，是阳气虚的，和厥
阴之为病的实证完全不一样，不要把虚实混淆了。

张仲景在《金匮要略》说："夫肝之病，补用酸，助用焦苦，益用甘味之
药调之。酸入肝，焦苦入心，甘入脾……此治肝补脾之要妙也。肝虚则用此
法，实则不在用之。"大家要注意这个虚实。乌梅丸证是肝阳虚的，而厥阴
之为病是肝实的。上热下寒是厥阴肝病导致的，厥阴阳不升则补肝，补肝要
从以下方面入手。

第一，补用酸。肝以温为生，以寒为病，故用酸温的乌梅补肝体之阳，
不能用酸寒的药物。《脾胃论·脏气法时升降浮沉补泻图》说："肝胆，温补
凉泻，辛补酸泻。"这里是酸凉泻，辛温补。有人解释这里的酸味是用来收
敛泄肝的，这个说法是不对的，酸温不会泄肝。

第二，用辛温药。辛温才能补肝升散，故用桂枝、干姜、附子、细辛、

川椒等辛温药。

第三，用甘温药实脾。见肝之病，当先实脾，人参、当归、米粉、蜜是也。

第四，用苦寒之黄连、黄柏清心火。因为肝胆春阳不升，阴气不能向上奉养心火，则上有内郁之心火，这不是相火，治用苦寒之黄连、黄柏以清心火。肝条达不抑郁了，脾不寒了，机体恢复正常了，就达到了治疗上热下寒的目的。本在上热下寒，标在吐蛔，清上温下是治本，安蛔是治标。由此可知，乌梅丸为助肝阳肝体、补脾胃、泻阴火之方。肝胆风木已调，一阴一阳舒达，阳气升而春生夏长，生机恢复则上热下寒自愈。

综上所述，乌梅丸不只是治疗蛔厥吐蛔的方子，它治疗范围很广，凡是肝阳虚不足而导致上有心火的一系列病证都可以用。因为脾寒能致下利，都是乌梅丸的主证。乌梅丸证今天讲到这里。

第29讲
传经与不传经

2015 年 12 月 3 日

大家晚上好，今天我给大家讲传经与不传经，出自《伤寒论》。《伤寒论》里有明确的传经与不传经的论述。

第 4 条：伤寒一日，太阳受之，脉若静者，为不传。颇欲吐，若躁烦，脉数急者，为传也。

第 5 条：伤寒二、三日，阳明、少阳证不见者，为不传也。

首先，不传的条件是什么？是脉静，感受了外邪后，脉没有大的变化，像平常的脉象一样，这种情况下不传。假如脉出现数急，就是传变，是传经的脉了。脉数急因为里面已经有热了，感受外邪，里面有热才传，加上恶心呕吐、烦躁不安的症状，这些都是里有阳气怫郁的热导致的，才传。传经首先是往阳明或者少阳传，传到少阳是往阳仪系统传，传到阳明是往阴仪系统传。但是传到少阳并没有越经传，是顺传，给大家看一个图。

看这个图（图 4-8），太阳感受了病邪，向阳明传，也就是往阴仪系统传；向少阳传，就是往阳仪系统传。这两部分传都有各自特性，一般向阳仪系统传，大部分都是寒邪伤人阳气，往阴仪系统传，大部分都是热伤人阴气，都有各自特定的传变途径。

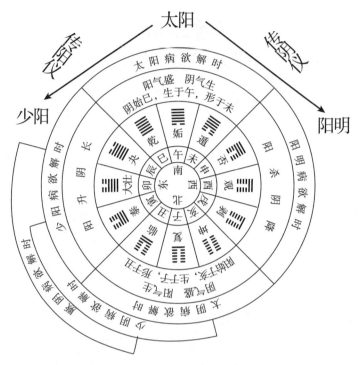

图 4-8　太阳病传两仪示意图

看图 4-9，太阳病感受六淫就产生太阳伤寒、太阳中风、太阳温病、太阳痉病、太阳湿痹、太阳中热，即外感六淫都会有太阳病。其中还有病发于阳、病发于阴之分，在太阳、阳明属于病发于阳，在少阳、太阴属于病发于阴，这个毒气传变首先是病发于阳，《伤寒论》的第 4 条和第 5 条："脉静为不传""阳明、少阳证不见为不传。"传变的条件就是恶心呕吐、烦躁不安、脉数急，这时候才出现传的条件，传阳明是传阴仪系统。《伤寒论》第 181 条："问曰：何缘得阳明病？答曰：太阳病，若发汗，若下，若利小便，此亡津液，胃中干燥，因转属阳明。不更衣，内实，大便难者，此名阳明也。"第 185 条："本太阳，初得病时，发其汗，汗先出不彻，因转属阳明也。伤寒发热，无汗，呕不能食，而反汗出濈濈然者，是转属阳明也。"还有第 187 条："大便难大便硬者，为阳明病也。"最直接的就是太阳阳明合病并病，第 188 条："伤寒转系阳明者，其人濈然微汗出也。"也是传到阳明的，首先从太阳传到阳明阴仪系统。

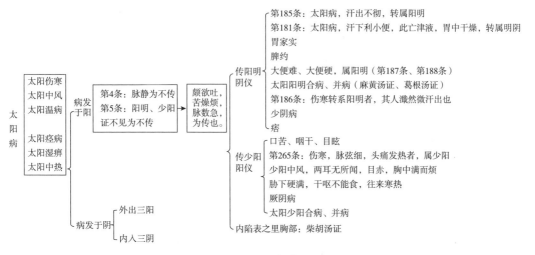

图 4-9　外感六淫都会有太阳病

太阳传到少阳阳仪系统，第 265 条："伤寒，脉弦细，头痛发热者，属少阳。"还有太阳少阳合病并病，是第 171 条、第 172 条。第 171 条："太阳少阳并病，心下硬，颈项强而眩者，当刺大椎、肺俞、肝俞。慎勿下之。"第172 条："太阳与少阳合病，自下利者，与黄芩汤；若呕者，黄芩加半夏生姜汤主之。"另外，口苦、咽干、目眩、少阳中风、两耳无所闻、目赤、胸中满而烦、胁下硬满、干呕不能食、往来寒热等这些症状都属于传少阳。

另外，从少阳也可以传到厥阴，属于阳仪系统，由阳明也可以传到少阴，属于阴仪系统。这就是病发于阳的传变，占主要部分。

而病发于阴可以外出三阳，也可以内入三阴。在《伤寒论》里面反映不太清楚，我们借助吴又可的《温疫论》可以清楚地看到。《温疫论》讲的湿热病直取膜原就是病发于阴，可以外传三阳：太阳、阳明、少阳；同样，病发于阴也有内传太阴、少阴、厥阴几种方式。如果内里有温热或湿热，温热和湿热的传变又不一样，各有特点，要区分清楚。特别是《伤寒论》里六淫都能中伤太阳，在太阳的传变要分清病发于阳还是病发于阴这两个纲领。病发于阳就是在表部了，它还可以从太阳直接传到阳明阴仪系统，也可以直接传到少阳阳仪系统，它们的部位不一样，病邪也会不一样。病邪于阳表之表部时，由于治疗失当，又可内陷表之里胸部，陷于胸部就可以形成小柴胡汤证，所以小柴胡汤证是半在外半在里，而且是半在里半在外为主的，胸部的症状为主，表现为往来寒热、胸胁苦满，这是陷于胸部的主要症状。陷于胸中，肺失去宣发肃降，导致里部的病证，出现嘿嘿不欲饮食、心烦喜呕等症状，但这是次要症状。是由胸部的胸胁苦满，表部的往来寒热导致的。所以张仲景在第 230 条里面说，小柴胡汤的功能是"上焦得通，津液得下，胃气因和，身濈然汗出而解。"所以这个传变大部分是《伤寒论》里面病发于阳表部的为多，而病发于阴的多数是由太阴传到少阴、厥阴的多，三阴的多，因为《伤寒论》直接讲湿热的条文少，少不是没有，也有，比如说茵陈蒿汤、猪苓汤证这都是讲湿热的方剂，那么湿热在表部的有麻黄连翘赤小豆汤、麻黄薏仁汤等这类证，所以这一类的证从传变怎么把握，看《伤寒论》时要结合六经病欲解时这个图。一般的伤寒注家说太阳传到阳明，这是理所当然的，但是传到少阳他们就认为这是越经传、跳经传，这些都是臆说，不符合实际情况。我们从《伤寒论》六经病欲解时图看得很清楚，太阳可以直接传阳明，同样的也可以直接传少阳，没有越经传、跳经传这一说法。所以越经传、跳经传这一说法不是实际情况。

上面讲的是《伤寒论》里的传经与不传经，后世还有温病的传变，像叶天士《温病论》营卫气血的传变，还有《湿热病篇》湿热直取中道的传变，可以补充《伤寒论》的不足，还有《温疫论》中，吴又可讲的湿热直取膜原之后会有九传，这些大家也要知道，但这不是今天讲的重点，所以今天就不给大家详细介绍营卫气血的传变、《温疫论》的传变和《湿热病篇》的传变，大家想了解的话，可以看我的《五运六气解读〈伤寒论〉》，那里记载了这方面的传变内容，书中有几个图值得看看。所以，将这个传变、不传变把握好，临床中经常会遇到。可惜现在学习《伤寒论》时，大家不能很好地把握，所以我大概地把这个纲领性的内容讲讲，今天就到这里。

第30讲
"太阳之为病"的本义及证候诠释

2018 年 8 月 9 日

　　大家好，很高兴有机会和大家一起学习《伤寒论》，我今天给大家讲一讲《伤寒论》里面的"太阳之为病"。张仲景用五运六气理论创作了《伤寒论》，这个在《伤寒例》里面阐述得很清楚，外感六气通过六经作用于脏腑而发病，形成了以"六经本气——标气六经——发病脏腑系统"的体系，《伤寒论》原文中我们就分析六经本气的特点。

　　现在讲《伤寒论》都说"太阳之为病"，太阳病是太阳膀胱经加上小肠经，这个说法是不妥当的。为什么呢？太阳的恶寒、发热症状出现的时候，难道只是膀胱经上发作吗、就是小肠经上发作吗？两条经上发作，就体现了恶寒、发热？临床上不是这样的。恶寒发热是全身的症状，而不是仅仅在膀胱经、小肠经上才有恶寒发热，所以用膀胱经、小肠经来解释太阳病、太阳之为病是不合适的。因为恶寒发热是全身的表现，而不是膀胱经、小肠经的表现，所以《伤寒论》的太阳病应该有两个层面。第一层面是阴阳的层面，这个太阳是讲太阳主心的，另一个层面是经络层面，讲小肠经和膀胱经。这两个层面要分清。所以，这里的太阳是讲阴阳层面的，而不是讲经络层面的，这个必须要区分清楚。《金匮真言论》"言人身之阴阳，则背为阳""背为阳，阳中之阳，心也；背为阳，阳中之阴，肺也。"表部的症状是心阳卫外，肺主皮毛，太阳心和阳明肺同时发病的情况多，所以《伤寒论》叫作太阳阳明合病。

　　今天只讲太阳本气为病、寒气为病，《素问·六元正纪大论》："太阳之上，寒气主之。"太阳的本气是寒，太阳病应该反映出寒性的特点，体表太阳属阳，必有寒伤阳气的病。太阳病不仅是伤寒，《伤寒论》里面说得很清楚，太阳病包括伤寒、中风、温病、痉病、中暍、湿痹等，不是单纯的寒邪为病。太阳温病是不恶寒的，六淫都可以导致太阳病，这在宋本《伤寒论》

里面讲得很清楚，而且在两处文中，按照上半年、下半年把它们分开了，上半年春夏是少阴温病、厥阴中风、太阳伤寒，下半年是阳明暍病、少阴中暍、太阴湿痹，六淫皆可导致太阳病。由此可知，"太阳之为病"是感受太阳本气寒邪为病，是夏热的伤寒病，《伤寒论》第1条："太阳之为病，脉浮，头项强痛而恶寒。"必恶寒，因为受了寒邪，由此可见，"太阳之为病"是感受太阳本气寒邪为病，它是狭义的伤寒病。注家都说头项强痛是膀胱经的症状，这是误解。《素问·金匮真言论》："东风生于春，病在肝，俞在颈项。"它的腧穴在颈项，伤了风、伤了寒后，颈项发病。因为寒伤阳气是逆春气，少阳不生，肝气内变，头项强痛的症状就表现出来了。

《伤寒论》根源于《热论》，那么拿《热论》来说。《热论》："巨阳者，诸阳之属也。其脉连于风府，故为诸阳主气也。"巨阳就是太阳，它主诸阳指太阳病是从阴阳层面说的，因为膀胱经是寒腑的经络，不主诸阳。太阳病讲所有客气客运伤及太阳所致之病，是广义的伤寒病，要分清太阳病和"太阳之为病"不是一个概念。

太阳病六淫都能发病，"太阳之为病"讲太阳的本气寒气发病，"太阳之为病"是狭义的伤寒，《热论》说："今夫热病者，皆伤寒之类也。"又说："人之伤于寒也，皆为病热。"《伤寒例》说："凡伤于寒，则为病热，热虽甚，不死。"伤于寒气，寒邪伤人体后寒邪外束，这时候就无汗。如果人的体质阳气旺盛，会和寒邪相争，这个相争在表，就会发热，这种热是人体的阳气和寒邪作斗争的一种表现，这种热"热虽甚而不死"，因为人体的阳气能够抵抗寒邪，两军相斗激烈，要发高烧，是正气旺的表现。如果人的阳气不足，和寒邪不能抵抗了，就不会发高烧。心主太阳，所以其发病之脏是心，在《素问·至真要大论》里说得很清楚："太阳司天，寒淫所胜，则寒气反至，水且冰，血变于中，发为痈疡。民病厥心痛，呕血、血泄、衄衄，善悲，时眩仆。运火炎烈，雨暴乃雹。胸腹满、手热肘挛，腋肿、心澹澹大动，胸胁胃脘不安、面赤目黄、善噫嗌干，甚则色炱，渴而欲饮，病本于心。"所以伤寒最多的是心病。《素问·气交变大论》："岁水太过，寒气流行，邪害心火。"可见，太阳最多见的就是心病。寒为阴邪，其性寒冷、凝结、收引，伤人阳气，阳气受伤则水饮不化，形成水饮，寒水伤心火，因此伤寒最多是心病。而心为"阳中之太阳"、主血脉、主神明，心为火脏，伤于寒则病焉。所以心病就会有这几个方面的症状出现。

"太阳之为病"讲的是太阳寒水，客气为病，冬天寒邪为当位之邪，冬季的病就比较轻，《伤寒例》："从霜降以后，至春分以前，凡有触冒霜露，体中寒即病者，谓之伤寒也。九月十月，寒气尚微，为病则轻；十一月十二月，寒冽已严，为病则重；正月二月，寒渐将解，为病亦轻。此以冬时不调，适有伤寒之人，即为病也。"《伤寒例》又说："从春分以后，至秋分节前，天有暴寒者，皆为时行寒疫也。三月四月，或有暴寒，其时阳气尚弱，为寒所折，病热犹轻；五月六月，阳气已盛，为寒所折，病热则重；七月八月，阳气已衰，为寒所折，病热亦微。其病与温病、暑病相似，但治有殊耳。"春分以后到秋分以前，为不当位之寒邪为病，非其时而有其气，是寒疫致病，尤其是夏行冬令之时，寒水克心火，证多见"心中懊憹""热中"的心病，暴死者多。比如，今年是太阳寒水司天，北半球体会到今年夏天平均温度不高，而且雨多雷暴，寒气外束，多痹症、多火山爆发，都是气候形成导致的灾害。太阳寒水司天，夏行冬令，要发生寒疫，死伤是比较多的，伤于寒则病心，所以最多心病，容易导致心病的发作而死亡。

"太阳之为病"即伤于太阳本气，寒邪为病，会发生如下症状：从寒邪来说，有寒证、寒湿证；阳虚不能气化，导致水饮病（包括蓄水证）；寒伤阳气导致阳虚证，心火内郁会有火郁证（心火内郁证、热中及面热证）；伤了血脉会有复脉汤证、蓄血证、柴胡汤证和陷胸汤证等。

一、寒证

先说寒证。寒为阴邪，伤于寒则出现恶寒、无汗、头项强痛、体痛、脉浮紧等症状，病位在体表、头项部及胸胁部，邪气实于表，代表方剂是麻黄汤。《伤寒论》第35条："太阳病，头痛发热，身疼腰痛，骨节疼痛，恶风无汗而喘者，麻黄汤主之。"以扶阳散寒为正治，用辛温发散之剂，助心胸之阳气，开玄府及腠理，阳气通则寒邪外散，用麻黄主治太阳阳明合病伤寒，以桂枝、炙甘草的辛甘温，温补表阳，麻黄、杏仁苦温，治燥寒，两药配伍宣降肺气，桂枝与麻黄配伍发散风寒。四药相伍，组成纯阳之剂，实乃逐邪发汗解表第一方。寒性凝，津液不能输布则燥，寒盛则燥，太阳是寒，阳明是燥，所以称为太阳阳明合病，麻黄汤是寒、燥两个邪气都能治。

第二个方是**大青龙汤**。《伤寒论》第38条："太阳中风，脉浮紧，发热恶寒，身疼痛，不汗出而烦躁者，大青龙汤主之。"（按：大青龙汤是伤寒的重症）寒邪束表重，内有郁火扰神，所以出现烦躁。准确地说，此条病因是厥阴风木加临于太阳寒水，感受风寒的重症，此虽热甚不死人，阳气尚旺也。用麻黄汤解表，加石膏降其郁热，是寒邪外束重，且郁热比较重引起高烧的一个方子，所以加石膏来散热。

二、寒湿证

接下来我们讲**寒湿证**。太阳司天，太阴在泉，会有寒湿体质。伤了寒邪后，阳气不化水湿，产生寒湿，《金匮要略·痉湿暍病脉证治第二》："湿家，身烦疼，可与麻黄加术汤，发其汗为宜，慎不可以火攻之。"《伤寒论·辨痉湿暍脉证第四》："太阳病，关节疼痛而烦，脉沉而细者，此名湿痹。湿痹之候，其人小便不利，大便反快，但当利其小便。""湿家病，身上疼痛，发热，面黄而喘，头痛鼻塞而烦，其脉大，自能饮食，腹中和无病，病在头中寒湿，故鼻塞，内药鼻中则愈。"按：太阳寒湿在表，临床表现为关节疼痛而烦；寒湿在里，可出现腹泻、小便不利之证候；寒湿在头部，则表现为头痛、身体痛、发热、鼻塞等症状。寒湿证出现肢体关节疼痛、烦躁，可用麻黄加术汤发汗治疗，方中麻黄汤辛苦温，发散风寒，白术或苍术燥湿健脾。

三、水气、水饮、蓄水

首先寒邪伤人阳气，涉及阳仪系统的太阳、少阳。厥阴阳气受伤，水液不化，凝结为水津，停留于体内。《素问·六微旨大论》："相火之下，水气承之。"少阳三焦相火伤，则水道不调，水饮内停，故伤寒病多水气病、水饮病。再次，寒邪伤人阳气，水饮入胃，不能运化水液，停聚为饮，故心下也多水饮。除此之外，还有膀胱气化不利之下焦蓄水证。

知道了这个后，**看小青龙汤证**。《伤寒论》第40条："伤寒表不解，心下有水气，干呕，发热而咳，或渴，或利，或噎，或小便不利，少腹满，或喘者，小青龙汤主之。"第 41 条："伤寒，心下有水气，咳而微喘，发热不渴。服汤已渴者，此寒去欲解也，小青龙汤主之。"按：表有寒，里有水饮，此水饮可以在表之里肺部（上焦），也可以在心下（中焦），还可以在少腹（下焦），也就是说，水饮在上、中、下三焦均可。水饮的产生是寒邪侵袭太阳之表所致，故仍以发汗解表为治本之法，化饮为治标之法，体现了治病必求于本的原则。方中的桂枝、干姜、五味子本是小补肝汤（见于《辅行诀脏腑用药法要》），温补厥阴少阳阳气的，说明患者素体阳虚。方中芍药的作用不是养阴而在利水，芍药在《神农本草经》里说其"利小便"，李东垣说芍药"赤者利小便下气"。此处芍药与诸多辛甘温药物组合，辛、酸、甘、温组合，总体是升发少阳春生之气的，所谓东方青龙也。大青龙解表，小青龙扶阳。

　　阳伤了，阳气虚了，就是**水饮证**。《伤寒论》第 67 条的苓桂术甘汤就治心下的水气。第 67 条："伤寒若吐、若下后，心下逆满，气上冲胸，起则头眩，脉沉紧，发汗则动经，身为振振摇者，茯苓桂枝白术甘草汤主之。"按：伤寒误治后损伤阳气，导致阳不化气、水饮内停，出现"心下逆满，气上冲胸，起则头眩"皆为水饮之征象。《金匮要略·痰饮咳嗽病脉证并治》："心下有痰饮，胸胁支满，目眩，苓桂术甘汤主之。""夫短气有微饮，当从小便去之，苓桂术甘汤主之。"水饮应当以中焦（心下）为主，也可波及上焦胸胁部以及下焦。脉沉说明病位在里，脉紧说明有寒饮。治疗不宜发汗，宜用苓桂术甘汤温中化饮利水。

　　茯苓桂枝甘草大枣汤证。《伤寒论》第 65 条："发汗后，其人脐下悸者，欲作奔豚，茯苓桂枝甘草大枣汤主之。"按：奔豚病是以阵发性地自觉有一股气从少腹上冲至胸或咽喉，气息急迫，痛苦万分，犹如欲死之状为特征的一种疾病。奔豚病发作时还可表现为胃部、腹部的痉挛性剧痛。奔豚病发作时可用桂枝加桂汤，具体见下文。此条论"欲作奔豚"，因为中焦阳气虚弱，阳不化气，水饮内停。此方为茯苓桂枝白术甘草汤去白术，加大枣，以甘温和中为主，利水为辅。

　　桂枝去桂加茯苓白术汤证。《伤寒论》第 28 条："服桂枝汤，或下之，仍头项强痛，翕翕发热，无汗，心下满，微痛，小便不利者，桂枝汤去桂加茯苓白术汤主之。"按：太阳表证误治后伤阳，水饮内停，急者治其标，故用桂枝去桂加茯苓白术汤健脾利水，以通气机。方后"小便利则愈"，便能说明此方主要目的在于利水。正如叶天士所云"通阳不在温，而在利小便"。此方重点在水饮之标，不在阳虚之本。这个方子桂枝汤去了桂枝，剩下芍药、生姜、大枣，再加上茯苓、白术，白芍、茯苓增强了利水的作用。因为芍药本身能够利水，又加茯苓，就增强了利水功能，再加上白术，健脾利水利湿，所以这个方子主要针对里部，不在体表了。这个方子头项强痛的症状，是内饮导致经络失养，而发生的症状，而不是表证所为，现在好多注家仍把它当作表证注解，这是不对的。它的主证"心下满，微痛，小便不利"，是由于中气不足，导致经络不通，产生的头项强痛，而不是表证，因为它把治表的桂枝去掉了。

真武汤证。《伤寒论》第82条："太阳病发汗，汗出不解，其人仍发热，心下悸，头眩，身𬌗动，振振欲擗地者，真武汤主之。"按：太阳病中的真武汤是针对太阳病发汗后，太阳心阳虚的。阳虚不能养神濡筋，《生气通天论》："阳气者，精则养神，柔则养筋。"阳气虚就不能养神养筋，心阳虚导致水饮内停，出现诸如"心悸，头眩，身𬌗动"的症状。所以看到真武汤不能仅仅想到肾阳虚，况且肾阳虚的本质是少阳三焦相火衰弱，《灵枢·本输》说"少阳属肾"，即是此理。这个"属肾"不是少阳归属肾，这个"属肾"是联系的意思，少阳联系的肾，肾上联于肺，少阳统帅肺和肾两脏。太阳寒水克心火，因而在外感病当中，更多见到的是心病。临床实践中，有心脏病基础的患者，外感后出现心衰的例子比比皆是，便是明证。

蓄水证。《伤寒论》第71条："太阳病，发汗后，大汗出，胃中干，烦躁不得眠，欲得饮水者，少少与饮之，令胃气和则愈。若脉浮，小便不利，微热消渴者，五苓散主之。"五苓散主要是治疗蓄水的。第72条："发汗已，脉浮数，烦渴者，五苓散主之。"第73条："伤寒，汗出而渴者，五苓散主之。"按：《素问·气厥论》："胞移热于膀胱，则癃、溺血。""癃"即小便不利。此"胞"当指心包络，心包络与三焦相表里，心包络"下膈，历络三焦"。《灵枢·本输》说"少阳三焦属膀胱"。少阳三焦构成了心、心包络与膀胱之间的联系。《灵枢·五癃津液别》："天寒则腠理闭，气湿不行，水下留于膀胱，则为溺与气。""阴阳气道不通，四海闭塞，三焦不泻，津液不化，水谷并行肠胃之中，别于回肠，留于下焦，不得渗膀胱，则下焦胀，水溢则为水胀。

此津液五别之逆顺也。"寒则伤表之太阳,少阳三焦主腠理而合膀胱。寒伤太阳心之表部,顺传至少阳而入膀胱,膀胱气化不利而为蓄水证,用五苓散温阳散寒、通利小便。无论热还是寒,其理一也。癃和溺血的治疗,其本在心与心包络,其标为膀胱。从伤寒病理可知,发汗、利小便是治疗太阳伤寒的两大法门,《黄帝内经》称其为"开鬼门""洁净府"。正如柯韵伯在《伤寒来苏集》中说:"发汗、利水是治太阳两大法门。发汗分形层之次第,利水定三焦之高下,皆所以化太阳之气也。发汗有五法,麻黄汤汗在皮肤,是发散外感之寒气;桂枝汤汗在经络,是疏通血脉之精气;葛根汤汗在肌肉,是升提津液之清气;大青龙,汗在胸中,是解散内扰之阳气;小青龙,汗在心下,是驱逐内蓄之水气。"(田合禄注:发汗五法很重要)其治水有三法:"干呕而咳,水入即吐,是水气在上焦,在上者汗而发之,小青龙、五苓散是也;心下痞硬满而痛,是水气在中焦,中满者泻之于内,十枣汤、陷胸汤是也;热入膀胱,小便不利,是水气在下焦,在下者引而竭之,桂枝去桂加茯苓、白术汤是也。"发汗是太阳病的正治法,利水逐饮是权宜之计。

四、阳虚证

寒邪必伤阳气,导致**阳虚证**。《内经》曰:"心为阳中之太阳",心为盛阳,而"心部于表",太阳寒水之邪首犯太阳心。《素问·生气通天论》:"阳气者,精则养神,柔则养筋。开阖不得,寒气从之,乃生大偻。"太阳寒水之邪本已伤及心阳,又发汗太过,重伤阳气,损伤心血,心主血脉、主神明,故出现诸如"叉手自冒心,心下悸"、奔豚病证、烦躁或惊狂等证候,以及风寒湿在表的风湿证。这些都是阳虚证的症状表现。

桂枝甘草汤证。桂枝甘草汤是治疗阳虚证很好的方子。第 64 条:"发汗过多,其人叉手自冒心,心下悸,欲得按者,桂枝甘草汤主之。"按:此条论述太阳病伤寒误汗后出现了心阳亏虚,用桂枝、炙甘草,辛甘温补心阳,阳生则阴长。

桂枝加桂汤证。第 117 条:"烧针令其汗,针处被寒,核起而赤者,必发奔豚,气从少腹上冲心者,灸其核上各一壮,与桂枝加桂汤。"按:此条论述奔豚病用桂枝加桂汤。本为阳气虚弱,又烧针发汗后新感伤寒,故发奔豚，阳气虚弱为本，用桂枝汤加桂枝温补阳气，驱散寒邪。虚人外感之虚从根本上讲来自脾胃阳气虚弱，或称少阳三焦相火虚弱，而卫阳也来自脾胃的阳气。故《灵枢·营卫生会》云"卫出于下焦"。此下焦并不是指肾，而是指下丹田命门，位于"两肾之间"（《难经》），平躺后肚脐下三寸的位置，也是小肠的部位，因为小肠是吸收水谷精微的主要部位，所以小肠是人体产生少阳三焦相火的关键部位。《黄庭经》称其为"黄庭""丹田"，《难经》称其为"肾间动气"，现代医学称其为"腹脑"，我称之为"神命门"。奔豚气发作之时从少腹部上冲心胸，根本原因在于少阳三焦虚衰。故用桂枝加桂汤，温补少阳三焦相火，卫阳充足才能祛风散寒，阳强才能化水气。所以它是治疗奔豚的一个很好的方子。桂枝汤在《辅行诀脏腑用药法要》里叫作小阳旦汤，温补阳气，桂枝汤加重了桂枝的量，增强了温补阳气的作用。

桂枝甘草龙骨牡蛎汤、桂枝去芍药加龙骨牡蛎汤证。第118条："火逆，烧针汗之，因烦躁者，桂枝甘草龙骨牡蛎汤主之。"第112条："伤寒脉浮，医以火迫劫之，亡阳，必惊狂，起卧不安者，桂枝去芍药加蜀漆牡蛎龙骨救逆汤主之。"按：这两条都是论述火逆烧针误汗导致心阳耗伤，阳气不能温养心神而出现的烦躁、惊狂或起卧不安等精神症状。《生气通天论》中讲明了阳气是干什么的？"阳气者，精则养神，柔则养筋。"阳气不足的人心神一定不足，心神受到干扰了，会出现烦躁、惊狂或起卧不安等精神症状。这时要补阳以养心神。用桂枝、甘草温补心阳，龙骨、牡蛎为血肉有情之品，咸寒，清心火、镇静安神。此两方偏重补阳虚，故去掉有养阴作用的芍药。阳虚必有心神扰乱的表现。临床上治疗精神方面的疾病一定要注意，现在大家重视不够。

桂枝附子汤、甘草附子汤证。第174条："伤寒八九日，风湿相搏，身体疼烦，不能自转侧，不呕，不渴，脉浮虚而涩者，桂枝附子汤主之；若其人大便硬，小便自利者，去桂枝加白术汤主之。"第175条："风湿相搏，骨节疼烦，掣痛不得屈伸，近之则痛剧，汗出短气，小便不利，恶风不欲去衣，或身微肿者，甘草附子汤主之。"按：此为阳虚证，风寒湿在表。桂枝附子汤针对寒邪较重，白术附子汤针对湿邪较重，甘草附子汤针对阳虚较重。此三方均是通过扶助少阳三焦相火而祛除在表之风寒湿邪。

甘草干姜汤、四逆汤证。第29条："伤寒脉浮，自汗出，小便数，心烦，微恶寒，脚挛急，反与桂枝汤欲攻其表，此误也。得之便厥、咽中干、烦躁吐逆者，作甘草干姜汤与之，以复其阳。若厥愈、足温者，更作芍药甘草汤与之，其脚即伸；若胃气不和，谵语者，少与调胃承气汤；若重发汗，复加烧针者，四逆汤主之。"按：此条"复其阳"指恢复脾胃的阳气，咽中干、烦躁、吐逆病本于脾胃阳虚，之所以出现烦躁是因为心神不安。《素问·生气通天论》："阳气者，精则养神，柔则养筋。"脾胃阳虚，心神失养则烦躁。阳不生则阴不长，故而出现"咽干"。《素问·阴阳类论》："喉咽干燥，病在土脾"。同时脾胃气血生化不足，心血亏虚，不能濡养心脏，故而产生心火——阴火，也表现为"心烦"。用甘草干姜汤甘温和中，恢复阳气。出现手足温之后，再用芍药甘草汤酸甘化阴，筋脉得到濡养，则"脚即伸"。若误治重发汗，阳气愈加虚损，则用四逆汤扶阳。这和《生气通天论》的"阳气者，精则养神，柔则养筋"相一致。两个方子中，甘草干姜汤扶阳，芍药干姜汤养筋。

干姜附子汤证。第61条："下之后，复发汗，昼日烦躁不得眠，夜而安静，不呕，不渴，无表证，脉沉微，身无大热者，干姜附子汤主之。"按：此条病位也在脾胃，脉沉微说明病位在里（经曰"太阴主内"，即太阴脾主里），病因误治后，损伤阳气，伤及神明，表现为"昼日烦躁不得眠"。

《伤寒论》第29、第61、第174、第175条属于阳虚阴盛证，火神派从此悟出桂枝法和附子法。

五、火郁证

人伤了寒邪一定会有火郁证，下面讲**火郁证**。

太阳伤寒郁闭于表，导致火热内郁，火郁有郁而未发与郁久而发之分。郁而未发，轻的只见"面有热色""身痒"，用桂枝麻黄各半汤、桂枝二麻黄一汤、桂枝二越婢一汤。重的见"不汗出而烦躁"，用大青龙汤证；见"心中懊侬""胸中窒""心中结痛"，用栀子豉汤。郁久而发，见"汗出而喘，无大热"用麻黄杏仁甘草石膏汤，见"身大热，汗大出"等症用白虎汤。太阳"病郁久而发也"，可见白虎汤证，而不仅仅见于阳明病。如《伤寒论·辨太阳病脉证并治下》第176条："伤寒，脉浮滑，此表有热，里有寒，白虎汤主之。"只是白虎汤不能算火郁证了。

六、阳气怫郁

桂枝麻黄各半汤证。第 23 条："太阳病，得之八九日，如疟状，发热恶寒，热多寒少，其人不呕，清便欲自可，一日二三度发，脉微缓者，为欲愈也。脉微而恶寒者，此阴阳俱虚，不可更发汗、更下、更吐也。面色反有热色者，未欲解也，以其不能得小汗出，身必痒，宜桂枝麻黄各半汤。"按："不呕""清便自可"说明病不在里，"恶寒"说明病仍在表，病在表，而不能通过发汗祛除病邪，阳气怫郁，故而出现"面有热色""身痒"的症状，用桂枝麻黄各半汤发小汗而解。

桂枝二麻黄一汤证。阳虚比较重，用桂枝二份麻黄汤一份扶阳。第 125 条："服桂枝汤，大汗出，脉洪大者，与桂枝汤如前法；若形如疟，日再发者，汗出必解，宜桂枝二麻黄一汤。"按：发热恶寒一日发作两次，形如疟疾，为表郁之轻症，仍可用桂枝二麻黄一汤发汗，驱散表邪。

桂枝二越婢一汤证。不单是阳虚有郁热，此处加石膏来散郁热。寒邪外束必有心火内郁，是《伤寒论》栀子豉汤类的方子。第 27 条："太阳病，发热恶寒，热多寒少，脉微弱者，此无阳也，不可更汗，宜桂枝二越婢一汤方。"按：太阳伤寒，热多寒少，郁热伤阳气，导致阳气耗伤而脉微弱，此时不可再发汗，用桂枝二越婢一汤治疗，其中由桂枝汤组成的药物温补阳气，麻黄帮助桂枝祛风散寒，石膏清泻郁热。

心火内郁证。第 76 条："发汗后，水药不得入口为逆，若更发汗，必吐下不止。发汗吐下后，虚烦不得眠；若剧者，必反复颠倒，心中懊憹，栀子豉汤主之。若少气者，栀子甘草豉汤主之。若呕者，栀子生姜豉汤主之。"第 77 条："发汗，若下之而烦热，胸中窒者，栀子豉汤主之。"第 78 条："伤寒五六日，大下之后，身热不去，心中结痛者，未欲解也，栀子豉汤主之。"第 79 条："伤寒下后，心烦腹满，卧起不安者，栀子厚朴汤主之。"第 80 条："伤寒，医以丸药大下之，身热不去，微烦者，栀子干姜汤主之。"按：太阳病发汗吐下后，心阴伤而有阴火（心火），导致心火旺，出现诸如"虚烦不得眠""心中懊憹""胸中窒""心中结痛""心烦"等症状，此为心火内郁证。成无己注："虚烦者，热也。"柯琴注："烦为虚烦，则热亦虚热，窒亦虚窒矣。此热伤君主，心气不足而然。"烦是心脑同病，用栀子豉汤清心除烦，治标为先。

大青龙汤证。此为太阳伤寒的重症，寒邪客于表，火热内郁而烦躁。详见第 2 条和第 12 条的论述。

麻黄杏仁甘草石膏汤证。第 62 条："发汗后，不可更行桂枝汤。汗出而喘，无大热者，可与麻黄杏仁甘草石膏汤主之。"第 162 条："下后，不可更行桂枝汤；若汗出而喘，无大热者，可与麻黄杏仁甘草石膏汤。"按：方中麻黄、杏仁苦温，治疗燥（寒）之邪，《内经》曰："燥淫于内，治以苦温"，燥寒郁闭于外，必有郁热，故用石膏甘寒，清郁热，炙甘草和中。

复脉汤证。伤寒不但伤阳气，也伤阴血。寒伤心阳，阳不化气导致的气血阴阳俱虚，用复脉汤。第 177 条："伤寒，脉结代，心动悸，炙甘草汤主之。"按：《伤寒论·辨脉法》："寸口脉浮而紧，浮则为风，紧则为寒。风则伤卫，寒则伤荣。"太阳伤寒，寒伤营血，伤及心之血脉，同时寒伤心阳，阳不化气，导致气血阴阳俱伤。《金匮要略·血痹虚劳病脉证并治》中记载《千金翼》复脉汤即炙甘草汤"治虚劳不足，汗出而闷，脉结悸，行动如常，不出百日，危急者，十一日死。"用炙甘草、桂枝、白酒辛甘温，温补心阳，生地、麦冬、麻仁、阿胶补心血，其中重用生地清心火（阴火），人参、姜、枣、甘草健脾和中。

七、蓄血证

太阳表证不解，上焦心病可传入少腹之里为病（太阳心顺传少阳、厥阴），出现"少腹硬满""下血"之蓄血证，同时少腹病也可影响心病，出现"如狂或发狂"。第 106 条："太阳病不解，热结膀胱，其人如狂，血自下，下者愈。其外不解者，尚未可攻，当先解外，外解已，但少腹急结者，乃可攻之，宜桃核承气汤。"第 124 条："太阳病六七日，表证仍在，脉微而沉，反不结胸，其人发狂者，以热在下焦，少腹当硬满，小便自利者，下血乃愈。所以然者，以太阳随经，瘀热在里故也，抵当汤主之。"第 125 条："太阳病，身黄，脉沉结，少腹硬，小便不利者，为无血也；小便自利，其人如狂者，血证谛也，抵当汤主之。"第126条："伤寒有热，少腹满，应小便不利，今反利者，为有血也。当下之，不可余药，宜抵当丸。"按：注家成无己认定为血蓄膀胱，他解释第106条："太阳，膀胱经也。太阳经邪热不解，随经入腑，为热结膀胱……热在膀胱，必与血相搏。"清代柯韵伯解释该条的"血自下"亦为"小便尿血"。此说法不妥。"小便自利"说明膀胱气化功能正常，太阳蓄血不在膀胱。心主太阳，太阳之里为心、胸、小肠，寒伤太阳不解，则传入心、胸、小肠，传入心、胸为陷胸汤证，传入小肠则为蓄血证。另外，下焦少腹为厥阴之里，寒伤太阳不解则顺传厥阴肝，寒邪传入厥阴之里少腹，也可产生蓄血证。第125条"身黄"一症也说明邪在厥阴肝，仲景用抵当汤或抵当丸治之。

伤寒在表不解后，会陷入表之里胸部这个部位，导致肺气不能肃降的**小柴胡汤证**。一般认为小柴胡汤证是少阳证的主方，是半表半里证，其实是不合适的，小柴胡汤证在《伤寒论》第148条："伤寒五六日，头汗出，微恶寒，手足冷，心下满，口不欲食，大便硬，脉沉细者，此为阳微结，必有表，复有里也；脉沉，亦在里也。汗出为阳微，假令纯阴结，不得复有外证，悉入在里，此为半在里半在外也；脉虽沉细，不得为少阴病。所以然者，阴不得有汗，今头汗出，故知非少阴也，可与小柴胡汤；设不了了者，得屎而解。"它属于"半在里半在外"，没有半表半里证，小柴胡汤的主证"往来寒热，胸胁苦满，嘿嘿不欲饮食，心烦喜呕，或胸中烦而不呕，或渴，或腹中痛，或胁下痞硬，或心下悸，小便不利，或不渴，身有微热，或咳者"，条文里的"寒热往来"是表部症状，是在表部的上焦症状，"嘿嘿不欲饮食""心烦喜呕"是属于胸膈以下的肠胃病证，张仲景在第230条对小柴胡汤的病机做了说明，它的作用是什么？"上焦得通，津液得下，胃气因和，身濈然汗出而解"，是张仲景自己给出来的小柴胡汤的病机，它首先的作用是开上焦，上焦开，肺气肃降，津液得下，肠胃就通了，胃气就和了，里通，表就通了，所以身濈然汗出而解。这是非常重要的一条，讲小柴胡汤的机理。

陷胸汤证。陷胸汤证也是病发于表，热入而导致的结胸证，属于太阳病的范围。第131条："病发于阳，而反下之，热入因作结胸；病发于阴，而反下之，因作痞也。所以成结胸者，以下之太早故也。结胸者，项亦强，如柔痉状，下之则和，宜大陷胸丸。"第 134 条："太阳病，脉浮而动数，浮则为风，数则为热，动则为痛，数则为虚。头痛发热，微盗汗出，而反恶寒者，表未解也。医反下之，动数变迟，膈内拒痛，胃中空虚，客气动膈，短气躁烦，心中懊侬，阳气内陷，心下因硬，则为结胸，大陷胸汤主之。"第 135 条："伤寒六七日，结胸热实，脉沉而紧，心下痛，按之石鞭者，大陷胸汤主之。"第 136 条："伤寒十余日，热结在里，复往来寒热者，与大柴胡汤。但结胸，无大热者，此与水结在胸胁也，但头微汗出者，大陷胸汤主之。"第 137 条："太阳病，重发汗而复下之，不大便五六日，舌上燥而渴，日晡所小有潮热，从心下至少腹，硬满而痛，不可近者，大陷胸汤主之。"第 138 条："小结胸病，正在心下，按之则痛，脉浮滑者，小陷胸汤主之。"按：太阳伤寒表证未除，误下导致水热互结于胸胁、心下或少腹部。病邪在心肺，表现为项强，用大陷胸丸清热肃肺，缓攻逐水；病邪在胸胁部、心下，或心下至少腹部，表现为心下痛、按之石硬，或心下至少腹硬满而痛，其脉沉紧，说明病位在里为主，用大陷胸汤泻热破结，骏下逐水；病邪在心下，按之痛，其脉浮滑，说明病位仍在心肺之表，用小陷胸汤清热宣肺，化痰散结。

"太阳之为病"讲感受太阳本气寒水为主的病，是狭义的伤寒病，也是狭义伤寒的提纲，而不是太阳病的提纲。寒邪为病，首先伤表为麻黄汤证，寒邪闭塞于表，阳气不得外散，阳气怫郁于表，阳气郁甚则发热，甚或高烧，而有大青龙汤证。阳虚不化水液，则有寒湿证（麻黄加术汤）、水气证（小青龙汤等）、水饮证（苓桂术甘汤等）、奔豚证（桂枝加桂汤等）、蓄水证（五苓散）。重则阳虚阴盛，而有桂枝甘草汤证、桂枝附子汤证、甘草附子汤证、甘草干姜汤证、干姜附子汤证、四逆汤证等。

寒邪以胜相加则伤心，所以伤寒最多心病。心主盛阳，心主神明，心主血脉，心主火，故有"叉手自冒心、心悸"等心阳虚证、损伤心神的"烦躁不安"症、"脚挛急"的筋病、"心中懊侬"的心火内郁证、"心动悸"的复脉汤证以及"如狂或发狂"的蓄血证等。伤寒失治、误治，邪陷于表之里胸胁，则有柴胡汤证，以及陷胸汤证等。

伤寒分为广义的伤寒，包括六种病：伤寒、中风、温病、中暍、痉病、湿痹，而"太阳之为病"狭义的伤寒，就是指寒燥、寒湿，还有第二个指寒伤阳气：阳虚的有伤心、伤筋；阳不化气，水饮内停的有水气、痰饮；心火内郁引起表阳怫郁的有表阳怫郁证、心火内郁证。

这样我们把太阳做了一个系统的讲解，大家就能从逻辑上比较系统地理解伤寒这一系统病。

临床中见了这个病，要抓病因，而不是抓主证。现在的"方证相应"理论本身就不符合《伤寒论》的原旨，是灭亡中医的一条道路。虽然这是一条捷径，但是它却丢掉了《伤寒论》的医理部分，单纯主张"方证相应"是对《伤寒论》最大的伤害。

另外，现在都讲辨证论治，这是符合"方证相应"的东西，实际上中医不是这样的。中医讲辨证求因、审因论治，一定要明理：病因在哪里，病因治了，主证就治了，跟着并发症也就治了。所以是明理求因，知道病因，病因治了，主证也就治了。

今天给大家讲的内容都是让大家抓理、抓病因的。太阳之为病，首先抓的病因是寒邪。抓了寒邪，寒邪伤人阳气，寒邪导致心脏病、心血内郁，导致瘀血的症状。首先要抓病因，抓住病因，主证自然迎刃而解。临证时根据中医的逻辑应该找到病因，这是中医的根本理念，到底是内因、外因，一定要找到，实在找不到，就像张仲景说的，至于不内外因不在这个范围之内。有病因一定要找病因，找不到，抓主证去治疗也可以。病证无非就是外感、内伤，或者是外感、内伤交杂的，这时候要好好理解，看一看李东垣的《内外伤辨惑论》，到底是属于内伤还是属于外感，是属于内伤多、外感少，还是属于外感多、内伤少。张仲景做出了示范，比如小青龙汤是一个既有外感又有内伤，外感是伤了寒邪，内伤是心下有水气。

第31讲
真实《伤寒论》

2015 年 7 月 9 日

一、两套三阴三阳体系

《伤寒论》有三套三阴三阳系统：一是辨太阳病、辨阳明病、辨少阳病、辨太阴病、辨少阴病、辨厥阴病（以下简称"辨六病"）三阴三阳系统，为天道客气时行之气为病。二是六经病欲解时三阴三阳系统，为人体主气——人气。三是《伤寒例》记载有地道主气——四时正气为病。六经顺序是："正月二月初之气厥阴、三月四月二之气少阴、五月六月三之气少阳、七月八月四之气太阴、九月十月五之气阳明、十一月十二月终之气太阳。"

这是《伤寒论》的记载，客观事实，不容篡改。张仲景不仅继承了《黄帝内经》五运六气理论之经旨，还创新发展了中医事业，特别是中医临床理论。因为地道主气年年不变，所以六经部分只有两套三阴三阳体系。

（一）辨六病次序——太阳、阳明、少阳、太阴、少阴、厥阴（客气）

这个次序见于《素问·热论》和《素问·六元正纪大论》。

帝曰：太阳之政奈何？岐伯曰：辰戌之纪也。

帝曰：阳明之政奈何？岐伯曰：卯酉之纪也。

帝曰：少阳之政奈何？岐伯曰：寅申之纪也。

帝曰：太阴之政奈何？岐伯曰：丑未之纪也。

帝曰：少阴之政奈何？岐伯曰：子午之纪也。

帝曰：厥阴之政奈何？岐伯曰：巳亥之纪也。

《素问·六元正纪大论》讲六经六气，《伤寒论》继承之讲六气。《素问·热论》只是举例讲寒邪传变的过程，所以不是《伤寒论》创作的主要依据。一般伤寒家认为，《素问·热论》只讲寒邪传变，此说法不对。

第一，《素问·热论》谓："今夫热病者，皆伤寒之类也。"它明确指出"伤寒"为外感病之总称，此即后世所称"广义伤寒"。《难经·五十八难》亦云："伤寒有五：有中风，有伤寒，有湿温，有热病，有温病。"何以把外感病总称为伤寒？《伤寒例》说："其伤于四时之气，皆能为病，以伤寒为毒者，以其最成杀厉之气也。"《伤寒大白·陈序》说："然六气皆足以伤人，而寒之入人为最毒，人之受之者为最酷。"这种认识，是从寒邪毒厉的特性而言。陈修园《医学三字经》说："太阳主一身之表，司寒水之经，凡病自外来者，皆谓伤寒，非寒热之变也。"这种认识，是从外感病位而言。

第二，《素问·热论》说："人之伤于寒也，则为病热。"《素问·水热穴论》又说"人伤于寒而传为热。"所谓"伤于寒"，指人被寒邪所伤，此即外感寒邪之"伤寒"，后世称之为"狭义伤寒"。仲景《伤寒论》所云"太阳病，或已发热，或未发热，必恶寒，体痛，呕逆，脉阴阳俱紧者，名为伤寒"，即狭义伤寒之谓。由此可知，《素问·热论》不仅论述了"狭义伤寒"，也论述了"广义伤寒"，还讨论了六经分证、两感于寒证及热遗、食复等。《素问·热论》所述的六经病证，都是指伤于寒邪发病，属于"狭义伤寒"，其证候以热证、实证为主，而且主要是经脉病证。诸如太阳之"头项痛，腰脊强"；阳明之"目痛而鼻干"；少阳之"胸胁痛而耳聋"；太阴之"嗌干"；少阴之"舌干"；厥阴之"囊缩"，皆明显体现了经脉辨证的特点。张仲景的《伤寒论》则以运气为主，统论"广义伤寒"和"狭义伤寒"，如《伤寒论·太阳篇》所云"太阳病，或已发热，或未发热，必恶寒，体痛，呕逆，脉阴阳俱紧者，名为伤寒"，即"狭义伤寒"之谓，而太阳伤寒、温病、中风、湿痹、中热、痉病则属于"广义伤寒"。《伤寒论》所论述的内容不仅有《素问·热论》所指六经的热证、实证，而且六经都有表里、阴阳、寒热、虚实，而且涵纳六经辨证、三焦辨证、营卫气血辨证、脏气法时的脏腑辨证、八纲辨证、经络辨证于一炉，成为中医临床的经典著作。

1. "辨六病"三阴三阳体系，定客气以论外感六淫 《伤寒论》"辨六病"的次序是依据五运六气七篇大论中《素问·六元正纪大论》六经司政的太阳、阳明、少阳、太阴、少阴、厥阴次序排列的，属于客气。张仲景多次提到"客气"，均指外来邪气。《金匮要略·脏腑经络先后病脉证》说："五邪中人，各有法度。"这"五邪"都是外来的"客气"，指风、寒、湿、燥、火。

《金匮要略·脏腑经络先后病脉证》还说:"若五脏元真通畅,人即安和。客气邪风,中人多死。""邪风"只是"客气"中的一种。《金匮要略·中风历节病脉证并治》说:"邪在皮肤。浮者血虚,络脉空虚,贼邪不泻,或左或右,邪气反缓,正气即急,正气引邪,喝僻不遂。邪在于络,肌肤不仁;邪在于经,即重不胜;邪入于府,即不识人;邪入于脏,舌即难言,口吐涎。"客气——邪气首先入侵表部皮肤,然后逐渐深入,其深入的条件是"正气"的气血虚。"正气"是与外来"客气"相对而言,人体正气为"主气"。

《伤寒论》第97条说:"血弱气尽,腠理开,邪气因入,与正气相搏,结于胁下。正邪分争,往来寒热⋯⋯"其中"血弱气尽"是"邪气因入"的条件。故《伤寒论》第134条说"太阳病⋯⋯表未解也。医反下之,动数变迟,膈内拒痛,胃中空虚,客气动膈",第158条说"伤寒中风,医反下之⋯⋯胃中虚,客气上逆",第221条也说汗吐下误治后"胃中空虚,客气动膈"。再如《辨可吐》说"病人手足厥冷,脉乍结,以客气在胸中",《辨不可下脉证并治》说"客热在皮肤"。这五条都是"客气"——邪气在表,因汗、吐、下误治后,邪陷于胸形成的,故云"客气在胸中"。第134条是"病发于阳"误下形成结胸证,导致"客气"陷入胸中"动膈"的。横膈膜是天地阴阳食物分解线,横膈膜之上属天阳,属于表之里,躯壳属于表之表,故"客气"陷入胸中则动膈。"客气"陷入必因气血虚,营卫气血生于胃,营卫气血必因胃虚,只有"胃中空虚",邪入使"客气在胸中",才能"客气动膈"。

《伤寒例》说"客气"即"时行之气"(古称天行),谓:"凡时行者,春时应暖而反大寒,夏时应热而反大凉,秋时应凉而反大热,冬时应寒而反大温。此非其时而有其气,是以一岁之中,长幼之病多相似者,此则时行之气也。"四时"正气"即主气,四时"时行之气"即"客气"。并说:"夫欲候知四时正气为病,及时行疫气之法,皆当按斗历占之。"即按主气、客气加临法推算之。《伤寒例》并将"客气"六气逐一解说,谓:初之气"正月二月,寒渐将解,为病亦轻";二之气"三月四月,或有暴寒,其时阳气尚弱(田按:正气),为寒(田按:客气)所折,病热犹轻";三之气"五月六月,阳气已盛(田按:正气),为寒(田按:客气)所折,病热则重";四之气"七月八月,阳气已衰(田按:正气),为寒(田按:客气)所折,病热亦微";

五之气"九月十月，寒气尚微，为病则轻"；终之气"十一月十二月，寒冽已严（田按：寒为冬时主气），为病则重（田按：主气、客气都是寒）"。

这里只以感受寒邪为例，"时行之气"不只是一种寒邪，有六淫之多。由此可知，张仲景讲"主气"虽与五运六气不同，但是"客气"的分法与五运六气的分法相同。这里只从正气——阳气的强弱来论述六个时间段，六经主气感受寒邪的轻重病位，不反映寒邪从表入里的过程，不是六经之间的传变规律，也不是外感病从外到内逐渐深入的六个病机特点。《素问·离合真邪论》说："不知合之四时五行，因加相胜，释邪攻正，绝人长命。"医生不懂四时五行的道理，以及主客气加临相胜的规律，可能会放过邪气，伤害正气，以致断送患者性命。所以《伤寒论》一再讲庸医各种误治及张仲景的救治方法，张仲景岂能不知主客气加临的道理？

欲解时的六经属于主气为常，固定不变，不需要"辨"。而六经的客气年年轮转，变动不居，加临于主气之上的"客气"年年不同，故需要"辨"。如六淫皆可轮转加临主气太阳之上，《伤寒论》太阳病有太阳中风、太阳温病、太阳伤寒、太阳中热、太阳痉（燥）病、太阳湿痹之辨。不仅太阳可以外感六淫，其余五经也可以感受多种外邪，如少阴病，既有"少阴中风"，又有"始得之"的伤寒麻黄细辛附子汤证，还有"中热"得之的黄连阿胶汤证（《辅行诀脏腑用药法要》记载黄连阿胶汤为小朱雀汤，治天行热病）。因此，不能只用寒邪解读《伤寒论》，而要尊重客观事实。《伤寒论》不是只讲寒邪的书，不能用只讲寒邪的《素问·热论》的六经次序解读《伤寒论》的六经次序。《伤寒论》的六经中，每篇的提纲证都是六经本气为病，而《素问·热论》六经次序虽然与《伤寒论》相同，但其六经次序只是寒邪一气伤人的过程，不包含六气，故注家以《素问·热论》为《伤寒论》之本源，只能得出《伤寒论》为伤于"寒邪"一气之书，认为《伤寒论》六经是指寒邪致病，从表到里逐步深入的六个过程阶段。太阳病，既可传阳明而有"太阳阳明病"，又可传少阳而有"太阳少阳病"，还可以"三阳合病"。不见"阳明、少阳证""为不传也"。传与不传的关键取决于胃气的虚实，胃气实不传，胃气虚则传，故云"针足阳明，使经不传则愈"。

2.《伤寒例》论外感病，属于五运六气理论 《辅行诀脏腑用药法要》说二旦汤、六神汤是治疗"外感天行病"的专方。什么是"外感天行病"？外感天中流行之气而发病。天气随四时八节阴阳的变化而变化，四时阴阳变化有太过和不及，而四时八节阴阳的变化又取决于日月星辰运动对地球的影响，故四时阴阳太过和不及的变化，都是日月星辰天体运动的结果。所以外感天气而得病，古人称之为"天行病"，现代称作外感病。

关于外感病，张仲景在《伤寒例》中作了总论，并把外感病分为两类：一类是四时主气即四时正气为病；另一类是非四时主气——客气即时行之气为病。时行之气为病即是疫病，并把疫病分为"寒疫"和"冬温"两种。《伤寒例》说："《阴阳大论》云：春气温和，夏气暑热，秋气清凉，冬气冷冽。此则四时正气之序也。冬时严寒，万类深藏，君子固密，则不伤于寒。触冒之者，乃名伤寒耳。其伤于四时之气，皆能为病。以伤寒为毒者，以其最成杀厉之气也。中而即病者，名曰伤寒。不即病者，寒毒藏于肌肤，至春变为温病，至夏变为暑病。暑病者，热极重于温也。是以辛苦之人，春夏多温热病者，皆由冬时触寒所致，非时行之气也。凡时行者，春时应暖，而反大寒；夏时应热，而反大凉；秋时应凉，而反大热；冬时应寒，而反大温。此非其时而有其气，是以一岁之中，长幼之病多相似者，此则时行之气也。夫欲候知四时正气为病，及时行疫气之法，皆当按斗历占之。"

四时八节，二十四气，七十二候决病法：

"立春正月节斗指艮　　雨水正月中指寅

惊蛰二月节指甲　　　春分二月中指卯

清明三月节指乙　　　谷雨三月中指辰

立夏四月节指巽　　　小满四月中指巳

芒种五月节指丙　　　夏至五月中指午

小暑六月节指丁　　　大暑六月中指未

立秋七月节指坤　　　处暑七月中指申

白露八月节指庚　　　秋分八月中指酉

寒露九月节指辛　　　霜降九月中指戌

立冬十月节指乾　　　小雪十月中指亥

大雪十一月节指壬　　冬至十一月中指子

小寒十二月节指癸　　大寒十二月中指丑

二十四气，节有十二，中气有十二。五日为一候，气亦同，合有七十二候。决病生死，此须洞解之也。

九月霜降节后，宜渐寒，向冬大寒，至正月雨水节后，宜解也。所以谓之雨水者，以冰雪解而为雨水故也。至惊蛰二月节后，气渐和暖，向夏大热，至秋便凉。

从霜降以后，至春分以前，凡有触冒霜露，体中寒即病者，谓之伤寒也。九月十月，寒气尚微，为病则轻。十一月十二月，寒冽已严，为病则重。正月二月，寒渐将解，为病亦轻。此以冬时不调，适有伤寒之人，即为病也。

其冬有非节之暖者，名曰冬温。冬温之毒，与伤寒大异。冬温复有先后，更相重沓，亦有轻重，为治不同，证如后章。

从立春节后，其中无暴大寒，又不冰雪，而有人壮热为病者，此属春时阳气，发于冬时伏寒，变为温病。从春分以后，至秋分节前，天有暴寒者，皆为时行寒疫也。三月四月，或有暴寒，其时阳气尚弱，为寒所折，病热犹轻。五月六月，阳气已盛，为寒所折，病热则重。七月八月，阳气已衰，为寒所折，病热亦微。其病与温及暑病相似，但治有殊耳。

十五日得一气，于四时之中，一时有六气，四六名为二十四气也。然气候亦有应至而不至，或有未应至而至者，或有至而太过者，皆成病气也。

但天地动静，阴阳鼓击者，各正一气耳。是以彼春之暖，为夏之暑；彼秋之忿，为冬之怒。

是故冬至之后，一阳爻升，一阴爻降也。夏至之后，一阳气下，一阴气上也。斯则冬夏二至，阴阳合也；春秋二分，阴阳离也。阴阳交易，人变病焉。此君子春夏养阳，秋冬养阴，顺天地之刚柔也。

小人触冒，必婴暴疹。须知毒烈之气，留在何经，而发何病，详而取之。

是以春伤于风，夏必飧泄；夏伤于暑，秋必病疟；秋伤于湿，冬必咳嗽；冬伤于寒，春必病温。此必然之道，可不审明之。

伤寒之病，逐日浅深，以施方治。……

凡伤于寒，则为病热，热虽甚，不死。若两感于寒而病者，必死。……

若更感异气，变为他病者，当依旧坏病证而治之。若脉阴阳俱盛，重感于寒者，变成温疟。

阳脉浮滑，阴脉濡弱者，更遇于风，变为风温。

阳脉洪数，阴脉实大者，更遇温热，变为温毒。温毒为病最重也。

阳脉濡弱，阴脉弦紧者，更遇温气，变为温疫。

以此冬伤于寒，发为温病，脉之变证，方治如说。"

可能有人会用《伤寒例》为王叔和所作来反对，其实《伤寒例》是张仲景汇通诸家之精华，并参以自己临床实践写成的。它是《伤寒论》外感病的总论，也是解读《伤寒论》的纲领，我们不能怀疑一切，打倒一切。由于删除《伤寒例》《辨脉法》《平脉法》等内容，致使《伤寒论》变成只有方和药，没有理和法的著作。至此可知，《伤寒论》是一部外感专著，这一点应该得到大家的共识和尊重。有这个共识作为基础，再来阐述《伤寒论》的理论体系就好办了。

凡是外感风、寒、暑、湿、燥、火六淫就不能脱离气象的变化，气象变化脱离不了天体运动的规律，即天文，说明天文气象理论是外感病重要的理论基础。而中医学的天文气象理论，全部都在《黄帝内经》五运六气理论之中。因此，只有用五运六气理论阐述《伤寒论》，才能把《伤寒论》说明、说透。第一个解释《伤寒论》的成无己就用五运六气理论作为说理工具，他把《图解运气图》放到《注解伤寒论》的卷首不是很能够说明这一点吗？（图4-10）

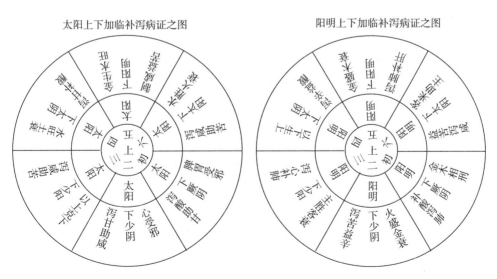

图4-10 太阳与阳明上下加临补泻病证图

桂林古本《伤寒论》载有《六气主客第三》一篇，专讲五运六气理论，可能是张仲景原有文意。

天气根于天体运动而有太过、不及，既有四时主气（正气）为病，又有四时客气（时行之气）为病，这不就是五运六气理论吗？《伤寒论》是用五运六气理论写成的。有四时主气和四时客气的加临，所以外感天行病不是单纯的风、寒、暑、湿、燥、火六淫为病，多为"合邪"为病，如《伤寒论》所言"太阳阳明合病、并病""太阳少阳合病、并病"及"少阳阳明病"等。因为"疫病"是"时行之气"发病，必定是合邪为病。对于这种"合邪"，吴又可《温疫论》称作"非风、非寒、非暑、非湿"，而称作"杂气""戾气""疠气""疫气"。《温疫论》原序说："温疫之为病，非风、非寒、非暑、非湿，乃天地间别有一种异气所感"，《温疫论·原病》称这种"异气"为"疠气"，还有专篇论"杂气"。

四时阴阳按量的多少分为三阴三阳，乃天气之三阴三阳，而五脏法于四时，故张仲景《伤寒论》要用三阴三阳六经辨证论治。《伤寒论》的三阴三阳，就是五运六气的三阴三阳，《伤寒论》的三阴三阳次序，就是《素问·六元正纪大论》中司天的三阴三阳次序。六气与三阴三阳的关系属于五运六气标本中气理论，故陈修园在《伤寒论浅注·凡例》中强调"六气之本标中气不明，不可以读《伤寒论》"。"本"，指风、寒、暑、湿、燥、火六气。"标"，指三阴三阳，为六气的标识。"中气"，指处于标本之间的气，亦为三阴三阳之气。见到三阴三阳就能知道六气，反之，见到六气就能知道三阴三阳。

3. 天道阴阳 天道三阴三阳表示阴阳量的多少。《素问·六微旨大论》说："帝曰：愿闻天道六六之节，盛衰何也？岐伯曰：上下有位，左右有纪。故少阳之右，阳明治之；阳明之右，太阳治之；太阳之右，厥阴治之；厥阴之右，少阴治之；少阴之右，太阴治之；太阴之右，少阳治之；此所谓气之标，盖南面而待也。故曰：'因天之序，盛衰之时，移光定位，正立而待之，'此之谓也。"这里明确告诉我们，三阴三阳的确立是根据太阳周年视运动"移光定位"得来的。《素问·天元纪大论》说："阴阳之气，各有多少，故曰三阴三阳也。"太阳运动产生的阴阳消长过程可以用太极图表示（图4-11）。

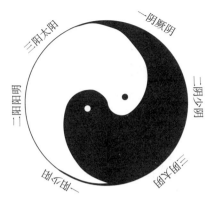

图 4-11 太极图

这个过程《老子》称作道生一，一生二，二生三，三生万物。万物负阴而抱阳，冲（出土文物作中）气以为和。"道"就是太阳的运动轨迹，《周易·系辞传》称作"一阴一阳之谓道"。"一"就是一阴一阳之"一"；一阴一阳发展到二阴二阳就是"一生二"；二阴二阳发展到三阴三阳就是"二生三"。《素问·阴阳类论》说"三阳为父，三阴为母"，父天母地，《素问·阴阳应象大论》说："阴阳者，天地之道也，万物之纲纪，变化之父母，生杀之本始，神明之府也……天地者，万物之上下也；阴阳者，血气之男女也；左右者，阴阳之道路也；水火者，阴阳之征兆也；阴阳者，万物之能始也。"故云"三生万物，万物负阴而抱阳"。面南而立，故云"负阴而抱阳"。

4. 地道阴阳 《素问·六微旨大论》说："帝曰：善。愿闻地理之应六节，气位，何如？岐伯曰：显明之右，君火之位也。君火之右，退行一步，相火治之，复行一步，土气治之。复行一步，金气治之。复行一步，水气治之。复行一步，木气治之。复行一步，君火治之。"即初之气为厥阴，二之气为少阴，三之气为少阳，四之气为太阴，五之气为阳明，终之气为太阳。此乃地道应天道四时正气之序，即春风、夏热、长夏湿、秋燥、冬寒也。

5. 人道阴阳 《素问·生气通天论》说："阳气者，一日而主外。平旦人气生，日中而阳气隆，日西而阳气已虚。"《灵枢·营卫生会》说："日中而阳陇为重阳，夜半而阴陇为重阴。"《灵枢·顺气一日分为四时》说："一日分为四时，朝则为春，日中为夏，日入为秋，夜半为冬。"《素问·金匮真言论》说："平旦至日中，天之阳，阳中之阳也；日中至黄昏，天之阳，阳中之阴也；合夜至鸡鸣，天之阴，阴中之阴也；鸡鸣至平旦，天之阴，阴中之阳也。故人亦应之"。这里将一天划分成四个时间段，正是张仲景配应少阳、太阳、阳明、太阴"四经"欲解时的理论依据。"日中而阳陇为重阳"，故配应阳气最盛的三阳太阳。"夜半而阴陇为重阴"，故配应阴气最盛的三阴太阴。这种情况可用《伤寒论》六经病欲解时的逆时针方向厥阴→少阴→太阴→阳明→太阳→少阳的排列次序表示，与《素问·四时刺逆从论》六经排列次序"厥阴……少阴……太阴……阳明……太阳……少阳"完全一致。这是人道主气示意图（图4-12）。

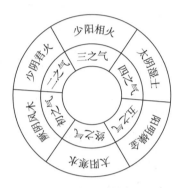

图4-12　主气

厥阴、少阳、太阳主上半年，上应风、相火、寒三气，火调节风寒的温度。

阳明、太阴、少阴主下半年，上应燥、湿、热三气，湿调节燥热的湿度。

6. 天道客气、地道主气、人道主气之间的关系　《素问·六微旨大论》说："帝曰：愿闻其用也。岐伯曰：言天者求之本，言地者求之位，言人者求之气交。帝曰：何谓气交？岐伯曰：上下之位，气交之中，人之居也。故曰：天枢之上，天气主之；天枢之下，地气主之；气交之分，人气从之，万物由之，此之谓也。"《素问·气交变大论》说："夫道者，上知天文，下知地理，中知人事，可以长久，此之谓也……位天者，天文也。位地者，地理也。通于人气之变化者，人事也。"地道主气，年年不变，故张仲景在《伤寒例》中虽然论述地道主气，而在六经论治中却不再论述。

7. 天道客气、地道主气、人道主气次序的不同点　天道六经次序源于阴阳量的多少，太阳、阳明、少阳、太阴、少阴、厥阴（见七篇大论，客气次序）。地道六经次序源于地球四时正气，厥阴、少阴、少阳、太阴、阳明、太阳（见七篇大论，主气次序）。人道六经次序源于昼夜阳气消长，少阳、太阳、阳明、太阴、少阴、厥阴（见《素问·四时刺逆从论》、六经病欲解时，人气次序）（图4-13）。

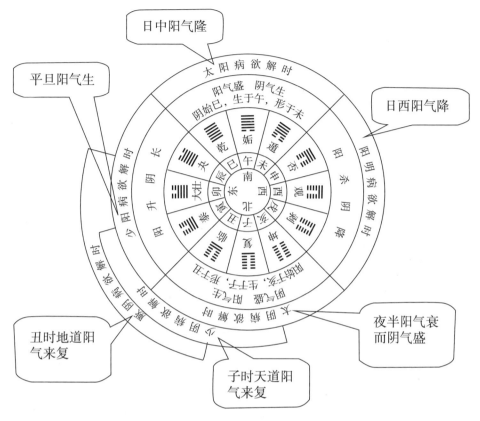

图 4-13 解释六经病欲解时图

8. 三阴三阳的实质 天道三阴三阳次序：一是反映了客气阴阳量的变化，二是上联天之六气。如太阳之上，寒气主之。

地道三阴三阳次序：一是反映了四季的主气气候变化，二是联系了四时相应的脏腑经络。如《素问·金匮真言论》《素问·阴阳应象大论》等。

人道三阴三阳次序：一是反映了阴阳消长变化，二是反映了正邪斗争变化。如《素问·金匮真言论》等。

综合之，天地之气加临人体有脉证反映，于此才能得出三阴三阳真正的实质——综合性的五运六气理论的三阴三阳。一个"气化"不能代表五运六气理论。那些不知道《伤寒论》有三套三阴三阳体系的伤寒家，只从一个方面给三阴三阳实质下定论，是不切实际的、片面的，争论可以休矣（图 4-11、图 4-12）。

从上述可知，人体感受外邪发病分为四时正气为病和时行之气为病两种，包括四时正气为病（地道四时主气）、人道主气（人气）病、时行之气为病（天道四时客气）（图 4-13）。

天食人以五气，地食人以五味。后天之本肺、脾，肺通天气，脾通地气，接触外界五气、五味的是肺与脾。肺主皮毛在表，脾主肠胃在里。因此，外邪进入人体的来路有二：一是"病发于阳"的表部；二是"病发于阴"的里部。出路也有二：一是表部发汗；二是里部吐下。

在成无己用五运六气解读《伤寒论》的影响下，继之者历代不乏其人，如金元时期的刘河间、张元素、张子和、李东垣等对《伤寒论》六经与六气的关系就多有论述。至明代，张介宾对五运六气进行更深入的研究，大大发挥了脏腑经络与六气标本中气的关系，为清代医家运用五运六气研究《伤寒论》奠定了理论基础。到了清代，张志聪、张令韶就用运气标本中气理论全面解释《伤寒论》，继之者有陈修园、黄元御、唐宗海、陆九芝、郑钦安等，逐渐形成了六经气化学说。但他们多以运气标本中气为说，如陈修园《伤寒论浅注》说："六气之本、标、中气不明，不可以读《伤寒论》。"这样的注解不全面、不深入。

外感风、寒、暑、湿、燥、火六淫属于天，而病发于人体，必须知道人体生命科学，做到"天人合一"，才能读懂《伤寒论》。张志聪《伤寒论集注》说："三阴三阳谓之六气，天有此六气，人亦有此六气。无病则六气运行，上合于天，外感风寒，则以邪伤正，始则气与气相感，继则从气而入于经。世医不明经气，言太阳便曰膀胱，言阳明便曰胃，言少阳便曰胆，迹其有形，亡乎无形，从其小者，失其大者，奚可哉！"张志聪强调的就是"天人合一"理论，也是今日研究《伤寒论》者之所缺。现行《伤寒论》教材，只讲方证，谓本证、兼证、变证等，不仅脱离了自然界天文气象理论，亦脱离人体生命科学。用五运六气理论研究《伤寒论》，过去的研究不够全面和深入，还没有引起学者们足够重视，甚至还有不少影响很大的伤寒大家斥之为糟粕和玄学而加以否定，致使不少初学者受其影响而视之为荒诞之论，遂使此说不能发扬光大而使人遗憾。

五运六气理论源于天文气象理论。天文气象是自然科学，五运六气也是自然科学，把自然科学说成是糟粕和迷信，其居心何在？其实那些所谓的伤寒大家完全不懂或是一知半解五运六气理论，为了掩盖这方面的空虚，他们就挥舞大棒以攻为守，而言五运六气理论是糟粕和玄学，为自己壮胆，这是人们常用的伎俩，不必在意。在今日倡明中国传统文化科学发展的大好形势下，要让五运六气理论散发出应有的灿烂阳光。

张仲景在《伤寒论》中有没有应用五运六气理论呢？又是如何具体应用的呢？回答是肯定的。张仲景用三阴三阳连接外感六气和人体疾病，如：

第 2 条：太阳病，发热，汗出，恶风，脉缓者，名为中风。

第 3 条：太阳病，或已发热，或未发热，必恶寒，体痛，呕逆，脉阴阳俱紧者，名为伤寒。

第 6 条：太阳病，发热而渴，不恶寒者为温病。

这里张仲景用"太阳"连接外界的风、寒、火及人体的发热、恶风、恶寒、体痛、呕逆、渴、脉缓、脉紧等症状，只有五运六气理论才有这些内容，由此可知《伤寒论》创作的理论体系是五运六气理论，舍此无他。

风、寒←太阳→发热、恶寒、恶热、体痛

张仲景在《伤寒论·自序》说："卒然遭邪风之气，婴非常之疾。"外感自然界的"邪风之气"，人体才能得病。这内外的连接枢纽是三阴三阳体系，既不是风、寒、暑、湿、燥、火六淫（只片面指外邪），也不是脏腑经络或别的因素（只片面指人体）。三阴三阳体系可以涵纳六气、脏腑经络，是综合性的。

是否能用五运六气理论解释《伤寒论》所有的条文呢？非也。《伤寒论》大部分条文是讲误治后的变证。对于误治后的变证，必须按误治变证的传变规律治疗，即仲景第 16 条，"太阳病三日，已发汗，若吐、若下、若温针，仍不解者，此为坏病……观其脉证，知犯何逆，随证治之"。

《伤寒论》用了《汤液经法》以四时阴阳治外感天行病的二旦、六神汤，证明《伤寒论》对"时立气布"的重视，一手抓自然界生物场的变化，一手抓人体病证，把天人合一思想融合于三阴三阳体系之中，并据此创建了三阴三阳六经病欲解时体系，作为外感病临床指导大纲。

现在的《伤寒论》高校教材以膀胱经、胃经等十二经脉学说注解《伤寒论》，可是《灵枢·五乱》说"经脉十二者"，当"别为五行，分为四时"，"四时者，春秋冬夏，其气各异"，《黄帝内经》明确指出，十二经脉必须与四时相结合，特别是外感病，这就是《素问·脏气法时论》中的思想，也就是天人合一的五运六气理论。

9. 外感最多杂气 风、寒、暑、湿、燥、火六气乃四时之正气，即春风温、夏火热、长夏暑湿、秋燥、冬寒。此四时正气为病，乃单纯六气为病，谓之"六淫"。但此种单纯六淫为病临床中很少，最多见"天行"非时之气的复合"杂气"为病，如春行夏令是风合火热为邪，春行秋令是风合燥为邪，春行冬令是风合寒为邪，其他季节亦仿此。实际上，不只两种气合而为邪，还有在泉之气和大运之气及间气，乃多种之气合而为邪，故吴又可在《温疫论》中说此"非风、非寒、非暑、非湿"，乃是"杂气"，杂气与六淫属性不同，但"杂气"仍属于四时不正"非时之气"，"疫气者，亦杂气中之一，但有甚于他气，故为病颇重，因名之疠气"，或云"戾气"。

外感病最多"杂气"为病，"杂气"为病虽然不一定都形成瘟疫病，但瘟疫病却属于"杂气"病的一种。吴又可所创的瘟疫病，都有不同的杂气所引起的学说，根源于五运六气理论，最接近现代所说的微生物致病学说，不可因温热毒邪或细菌、病毒之名而废"杂气"说，"细菌""病毒"不等于"杂气"。因为"杂气"是生命环境（生命境），而细菌、病毒是微生物，各种微生物要生存于各自特定的生命环境之中。微生物致病，只能侵入与它生存有相同环境的人体，才能发病，没有与它相同生存环境的人体不会发病，所以在同一地区有人得病，有人不得病。西医治病只知道屠杀微生物，不知道改变环境，所以效果差。中医治病是通过改变人体微生物生存环境，达到治病目的，生存微生物的环境变了，则微生物自灭而病愈。

（二）六经病欲解时次序——少阳、太阳、阳明、太阴、少阴、厥阴（人道主气）

1. 六经病欲解时三阴三阳系统定主气，以六经脏气法时 张仲景在《伤寒论》中明确提出六经病欲解时的概念。

第 9 条：太阳病，欲解时，从巳至未上。

第 193 条：阳明病，欲解时，从申至戌上。

第 272 条：少阳病，欲解时，从寅至辰上。

第 275 条：太阴病，欲解时，从亥至丑上。

第 291 条：少阴病，欲解时，从子至寅上。

第 328 条：厥阴病，欲解时，从丑至卯上。

图示如下（图 4-14）。

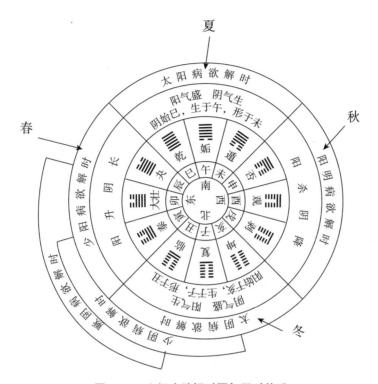

图 4-14　六经病欲解时图与四时关系

六经病欲解时的六经次序本源于《素问·四时刺逆从论》：

"厥阴有余病阴痹；不足病生热痹……

少阴有余皮痹、隐轸；不足病肺痹……

太阴有余病肉痹、寒中；不足病脾痹……

阳明有余病脉痹、身时热；不足病心痹……

太阳有余病骨痹、身重；不足病肾痹……

少阳有余病筋痹、胁满；不足病肝痹……"

《素问·四时刺逆从论》主要讲了两个大问题。

一是顺从四时规律则治愈，逆四时规律则病。其云"是故邪气者，常随四时之气血而入客也，至其变化，不可为度，然必从其经气，辟除其邪，除其邪则乱气不生"，"逆四时而生乱气"。

二是六经本自有太过（有余）与不及（不足），不只是《热论》的热证、实证。

六经病欲解时的逆时针方向：厥阴→少阴→太阴→阳明→太阳→少阳的排列次序，与《素问·四时刺逆从论》六经的排列次序"厥阴……少阴……太阴……阳明……太阳……少阳"完全一致。而且，其六经病欲解时与《素问·脏气法时论》讲脏气法时"向愈时"是一个意思。按照《素问·脏气法时论》五脏"自得其位而起"的思想，则肝病"起于春"，心病"起于夏"，肺病"起于秋"，肾病"起于冬"。以此可知，《伤寒论》的"欲解时"就是"自得其位而起"时，所以厥阴、少阳"欲解时"在春，当配肝胆三焦；太阳"欲解时"在夏，当配心与小肠；阳明"欲解时"在秋，当配肺与大肠；少阴"欲解时"在冬，当配肾与膀胱。只有太阴特殊，因为脾主水湿，为"阴中之至阴"而"脏寒"，所谓"至阴"就是极寒之时，故配于冬，这是张仲景的创举。依据《黄帝内经》三阴中的太阴为"至阴"寒极主内而定。二阴少阴肾中有来复之一阳，非寒极者，故让位于太阴脾。由此可知，《伤寒论》"欲解时"法于《脏气法时论》，属于五运六气理论。

这是人体的主气，就是五运六气理论讲的四时主气，但这个六经病欲解时的主气是张仲景继承创新的主气。

《素问》五运六气理论的四时主气，即主时之气，指一年六个不同时段的正常气候变化规律，按时序分为六个时间段："初之气正月二月厥阴风木，二之气三月四月少阴君火，三之气五月六月少阳相火，四之气七月八月太阴湿土，五之气九月十月阳明燥金，终之气十一月十二月太阳寒水"。

六气必须是在一年之中的六气，这个始点必须符合既是年首，又是春季之首的条件。按照《素问·六元正纪大论》说："夫六气者，行有次，止有位，故常以正月朔日平旦视之，睹其位而知其所在矣。运有余，其至先；运不及，其至后。此天之道，气之常也。运非有余，非不足，是谓正岁，其至当其时也。"可知一年中六气的始点是"正月朔日平旦"，不是跨年度的大寒（图4-15）。

《黄帝内经》以四时正气为主，是地球的"主气"，以五行相生和气候次序排列，即春风木生夏热火，夏热火生长夏湿土，长夏湿土生秋燥金，秋燥金生冬寒水。

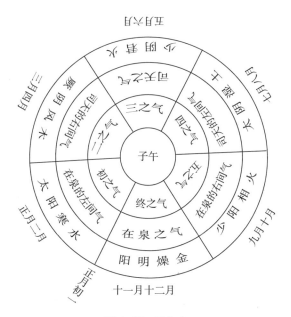

图 4-15 子午年

而张仲景六经病欲解时讲的是人体六经脏气法时的阳气——正气为"主气"，与五运六气的"主气"不同。张仲景的四时主气以少阳三焦应春温、太阳心应夏热、阳明肺应秋凉、太阴脾应冬寒的阳气盛衰为"主气"，故阳气最盛的三阳——太阳主夏，阴气最盛的三阴——太阴主冬，这是以天运太阳的周日、周年运动为背景的，其少阴肾应天道子时一阳来复，藏而不泄，厥阴肝应地道丑时一阳来复而阳气微升。对于少阴病天道一阳来复，《金匮要略·脏腑经络先后病脉证》说："甲子夜半少阳起，少阳之时阳始生，天得温和。"《伤寒论》第 30 条又说："言夜半手足当温……夜半阳气还。"少阴虽一阳来复，尚处于潜藏阶段。至厥阴地道一阳来复，则阳气微升，所谓"冬至后四十五日，阳气微上"也。《伤寒论》厥阴病第 337 条说："凡厥者，阴阳气不相顺接，便为厥。厥者，手足逆冷是也。"阳气复则手足温，此"手足逆冷"则是阳气未复，故判断厥阴病浅深的要点是阳气能否来复。从三阴病的"中风""欲愈"条文，读者可以理解"欲解时"的深刻意义。《伤寒论》以人应天气，阳气盛衰为主体的六经病欲解时"主气"观念，不同于《黄帝内经》五运六气以地气五行为主体的"主气"观念，这是张仲景继承中的发明创举，值得认真学习。

六气有主气、客气（图 4-16）

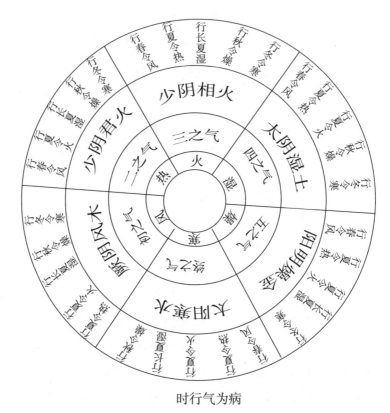

时行气为病

图 4-16　时行之气为病图

2. 六经病欲解时：仲景创作《伤寒论》之大纲　任何著作的创作都要有大纲，为什么"六经病欲解时"是张仲景创作《伤寒论》的大纲呢？首先明确，《伤寒论》是论治外感病的专著。外感病的最大特点是什么？是"时位"。论治外感病必须先定"时位"，外感病"时位"性很强，"时位"就是《黄帝内经》"脏气法时"的思想，而"六经病欲解时"是讲"时位"的，所以"六经病欲解时"是张仲景创作《伤寒论》的大纲。

张仲景把五运六气理论具体应用到《伤寒论》中的理论模式是"六经病欲解时"。"六经病欲解时"是张仲景创作《伤寒论》之大纲，是《伤寒论》一书的骨架，好比一座大楼的钢筋水泥框架结构，其框架结构决定了大楼及其房间的形态，我们将在后文中逐步加以阐述。

第一，抓住"时"。首先抓住四时阴阳，经言"生之本"，"本于阴阳"，生命"法于阴阳",张仲景首先抓四时阴阳。《素问·阴阳别论》说:"四经应四时"即指少阳应春,太阳应夏,阳明应秋,太阴应冬。

第二,抓住四时阴阳,就抓住了一年之六气。如《素问·六节藏象论》说:"时立气布……谨候其时,气可与期。"

第三,"脏气法时"。抓住四时阴阳,就理顺了五脏系统的生理病理。六经病欲解时,是《脏气法时论》中"自得其位而起"的思想,肝病"起于春",心病"起于夏",肺病"起于秋",肾病"起于冬"。只有太阴特殊,因为脾主水湿,为"阴中之至阴"而"脏寒"。所谓"至阴"是极寒之时,故配于冬,这是张仲景的创举,依据《黄帝内经》三阴太阴为"至阴"寒极主内而定。

第四,每人都有一个出生时间,抓住四时阴阳,就确定了一个人的本命自然体质。因为每个时空都是一个能量场、一个气场、一个生命环境(有人称作"生命境"),这是宇宙的构成法则,谁都逃脱不了。胎儿在母腹之中,必定是母亲体质的一部分,受母亲体质的影响。一出生成为婴儿,从吸进第一口大气之时,他的生命节律便开始启动,受到"天食人以五气"和"地食人以五味"的滋养,即《黄帝内经》所云"天地为之父母","天地合气,命之曰人",从此便和宇宙自然建立了密切关系,成为"天人合一体"。

第五,"天人合一体"的架构者是太阳、阳明、少阳、太阴、少阴、厥阴六经,外通天之六气。如"太阳之上,寒气主之"等,内通五脏六腑体系,如心主太阳、肺主阳明等,这就是五运六气的理论体系。

第六,六经病欲解时指出,夏心主太阳,太阴脾主冬寒,太阳主表,太阴主里。以太阳、阳明、少阳、太阴分主四时。

第七,创建春夏阳仪和秋冬阴仪体系,以主导伤寒、温病。

第八,创建夏秋心、肺"病发于阳"和冬春脾、三焦"病发于阴"体系,以主导表部病和里部病的发展传变。

中国有句哲学名言,谓"大道至简",张仲景用一个"时"字概括整个《伤寒论》内容,可谓简之又简了。物理学家兼哲学家怀特(L.L Whyte)曾说:"最深的美学及科学法则,往往是单纯的、井然有序的、优雅的、有结构的。"张仲景创建的《伤寒论》体系井然有序、层次分明,单纯而优雅。我们将在下面逐步展开讨论。

3. 阳气来复 《素问·至真要大论》说："寒、暑、温、凉，盛衰之用，其在四维，故阳之动，始于温，盛于暑；阴之动，始于清，盛于寒；春、夏、秋、冬各差其分……差有数乎？……凡三十度也。"就是说，太阳运动到南回归线冬至点是寒极的时候，但寒气在大地上有个积蓄的过程，所以地上寒极是在大寒节。从冬至到大寒是 30 天，故云天地相差"三十度"。这是"六合"产生的道理，可用下图表示（图 4-17）。

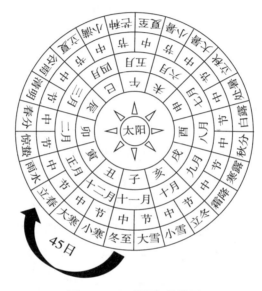

图 4-17 天道阳气终始图

《素问·脉要精微论》讲天道，冬至是天道最寒冷的节气，冬至后 45 日是立春，阳气微上出于地。《类经图翼·气数统论》说："阳虽始于子，而春必起于寅。"见下图（图 4-18）。

从冬至到立春的 45 日正是少阴病欲解子、丑、寅三时。

天地之气相差 30 日，则地道最寒冷的节气是大寒。依据天道之理，地道在大寒后 45 日惊蛰节阳气微上，阴气微下，即二月二龙抬头开始响雷的时候。《素问·六微旨大论》称此谓"显明之右，君火之位"，是"地理（地道）之应六节气位"（称"天道六六之节"，地道为六步），"君火之位"即少阴之位。张景岳注："显明者，日出之所，卯正之中，天地平分之处也。"即春分节，不妥，应为惊蛰龙抬头之后，万物生出地面的时候，龙抬头即阳气从地面向上升的时候。

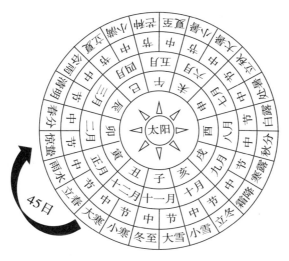

图 4-18　地道阳气终始图

4. 时立气布　时，有一年春、夏、秋、冬四时之分，有一日早、午、暮、子夜四时之分，强调"时"是为了解四时"气"的不同，故《素问·六节藏象论》说："时立气布……谨候其时，气可与期。"知"时"而得"气"。气有阴阳气和六气之分。"百病之生也，皆生于风寒暑湿燥火，以之化之变也"（《素问·至真要大论》），"四时阴阳者，万物之根本也……死生之本也"（《素问·四时调神大论》），疾病病机的变化全在气，只有"谨候气宜"，才能"勿失病机"，所以"审察病机，无失气宜"（《素问·至真要大论》），而候气，就必须"谨候其时"。"时立气布"才是《伤寒论》的大纲。

张仲景非常强调"时"，如《伤寒论》第 30 条说"夜半阳气还"，《伤寒论·辨脉法》说："五月之时，阳气在表，胃中虚冷，以阳气内微，不能胜冷，故欲著复衣；十一月之时，阳气在里，胃中烦热，以阴气内弱，不能胜热，故欲裸其身。""问曰：凡病欲知何时得？何时愈？答曰：假令夜半得病者，明日日中愈；日中得病者，夜半愈。何以言之？日中得病，夜半愈者，以阳得阴则解也。夜半得病，明日日中愈者，以阴得阳则解也。"

5. 六经病欲解时分两个层次　从六经病欲解时图中可以看出，我们可分为两层来解六经。

第一，四时阴阳分。即少阳、太阳、阳明、太阴四经应四时（《阴阳别论》"四经应四时"）为一层。张仲景根据太阳运动所创制的六经病欲解时，以少阳、太阳、阳明、太阴分主四时。它以夏至日太阳运动规律为基准，夏至日太阳日出寅而入戌，白天最长，分主于少阳、太阳、阳明三阳经。

寅、卯、辰春三月配少阳，巳、午、未夏三月配太阳，申、酉、戌秋三月配阳明，亥、子、丑冬三月配太阴，春夏为上半年，秋冬为下半年。由此可知，欲解时讲天时，六经是人体之六经，《伤寒论》是天人合一之著作，那些伤寒注家为什么视而不见呢？

用少阳、太阳、阳明、太阴四经分主之，既代表一日之四时，又代表一年之四时。以阴阳"时"为纲，就是以"四时阴阳"为纲。其中，有主阳的春温、夏热，有主阴的秋凉、冬寒。故《伤寒例》首引张仲景撰用《阴阳大论》中的四时正气为病与非时之气为病两大类，并严格要求"按时"以"斗历占之"。"占"非占卜，乃察视、验证也。《方言》卷十："占，视也。"《广雅·释诂四》："占，验也。"四时正气为病，以冬时伤寒为主，又分为感而即发和过时而发两类。非时之气为病则分为寒疫与冬温两类。井然有序，条理清楚，这就是《伤寒论》的大纲。据此，《伤寒论》中有治疗四时病的方证：青龙汤证、白虎汤证、玄武汤（真武汤证和朱雀汤）证、黄连阿胶汤证、阳旦汤（桂枝汤）证和阴旦汤（柴胡汤）证等。这在陶弘景《辅行诀脏腑用药法要》称作"大、小六神汤"，专治"外感天行之病"。

第二，少阴、厥阴为阳气来复为第二层。少阴子时冬至节，天道一阳来复；厥阴丑时大寒节，地道一阳来复，主阴、阳气之顺接及脉之至与不至。这样六经病欲解时空图就具备了天、地、人三才之道，充分体现了《伤寒论》天人合一的宗旨。张仲景对此有明确论述，《金匮要略·脏腑经络先后病脉证》说"冬至之后，甲子夜半少阳起"、《伤寒论》说"夜半阳气还"、厥阴为阴阳顺接时等。如何表示地道厥阴阳气来复？地道为阴，用月亮表示。《素问·阴阳类论》将其形象地比喻为"一阴至绝作朔晦"。"一阴"即厥阴，月光尽为"晦"，月光初现为"朔"，以此表示地道阴阳顺接之时。如何表示天道少阴阳气来复？天道为阳，用太阳表示。太阳在冬至节夜晚最长、最寒冷的时候，到达最南端的南回归线，然后北上而白昼渐长，以此表示天道阴阳顺接之时。如果在子时，得不到阳气来复，造成太阴、少阴合病，阴寒最盛状态，至丑时大寒节地道阳气不还，就会发生厥阴阴阳不相顺接的情况，所以伤寒危重病存在于少阴病和厥阴病。但对温热病来说，得天阴盛之助病情将会缓解或自愈。

从六经病欲解时图看，此图为夏至日，日出寅和日入戌之图。少阳、太阳、阳明三阳占九个时区，太阴占三个时区，《周髀算经》称此谓"阳九阴三"。冬至日与此相反，冬至日日出辰而日入申，谓"阴九阳三"。图示如下（图 4-19）。

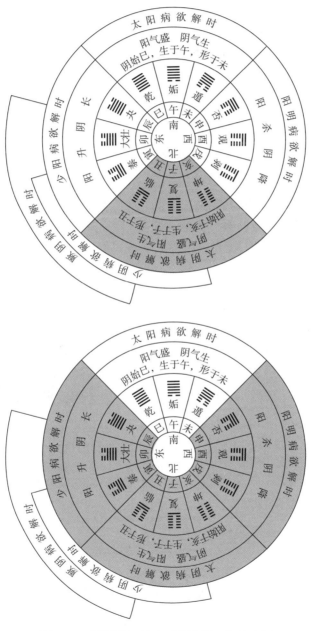

图 4-19　"阳九阴三"与"阴九阳三"示意图

少阴、厥阴的功能本源于天地阳气来复，故其病即源于此。

少阴篇讲阳气能否来复的条文。

①阳回自愈。如第287条、第290条。

②阳亡不治。如第295条、第296条、第297条、第298条、第300条。

厥阴篇的主旨是讲阳气能否来复。

①正常阳气来复则病愈。如第329条"渴欲饮水"，第360条"脉数热微"，第361条"微热汗出"。

②阳气不及，阳亡则死。如第343条和第345条"厥不还、不止"，第344条"躁不得卧"，第346条"汗出不止"，第362条和第368条"脉不还""反增微喘"，第369条"下利脉反实"。特别是第338条乌梅丸上热下寒证。

③阳复太过。如第363条、第367条"下利脓血"，第365条"下利脉大，为未止""脉微弱数，为欲自止"。特别是第326条提纲上热下寒证"消渴，气上撞心，心中疼热，饥而不欲食，食则吐蛔，下之利不止"及风引汤。

6. 心主夏主太阳　《黄帝内经》说心主巳、午、未三个月夏三时，而在六经病欲解时图中配的是太阳经，可知心应太阳，所以柯琴说"心主太阳"。《素问·刺禁论》说："心部于表。"心主夏阳，阳气在外，故云"心部于表"。

7. 太阴脾主亥、子、丑三时寒水　六经病欲解时图告诉我们，太阴是"阴中之至阴"，《素问·金匮真言论》说："腹为阴，阴中之阴，肾也。腹为阴，阴中之阳，肝也。腹为阴，阴中之至阴，脾也。"《灵枢·阴阳系日月》也说"脾为阴中之至阴"（《咳论》《痹论》都讲到"至阴"）。腹为阴，肝、脾、肾皆位腹中，故皆为阴。太阴是脾。"至"者，极也。"至阴"就是最寒、极寒。张仲景依据《素问·金匮真言论》和《素问·阴阳离合论》指出，太阴脾主冬天亥、子、丑寒水三时，所以说太阴脾主水。脾主四肢，故《素问·金匮真言论》说"冬气者，病在四肢"。

8. 少阳主春　少阳主寅、卯、辰三时，而应春、甲、胆。俗语云"一年之计在于春"，《素问·六节藏象论》云"凡十一脏取决于胆"。胆为肝之腑，厥阴肝从中气少阳三焦相火而化，张元素说"胆属木，为少阳相火，发生万物"，所以《素问·天元纪大论》说："少阳之上，相火主之。"《素问·六微旨大论》说:"少阳之上,火气治之。"故少阳当以三焦相火为主。《灵枢·本脏》曰:"三焦膀胱……腠理毫毛其应。"说明少阳三焦主表。

9. 阳明主秋,应肺金　阳明主申、酉、戌三时,而应秋,配肺金,肺主皮毛,故阳明主表。

由上述可知三阳主表,故《素问·热论》说"其未满三日者,可汗而已"。

张仲景将四时四经概括为"病发于阳"和"病发于阴"两种,夏、秋为"病发于阳",冬、春为"病发于阴"。

二、阴阳两仪

1. 阳仪(春夏)　春夏养阳。

2. 阴仪(秋冬)　秋冬养阴。

张仲景抓四时阴阳之理,以四时阴阳为据而展开了《伤寒论》的论述。

春夏"阳生阴长"称为"阳仪系统",秋冬"阳杀阴藏"称为"阴仪系统",李东垣称此为"两仪生四象"。张仲景据此展开《伤寒论》精辟论述,令人沉醉而感叹不已,令历代医界精英为之竞折腰!

从六经病欲解时图可见,从寅到未上半年春夏阳仪系统主太阳、少阳、厥阴三经(伤寒、中风、温病三证),我们称之为"阳仪"。《伤寒论》有阳仪太阳少阳合病、并病。从申到丑下半年秋冬阴仪系统主阳明、太阴、少阴三经(宋本《辨痉湿暍病脉证第四》三证)。它充分体现了《伤寒论》以四时阴阳理论为大纲,其撰用《阴阳大论》。五运六气理论中司天主上半年阳仪系统,在泉主下半年阴仪系统,所以两仪分别与运气理论有密切关系(图 1-2)。

由此看出:

少阳主春,主日出之旦,故二旦汤属于少阳。

阳明主秋,故阳明主肺燥。

太阳主夏,故太阳主心火。

太阴主冬,故太阴主寒水,四逆汤是太阴的主方,而不是少阴的主方。

3. 任督统两仪　春夏阳仪系统太阳、少阳、厥阴会于头顶而统于督脉,行身之后,称为"后通气"。

秋冬阴仪系统阳明、太阴、少阴会于少腹而统于任脉,行身之前,称为

"前通气"。

寒伤阳气在后,风伤阴气在前,《金匮要略》说,阳仪得"阳病十八"为"头痛、项、腰、脊、臂、脚掣痛",阴仪得"阴病十八"为"咳、上气、喘、哕、咽、肠鸣、胀满、心痛、拘急"(图4-20)。

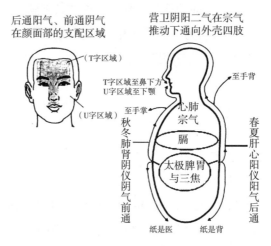

图4-20 任督统两仪

三、病发阴阳

张仲景将少阳、太阳、阳明、太阴四时四经概括为"病发于阳"和"病发于阴"两种,夏、秋为"病发于阳",冬、春为"病发于阴"。

1. 病发于阳(夏秋)

2. 病发于阴(冬春)

《伤寒论》第7条说:"病有发热恶寒者,发于阳也。无热恶寒者,发于阴也。发于阳,七日愈。发于阴,六日愈。以阳数七,阴数六故也。"

本条文是学习《伤寒论》的纲要之一,注释家却纷争不一,纲要不清,如何学好《伤寒论》?本条是以人体阴阳为纲要,来认识的。人体阴阳如何划分?《素问·金匮真言论》说:"背为阳,阳中之阳,心也;背为阳,阳中之阴,肺也;腹为阴,阴中之阴,肾也;腹为阴,阴中之阳,肝也;腹为阴,阴中之至阴,脾也。"虽然人体阴阳划分多种多样,但这里则按《素问·金匮真言论》说"以应天之阴阳"的背腹为阴阳。那么其"阳中之阳""阳中之阴""阴中之阴""阴中之阳"的划分依据是什么呢？《素问·金匮真言论》说："平旦至日中，天之阳，阳中之阳也；日中至黄昏，天之阳，阳中之阴也；合夜至鸡鸣，天之阴，阴中之阴也；鸡鸣至平旦，天之阴，阴中之阳也。"此乃依据昼夜分阴阳。"背为阳，阳中之阳，心也；背为阳，阳中之阴，肺也；腹为阴，阴中之阴，肾也；腹为阴，阴中之阳，肝也；腹为阴，阴中之至阴，脾也。"《灵枢·阴阳系日月》据此说："其于五脏也，心为阳中之太阳，肺为阳中之少阴（依据《太素》），肝为阴中少阳，脾为阴中之至阴，肾为阴中之太阴。"并进一步扩展到四季。如《素问·六节藏象论》说："心者……为阳中之太阳，通于夏气。肺者……为阳中之太阴，通于秋气。肾者……为阴中之少阴，通于冬气。肝者……此为阴中之少阳（据《甲乙经》《太素》），通于春气。脾、胃、大肠、小肠、三焦、膀胱者……此至阴之类，通于土类。"故《素问·金匮真言论》说："冬病在阴，夏病在阳，春病在阴，秋病在阳。"

夏秋"病在阳"，就是"病发于阳"。

冬春"病在阴"，就是"病发于阴"。（图 3-3）

《素问·调经论》说："其生于阳者，得之风雨寒暑……阳受气于上焦，以温皮肤分肉之间，今寒气在外，则上焦不通，上焦不通，则寒气独留于外，故寒栗……上焦不通利，则皮肤致密，腠理闭塞，玄府不通，卫气不得泄越，故外热。"故云"发热恶寒者，发于阳也"。又说："其生于阴者，得之饮食居处，阴阳喜怒……阴盛生内寒奈何？……厥气上逆，寒气积于胸中而不泻，不泻则温气去，寒独留，则血凝泣，凝则脉不通，其脉盛大以涩，故中寒。"故云"无热恶寒者，发于阴也"。

《金匮要略·脏腑经络先后病脉证》说："问曰：阳病十八，何谓也？师曰：头痛、项、腰、脊、臂、脚掣痛。阴病十八，何谓也？师曰：咳、上气、喘、哕、咽、肠鸣、胀满、心痛、拘急。"阳病就是"病发于阳"在表，误下则成结胸；阴病就是"病发于阴"在里，误下则成痞证。如《伤寒论·辨脉法》说："阴中于邪，必内栗也，表气微虚，里气不守，故使邪中于阴也。阳中于邪，必发热、头痛、项强、颈挛、腰痛、胫酸，所为阳中雾露之气，故曰清邪中上，浊邪中下。阴气为栗，足膝逆冷，便溺妄出。表气微虚，里气微急，三焦相混，内外不通。上焦怫郁，脏气相熏，口烂蚀龂也。中焦不治，胃气上冲，脾气不转，胃中为浊，荣卫不通，血凝不流。若卫气前通者，小便赤黄，与热相抟，因热作使，游于经络，出入脏腑，热气所过，则为痈脓。若阴气前通者，阳气厥微，阴无所使，客气内入，嚏而出之，声嗢咽塞。寒厥相逐，为热所拥，血凝自下，状如豚肝。阴阳俱厥，脾气孤弱，五液注下。下焦不阖，清便下重，令便数难，齐筑湫痛，命将难全。"所谓"阳中于邪，必发热"，即"发热恶寒者，发于阳"；"阴中于邪，必内栗"，栗通溧、溧，寒也，即"无热恶寒者，发于阴"。

《伤寒例》说："从霜降以后，至春分以前，凡有触冒霜露，体中寒即病者，谓之伤寒也。九月十月（五之气），寒气尚微，为病则轻；十一月十二月（终之气），寒冽已严，为病则重；正月二月（初之气），寒渐将解，为病亦轻。此以冬时不调，适有伤寒之人，即为病也。其冬有非节之暖者，名曰冬温。冬温之毒，与伤寒大异，冬温复有先后，更相重沓，亦有轻重，为治不同，证如后章。从立春节后，其中无暴大寒，又不冰雪；而有人壮热为病者，此属春时阳气，发于冬时伏寒，变为温病。从春分以后，至秋分节前，天有暴寒者，皆为时行寒疫也。三月四月（二之气），或有暴寒，其时阳气尚弱，为寒所折，病热犹轻；五月六月（三之气），阳气已盛，为寒所折，病热则重；七月八月（四之气），阳气已衰，为寒所折，病热亦微。其病与温及暑病相似，但治有殊耳。"

这一段话从"病发于阳"和"病发于阴"的理念来读，具有临床意义。这是一种昼夜分法，与"六经病欲解时"图相一致。

张仲景创建的六经病欲解时：巳、午、未夏三时心，为"阳中之阳""通于夏气"主阳气而卫外；申、酉、戌秋三时肺，为"阳中之阴""通于秋气"主皮毛而主表。太阳、阳明同主表部，故有"太阳阳明合病、并病"。病在表，解之以汗，故第141条云"病在阳，应以汗解之"。

亥、子、丑冬三时脾，为"阴中之至阴""通于冬气"主阴气而主里；寅、卯、辰春三时少阳，"阴中之少阳""通于春气"，属阴主里。故《伤寒论》太阴病第273条说："太阴之为病，腹满而吐，食不下，自利益甚，时腹自痛。若下之，必胸下结硬。"病在太阴，误下而出现"胸下结硬"。"胸下"即"心下"，是痞证的病位。

在六经病提纲证中，只有太阴病提纲提出了误治，特别强调了"病发于阴"误下成痞的来路。第 158 条甘草泻心汤后注说"痞气因发阴而生，是半夏、生姜、甘草泻心三方，皆本于理中也"。林亿等直接将"痞证生"的成因归之于"理中"，理中丸是治疗太阴虚寒的主方，所谓"发阴而生"，即是"病发于阴"而生，认为是病发于"太阴"而"反下之，因作痞也"。太阴本"脏寒"，加之误下伤阳，脾胃更加虚寒，上有邪气陷入心下，下有"胃中虚"，脾不能散精于肺而停滞于胃，故"心下痞硬而满"。

至于"发于阳，七日愈。发于阴，六日愈。以阳数七，阴数六故也"，亦来自《素问·金匮真言论》，谓："东方青色……其数八；南方赤色……其数七；中央黄色……其数五；西方白色……其数九；北方黑色……其数六。"此乃按五方位排列的河图数（图 4-21）。

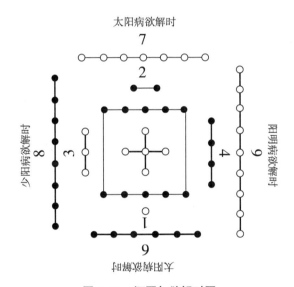

图 4-21　河图与欲解时图

南方夏心位，太阳心主夏天盛阳，"其数七"，故云"阳数七"，病"发于阳，七日愈"，得天阳之助而愈。北方冬脾位，太阴脾主冬天盛阴，"其数六"，故云"阴数六"，病"发于阴，六日愈"，得天阴之助而愈。夏天火热为阳盛之极，冬天寒水为阴盛之极，故为阴阳的代表，《素问·阴阳应象大论》说："水火者，阴阳之征兆也。"至此可见，第 7 条的全部内容乃来源于《素问·金匮真言论》，怎么能说《伤寒论》与《黄帝内经》没有关系呢？这完全符合张仲景在《伤寒论·序》中所说"撰用《素问》《九卷》"之"经旨"。

《金匮真言论》逆四时，则五脏发病（图4–22）。

春	夏	长夏	秋	冬	
病在肝	病在心	病在脾	病在肺	病在肾	病在五脏
病在头	病在脏		病在肩背	病在四肢	病位
善病鼽衄	善病胸胁	善病洞泄寒中	善病风疟	善病痹厥	病名
俞在颈项	俞在胸胁	俞在脊	俞在肩背	俞在腰股	诊断部位

图 4–22　逆四时则五脏发病图

横膈膜之上"病发于阳"的太阳、阳明心、肺，病位在肩背、胸胁，而横膈膜之下"病发于阴"的肝、脾、肾的病位却在头项、脊柱、腰股、四肢等阳部，这是为什么？因为"病发于阴""无热恶寒"是阴寒盛而阳虚，背为阳，头为诸阳之会，四肢为诸阳之本，故"病在阳"。

《伤寒论》六经都有时位，即六经三阴三阳都与四时阴阳密切统一，就是与四时六气阴阳统一，什么时候与什么经感受什么邪气密切统一，这是外感病的基础知识。如太阳病有麻黄汤表证，少阴病也有麻黄附子细辛汤、麻黄附子甘草汤表证，可知六经辨病位还与感邪有关，仲景之后的伤寒家却都不讲这一要点。六经统百病，"废六经则百病失传"（陆九芝），岂可废六经之名，独存八纲辨证？

更重要的是，《伤寒论》的六经源于《黄帝内经》，而且与四时对应，怎么能说《伤寒论》六经与《黄帝内经》没有关系？仅《伤寒论》六经病欲解时就源于《素问·脏气法时论》《素问·阴阳离合论》《素问·四时刺逆从论》等篇，故徐灵胎《医学源流论》说"仲景之治病，其论脏腑经络，病情传变，悉本内经"。

四、小结

1.病发阴阳误下证　病发于阳，误下成陷胸证；病发于阴，误下成痞证。

2.抓四时阴阳　从上可见，张仲景始终只抓阴阳，而且是"四时阴阳"。《素问·四气调神大论》说："夫四时阴阳者，万物之根本也。所以圣人春夏养阳，秋冬养阴，以从其根；故与万物沉浮于生长之门。逆其根则伐其本，坏其真矣。故阴阳四时者，万物之终始也；死生之本也；逆之则灾害生，从之则苛疾不起，是谓得道。道者，圣人行之，愚者佩之。从阴阳则生，逆之则死；从之则治，逆之则乱。反顺为逆，是谓内格。"（图4-23）

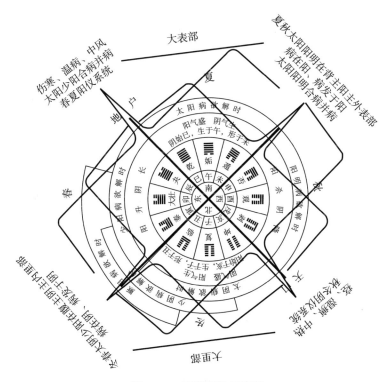

图4-23　病发两仪示意图

3. 抓心、肺、脾三本　"病发于阳"抓主表的心、肺二本。"病发于阴"抓主里的脾本。

4. 三焦统表里　三焦相火统主心、肺、脾三本。救表用桂枝汤，救里用四逆汤。

《辨脉法》说："形冷恶寒者，此三焦伤也。""寸口脉阴阳俱紧者，法当清邪中于上焦，浊邪中于下焦……表气微虚，里气微急，三焦相混，内外不通，上焦怫郁，脏气相熏，口烂蚀断也。中焦不治，胃气上冲，脾气不转，胃中为浊，荣卫不通，血凝不流……下焦不阖，清便下重，令便数难，齐筑湫痛，命将难全。"

《平脉法》说："寸口脉微而涩，微者卫气不行，涩者荣气不逮。荣卫不能相将，三焦无所仰，身体痹不仁。荣气不足，则烦疼，口难言；卫气虚，则恶寒数欠。三焦不归其部，上焦不归者，噫而酢吞；中焦不归者，不能消谷引食；下焦不归者，则遗溲。"

《金匮要略·水气病脉证并治》说："趺阳脉伏，水谷不化，脾气衰则鹜溏，胃气衰则身肿，少阳脉卑，少阴脉细……"

5.《伤寒例》 需要明白以下内容（图4-24）。

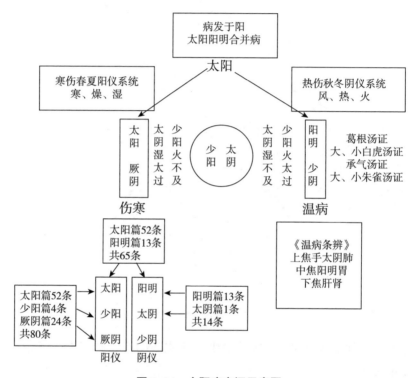

图4-24 太阳病方证示意图

第一，伤寒六经中两套三阴三阳体系。

第二，"病发于阳""病发于阴"的春夏秋冬四时。

第三,六经病欲解时的四时。

第四，中风的风邪、伤寒的寒邪、温病的火邪、湿痹的湿邪、中热的热邪、痉病的燥邪。

突出与四时阴阳及四时八节气候决病法的真实关系后，才能真正懂得《伤寒例》的重要性，以及《伤寒论》序言说"撰用《阴阳大论》《素问》

《难经》"等并非虚语，才能证实《伤寒例》就是张仲景所写。王苓友说："愚家有宋版《伤寒论》，其《例》首有四时八节气候决病法，此实出仲景手述，非叔和所能道及。今读方、喻、程三家之书，知尊仲景矣，独略仲景决病法而不载，何昧昧也！"闵芝庆说："伤寒之不明于天下，由不得其要领，而昧夫此《例》者，众也。反谓仲景之道晦而不明，厄于此《例》可乎？"王朴庄将《伤寒例》划分为十三章，他说："合诸章观之，语语皆本《内》《难》二经，精详审慎，为后学阶梯，凡读《伤寒论》者，不可不先读此《例》也。"今人邓铁涛教授和于永谦先生二位肯定《伤寒例》是张仲景所作。邓铁涛认为，《伤寒例》的内容有较完整的系统性，具有《伤寒论》开头概论性篇章的意义，并举出皇甫谧的话和桂林古本《伤寒论》有关内容，证实《伤寒例》是张仲景所著，不是王叔和伪托。王永谦用推理的方法肯定《伤寒例》不是王叔和所撰，并引用敦煌石窟发现《脉经》残卷作旁证。

现在否定《伤寒例》是张仲景所写的证据如下。

第一，"今搜采仲景旧论，录其证候诊脉声色，对病真方，有神验者，拟防世急也。"（这是王叔和的自注性说明，其整理的是张仲景著作）

第二，书写体例不同。

该说法完全没有六经内证。我则从六经原文内证（见前文）证实，《伤寒例》是张仲景所著。

《伤寒论》是一部外感病专著，不应有异议。既是外感病专著，必与四时阴阳气候发病分不开。而《伤寒例》最重要的内容是论述"时气病"，并将"时气病"分为：

第一，四时正气为病（本气为病，如春病风……）

第二，时行之气为病（非四时正气为病，如夏行冬令寒气）

并主张"皆当按斗历占之"，重视气候变化与时病的关系，完全是五运六气理论的内容。以寒邪为例，说明六经的传变过程。还进一步讨论感邪有即病和不即病之异，及"重感异气变病"等。

《伤寒例》是张仲景写的一篇六经导读性的凡例，与六经病密切相关。《伤寒例》讲病原，既有发病学理论，又有病因、病机学的阐述。四时阴阳气候变化讲病原，六经辨证讲人体受病。这是五运六气理论，如《素问·至真要大论》说："厥阴司天，风淫所胜，则太虚埃昏，云物以扰，寒生春气，流水不冰。民病胃脘当心而痛，上肢两胁，膈咽不通，饮食不下，舌本强，食则呕，冷泄腹胀，溏泄，瘕水闭，蛰虫不去，病本于脾。冲阳绝，死不治。少阴司天，热淫所胜，怫热至，火行其政。民病胸中烦热，嗌干，右胠满，皮肤痛，寒热咳喘，大雨且至，唾血血泄，鼽衄嚏呕，溺色变，甚则疮疡胕肿，肩背臂臑及缺盆中痛，心痛肺䐜，腹大满，膨膨而喘咳，病本于肺。尺泽绝，死不治。"

《素问·六微旨大论》说："岁木太过，风气流行，脾土受邪。民病飧泄，食减体重，烦冤，肠鸣，腹支满……岁火太过，炎暑流行，金肺受邪。民病疟，少气咳喘，血嗌血泄注下，嗌燥耳聋，中热肩背热。"

叙述病原和论述病证的风格不同，书写体例怎么能一致？吴鞠通深明此理，所以他创作《温病条辨》时也采用此法，先设《原病》一篇置于开头，后分上、中、下三焦论病，体例也是不一样的。

6. 外邪侵犯途径及系统医学

病发于阳：夏、秋心肺表部——救表桂枝汤

病发于阴：冬、春脾三焦里部——救里四逆汤

阳气来复：少阴、厥阴肾肝

阳仪：春夏肝心，阳仪伤于寒（寒、燥、湿）

阴仪：秋冬肺肾，阴仪伤于热（风、火、热）

总治则：排异，祛邪外出，逐邪越早越好。由此可知，中医是阴阳系统医学，不只是一方一证。

用五运六气解读《脾胃论》

第32讲
"脏气法时"与"运气胜复"

2015 年 10 月 29 日

大家晚上好！今天我讲《脾胃论》。

五运六气是《脾胃论》的精髓，现在人们对李东垣学说的认识有偏差，知道他是补土派，其理论包括脾、升清降浊、神等这些内容，但从不知李东垣学说的核心思想是五运六气，这在李东垣著作中经常提到。

《脾胃论》上卷重点讲的是脏气法时，即五脏之间的生、克、乘、侮关系，而脏气法时的关键是"时"。"时"的关键是四时阴阳、升降浮沉，即所谓的"气运衰旺"，故《脾胃论》重点讲的是气运衰旺。下卷讲胃气不生而生百病，所以李东垣继承了张仲景"甲己化土"的思想，并应用到内伤里面，是非常特殊的。

脏气法时和气运衰旺都属于五运六气理论，李东垣以"甲己化土"为枢纽创立了脾胃阳虚的阳虚三联证的证治体系，其代表方不是补中益气汤，而是补脾胃泻阴火升阳汤。"脏"针对人而言，"时"针对天而言，脏气法时思想就是天人合一的五运六气理论，这些思想贯穿李东垣所有的著作中。比如李东垣的弟子罗天益在《兰室秘藏》序言中就说"吾师之学说术贯天人……顺时却病"，也就是跟着时间的不同，又说"吾师合生气之和，道五常之性，使疾疢不作而无妖祲短折，起死扶伤，令六合咸宁。""五常"来源于《黄帝内经》和《伤寒论》，《素问·五运行大论》就说："黄帝坐明堂，始正天纲，临观八极，考建五常。"这就是跟运气有直接关系。《兰室秘藏》里说："必先岁气，无伐天和，此之谓也。"《东垣时效方》里面也有这句话，这都是五运六气的原话。李东垣在书中不但讲到一年四时阴阳的脏气法时升降，还屡次讲到主气、客气、大胜、大复等五运六气理论。比如《脾胃论·脾胃虚则九窍不通》这节就说"五运在上，六气在下"，所以荆南一人在《此事难知》后序中说李东垣"反复推明五运七气（指风、寒、暑、湿、燥、火之六气，再加上热，而热隶属于火，其实就是五运六气）之秘，以立补泄之法，所以拯斯人之疾，而人之死生系焉"。可知五运六气理论是李东垣医学反复研究的核心内容，也是他脾胃学说的核心理论。在《脾胃论》《兰室秘藏》《医学发明》《东垣时效方》四书中言及《至真要大论》多达 8 次、《五常政大论》达 7 次、《六元纪大论》5 次，而《气交变大论》《五运行大论》《六微旨大论》《天元纪大论》也至少各 1 次，《素问》中五运六气七篇大论全有引用，更有"气运衰旺图说"专篇论述，《脾胃论》内容核心是五运六气。李东垣在他的《脉诀指掌》中还说"六气主令气至脉"和"六气交变南证北证脉"专篇，从脉象角度来论述五运六气理论。在《脾胃论》补中益气汤加减法中说"《内经》所说少腹痛，皆寒证，从复法相报中来也。经云：大胜必大复，从热病中变而作也"，《兰室秘藏》草豆蔻丸下说"大胜必大复，理之常也"，《脾胃论·仲景引内经所说脾胃》说"五常政大论有太过、不及。太过者，薄所不胜，乘所胜也；不及者，至而不至，是为不及，所胜妄行，所生受病，所不胜者乘之也"，从以上论述可以看出，李东垣的医学是对五运六气理论的全面阐述。

当然，李东垣的学说受他老师张元素的影响，张元素有本著作是《医学启源》，《医学启源》卷首列"天地六位脏象图"即脏气法时理论，中卷全部论述五运六气，下卷依据脏气法时理论阐发药物的升降浮沉特性。由此可知，张元素把五运六气列为授徒内容的首要课程，李东垣这个"高徒"不但完全继承师法，而且还有创新，全部记录在《内外伤辨惑论》及《脾胃论》等书中。

一、脏气法时

先说脏气法时论。脏气法时是李东垣一再强调的理论。在《脾胃论》中说，他的临床不以脏腑辨证为主，因为脏腑之间的辨证是生克制胜来说的。他不用脏腑辨证法，而用脏气法时，即脏腑升降浮沉的辨证法，大家一定要注意，这个不一样。现在临床医学大家，多数应用脏腑辨证、六经辨证，但脏气法时的脏腑升降浮沉法很少用，但是李东垣非常强调脏气法时升降浮沉辨证法的应用。

图 5-1 就是李东垣师徒常用的脏气法时升降浮沉补泻图，大家在临床中要好好把这个问题加以研究，它和五脏辨证到底有什么区别？什么时候用它、什么时候不用它？要好好思考，不是看一下就过去了。因为我接触的人不少，但很少有人提出升降浮沉的方法在临床当中加以应用。一提起来，就是脏腑辨证、八纲辨证、六经辨证，所以大家要注意。

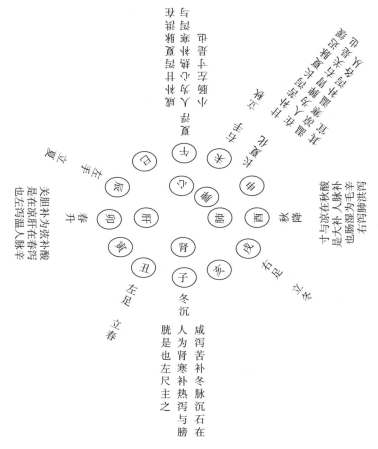

图 5-1　脏气法时升降浮沉补泻图

《脾胃论》的中卷是气运衰旺，它从春夏上升阳气是升发的，秋冬阴气是降的，这两方面来把握。大家看一看《气运衰旺图》，《脾胃论》气运衰旺图说："天地互为体用四说，察病神机。"作示意图如下（图 5-2）。

春、夏，乃天之用也，是地之体也。

湿、胃，化；
热、小肠，长；
风、胆，生。
皆陷下不足，先补，则：
黄芪、人参、甘草、当归身、柴胡、升麻乃辛甘发散，以助春夏生长之用也。
阳不生阴不长

土、脾，形；
火、心，神；　　｝心火乘于脾土
木、肝，血。
皆大盛，上乘生长之气，后泻，则：
甘草梢之甘寒，泻火形于肺，逆于胸中，伤气者也。
黄芩之苦寒，以泻胸中之热，喘气上奔者也。
红花以破恶血，已用黄芩大补肾水，益肺之气，泻血中火燥者也。

秋、冬，乃天之体也，是地之用也。

寒、膀胱，藏气；
燥、大肠，收气。
皆大旺，后泻，则：
黄芩之甘温，止自汗，实表虚，使不受寒邪。
当归之辛温，能润燥，更加桃仁以通幽门闭塞，利其阴路，除大便之难燥者也。
寒燥阴盛，不但侮土，且火木受邪。

水、肾，精；
金、肺，气。
皆虚衰不足，先补，则：
黄柏之苦寒，除湿热为痿，乘于肾，救足膝无力，亦除阴汗、阴痿而益精。
甘草梢、黄芩补肺气，泄阴火之下行，肺苦气上逆，急食苦以泄之也。
源亏流虚。

图 5-2 《脾胃论》气运衰旺图

首先是脾胃，天地互为体用四说，察病神机。人体的神机在哪里？在中焦脾胃，我把它称作黄庭太极。这个部位首先是胃，是湿、是化，热是小肠、是长，风是胆、是升。这里胃、小肠、胆指生、长、化，它们的生、长、化是它们正常的生理功能，病了就不能生、不能化了，它的升发能力就不足了。这时要用补的原则来补升阳气，李东垣常用的药物是黄芪、人参、甘草、当归身、柴胡、升麻，乃辛、甘发散之品，以助春、夏生长之用也。

接下来是土、脾，形；火、心，神；心火乘于脾土；木、肝，血。上面说的腑，下面讲的脏，腑和六气结合，脏和五行结合，这时如果肝、脾、心都盛大，上乘生长之气，要泻，泻法用甘草梢，甘寒，泻火形于肺，逆于胸中，伤气者也。心火必乘肺经，用黄芩之苦寒，以泻胸中之热，喘气上奔者也。红花以破恶血，已用黄芩大补肾水，益肺之气，泻血中火燥者也。注意这里说得很清楚，用黄芩大补肾水，与平时大家的认识相差很远。怎么补肾水、怎么泻血中的燥气，用甘、苦、寒的药物。李东垣首先选的是黄芩，大补肾水，要注意这一点。现在好多医生动不动就补肾阴，怎么补肾阴呢？我原来专门讲过关于阴火的问题。泻阴火、补肾水从哪里着手，李东垣用黄芩大补肾水，朱丹溪用四物汤加炒黄柏来滋阴，看看这些中医大家补肾水的方法。

寒、膀胱，藏气；燥、大肠，收气。如果它们过盛、皆大旺，就要泻，这时用什么：黄芪之甘温，止自汗、实表虚，固表使不受寒邪。当归之辛温，能润燥，加桃仁以通幽门闭塞、利其阴路，除大便之难燥者也。这里要注意，治疗膀胱、大肠，它们属于寒燥之气。寒燥之气过盛用黄芪、当归，黄芪、当归补血汤，既能够补阳气又能够防寒邪，还能够通便。因为大肠收气重，便秘。寒燥阴盛，不但侮土，且火木受邪。

下面肾脏是水，水、肾，精；金、肺，气。肾藏精，肺藏气。它们往往虚证多，虚衰不足的情况多，这时要补。皆虚衰不足，先补，怎么补？李东垣给的是：黄柏之苦寒，除湿热为痿，乘于肾，救足膝无力，亦除阴汗、阴痿而益精。要注意，用苦寒的黄柏，因为属湿热。所以，救肾、肺阴气不足时，没有在这里讲宿疾这类的情况，用甘草梢、黄芩补肺气，泄阴火之下行。什么叫阴火？用的什么药？还是苦、甘、寒这样的药物。黄芩苦寒，甘草甘寒，用苦、甘、寒来泻阴火。肺苦气上逆，急食苦以泄之也。源亏流虚。这是李东垣一再强调除病时常用的方法。《脾胃论》中的《气运衰旺图》说的是天地互为体用四说，抓住神机。这个"神机"就是春、夏为升，秋、冬是降，升降浮沉就是这个地方的神机。春、夏阳气为主，阳气司天，为天之用，它是从地上升发的，所以叫"体阴"，此时"地为体"；秋冬寒凉，寒凉是阴，它为体，地为用、藏到地，所以"地为用"。故而，天地互为体用，大家要好好理解这句话。

《气运衰旺图》是李东垣《脾胃论》里的精华。如果《气运衰旺图》没有过关，你《脾胃论》不可能学好。要想学好李东垣的《脾胃论》《内外伤辨惑论》这两本书，一定要抓住气运衰旺学说。

二、运气胜复

李东垣不但讲解了五运六气的升降浮沉理论，而且还讲了五运六气的胜复关系。这在《脾胃论》补中益气汤后的加减中有原文说"大胜必大复，从热病中变而作也。"草豆蔻丸下说："治脾胃虚而心火乘之，不能滋荣上焦元气，遇冬肾与膀胱之寒水旺时，子能令母实，致肺金大肠相辅而来克心乘脾胃，此大复其仇也。经云：大胜必大复。"他是从这个方面来阐述心火乘脾土的。在神圣复气汤下说："治复气，乘冬足太阳寒气、足少阴肾水之旺，子能令母实，手太阴肺实反来侮土，火、木受邪，腰背胸膈闭塞，疼痛善嚏，口中涎，目中泣，鼻中流浊涕不止，或如息肉，不闻香臭，咳嗽痰沫，上热如火，下寒如冰，头作阵痛，目中流火，视物眊眊，耳鸣耳聋，头并口鼻或恶风寒，喜日阳，夜卧不安，常觉痰塞，膈咽不通，口失味，两胁缩急而痛，牙齿动摇不能嚼物，阴汗，前阴冷，行步欹侧，起居艰难，掌中寒，风痹麻木，小便数而昼多，夜频而欠，气短喘喝，少气不足以息，卒遗失无度。妇人白带，阴户中大痛，牵心而痛，鳖黑失色，男子控睾牵心腹阴阴而痛，面如赭色，食少，大小便不调，烦心霍乱，逆气里急而腹皮色白，后出余气，腹不能努，或肠鸣，膝下筋急，肩胛大痛，此皆寒水来复火土之仇也。"大胜和大复都属于五运六气的重要内容，李东垣多次阐述大胜大复的原理，水湿不化、下流于肾，出现湿结、水聚。综合来看，五脏六腑皆乱，气、血、火、湿、水、痰诸郁出现，他用五运六气理论来解决这些问题，证见虚实夹杂。虽然天下大乱，其要皆因少阳失职，所谓"凡十一脏，取决于胆也"，即取决于少阳春生之气，实为少阳三焦之元气。大家学习《脾胃论》，首先要学学五运六气理论，要不然你不知道李东垣在说什么。"胜复之气"都是在《素问·至真要大论》里说的，有"胜之气"必有"来复之气"。它的规律是：先有胜气，后有来复之气，胜气重复气也重，胜气轻复气也轻，所以"大胜必有大复"，如果没学五运六气，可能听今天讲的内容听不懂，下去必须补一补五运六气理论。

在治则上，李东垣也是运用五运六气理论。比如《内外伤辨惑论》中朱砂安神丸说"热淫所胜，治以甘寒，以苦泻之"，这是五运六气的原话。参术调中汤说"火位之主，其泻以甘"，《临病制方》说"湿淫所胜，治以苦温，佐以甘辛，以汗为故而止"，《东垣试效方·小儿门》中说《内经》云，热淫于内，治以甘寒，以甘泻之，以酸收之""风淫所胜，平以辛凉"，《东垣试效方·眼门》中说《内经》云，热淫所胜，平以咸寒，佐以苦甘，以酸收之"等都是出自《素问·至真要大论》。《脾胃论·君臣佐使法》说"《至真要大论》云，有毒无毒，所治为主"等。《内外伤辨惑论·饮食自倍肠胃乃伤分而治之》说：《五常政大论》云，大毒治病，十去其六；常毒治病，十去其七；小毒治病，十去其八；无毒治病，十去其九；谷肉果菜，食养尽之。无使过之，伤其正也。"这都是从运气篇而来的治疗原则。现在的临床大夫，有几个能按照"热淫于内，治以甘寒，以甘泻之，以酸收之"这样考虑的？一说上火，好，三黄片就用上了，根本不问到底是什么热、什么火。

《脾胃论·君臣佐使法》说："凡药之所用，皆以气味为主，补泻在味，随时换气。气薄者，为阳中之阴，气浓者，为阳中之阳；味薄者，为阴中之阳，味浓者，为阴中之阴。辛、甘、淡中热者，为阳中之阳，辛、甘、淡中寒者，为阳中之阴；酸、苦、咸之寒者，为阴中之阴，酸、苦、咸之热者，为阴中之阳。夫辛、甘、淡、酸、苦、咸，乃味之阴阳，又为地之阴阳也；温、凉、寒、热，乃气之阴阳，又为天之阴阳也。气味生成，而阴阳造化之机存焉。一物之内，气味兼有，一药之中，理性具焉，主对治疗，由是而出。"注意：补泻在味，随时换气。大家往往不注意这四个字"随时换气"，时间不同，气就不同，所以必须随时换气。比如春温、夏热、秋凉、冬寒，必须随时跟上这些气，去调节治疗疾病的药物。

李东垣同样接受了五运六气的方域学说，在《医学发明》卷六中记载了："下之则胀已，汗之则疮已。东南二方者，在人则为丙小肠热，甲胆风。小肠与胆，皆居其下。其性炎上。其疮外有六经之形证，内无便溺之阻隔，饮食如故，清便自调，知不在里，非疽疮也，止痈疖也。小则为疖，大则为痈，其邪所受下。风湿之地气，自外而来，侵加于身者也。"运气里讲方域，南方和北方同一天是不一样的，西方和东方在同一天，气候也是不一样的，所以必须注意方域。

这样前后联结，李东垣的理、法、方、药全都源于五运六气理论。只有用五运六气理论研究李东垣的医学思想，才能掌握其医学思想之本源，在临床中发挥更大的作用。李东垣的方用起来很灵。他最大的学术思想就是五运六气，而且根据运气的升降浮沉来指导临床。李东垣在五运六气方面的深刻认识，贯穿所有的著作中，所以在学习其著作时要留心，他的书很少讲脏腑辨证，而是讲脏气法时升降浮沉的辨证法。

今天就讲到这里，让大家认识李东垣的学术思想的根本，以后看书时要注意哪些方面，不要只记住脾升清胃降浊，这是不行的。因为从运气来说，脾的标、本都是阴的，它根本没有升发的可能，这是张冠李戴，把少阳的升发之气给了脾，成为脾的升清作用。希望大家真正学到李东垣的学术思想。

第33讲
"甲己化土"及脾胃病的病因病机与治疗

2015年7月2日

大家好，今天我们共同学习《脾胃论》。

关于李东垣的医学思想，医家概称之为"补土派""甘温除大热"，代表方是补中益气汤，其实看到的只是冰山一角。没有看到王好古在《此事难知》的《序言》中所说，他老师李东垣医学思想的"不传之妙"及"言外不传之秘"，即"此事难知"之处。那么"不传之秘"在哪里？李东垣医学的核心思想是"五运六气"。《脾胃论》上卷的重点讲"脏气法时"及五脏之间的五行生克关系。而"脏气法时"的关键是"时"，"时"的关键是升降浮沉，即所谓"气运衰旺"，故《脾胃论》中卷的重点讲"气运衰旺"，李东垣以"甲己化土"概括之。以人言之，气运始于"甲己土"，故《脾胃论》下卷讲胃脘阳气不升而百病生焉（经云："阳者，胃脘之阳也"）。

一、"甲己化土"

李东垣医学思想的"不传之秘"第一个是"甲己化土"。李东垣说："甲己化土，此仲景妙法也"。他的医学思想传承自《黄帝内经》和张仲景。《内外伤辨惑论·临病制方》说："易水张先生（张元素）云：仲景药为万世法，号群方之祖，治杂病若神，后之医者，宗《内经》法，学仲景心，可以为师矣！"所以，李东垣必以《黄帝内经》和张仲景为师，此思想贯穿其全部医学著作之中。甲己乃五运六气理论之土运，甲主少阳相火，己主太阴脾土，所谓"甲己化土"，乃少阳三焦相火生太阴脾土也，乃黄庭太极也。李东垣医学的精髓，全在继承、发挥老师张元素的五运六气理论之上，其医学著作中随处可看到，他对五运六气理论的熟练应用。治疗脾胃病"不当于五脏中用药法治之，当从《脏气法时论》中升降浮沉补泻法用药耳"，现在一说李东垣的《脾胃论》，就说是按脏腑辨证，这不符合李东垣的思想。李东垣自己说了，不能按脏腑辨证去治疗，必须按照《脏气法时论》的四时升降浮沉去补泻用药。即不能用脏腑辨证用药法，只能用四时阴阳升降浮沉辨证法，依据四时阴阳的变化去治疗，这才是李东垣一再强调的思想。升降浮沉法源于四时阴阳六气，四时阴阳六气即是五运六气理论。

第二个是在"补土"二字中。正如荆南一人在《此事难知》后序中所说"在乎心领而神会耳"。何以"补土"？就在一个"火"字，只有火才能生土。但火有君火、相火之分，是君火，还是相火呢？这正是李东垣医学思想阐释的核心理论，重点阐发君火、相火在生理病理方面的异同，开辟了中医学的新天地。李东垣认为，春生少阳三焦相火旺盛则君火安宁，少阳三焦相火衰弱导致元气不足，阳不生阴不长，则血亏，心火就不安宁而亢盛，心火亢必克肺金，日久而水亏矣。水亏则所胜之土妄行，即土有余。水所生之木受病，即木不足。水亏则所不胜之心火侮之，即心火太过。于是火、土合德，湿、热相助而为病，成为肾间蒸蒸之气。金元时期对这点非常重视，正如朱丹溪在《局方发挥》中说："火、土二家之病"，"悉是湿、热内伤之病。"朱丹溪已经看出了李东垣的"不传之秘"，所以朱丹溪说"因见河间、戴人、东垣、海藏诸书，始悟湿、热、相火为病甚多……徐而思之，湿、热、相火，自王太仆注文已成湮没，至张、李诸老始有发明。人之一身，阴不足而阳有余，虽谆谆然见于《素问》，而诸老犹未表章，是宜《局方》之盛行也。"（《格致余论·序》）。"阴不足"指上奉之阴不足，"阳有余"指心火有余，不是相火亢盛有余。心火亢盛是由于少阳三焦相火衰弱造成的，故朱丹溪说"始悟湿、热、相火为病甚多"。所谓"相火为病"指三焦相火不足而阳气虚之病，不是相火亢盛。"湿"指脾湿病，"热"指心火病。所以"补土"，一是补少阳三焦相火，二是泻乘于脾土的心火。李东垣在《医学发明》"病有逆从，治有反正论"中说："坤元一正之土，虽主生长，阴静阳躁，禀乎少阳元气乃能生育也。"他一再强调的，就是脾土旺盛不旺盛，要靠三焦相火所生的元气来升发。故赵献可在《医贯》中说："若夫土者，随火寄生，即当随火而补……太阴脾土，随少阳相火而生，故补脾土者，补相火。"补相火，而不是补心火，"人身脾土中火（田按：当是乘脾之心火），以甘温养其火，而火自退。《经》曰：'劳者温之，损者温之。'甘能除大热，温能除大热，此之谓也。"为什么用甘温？为了升发少阳三焦元气。这个阳升了，阴就长了。阴津上奉其人寿，阴长，心火就不会旺盛了。阴长以后，能滋养、涵养心火，阴火就下去了。李东垣根据这一生理机制创立了阳虚三联证。我在写《五运六气解读〈脾胃论〉》中，重点突出了阳虚三联证，这是李东垣核心的思想。

"甲己化土"是李东垣创作《脾胃论》的大纲，李东垣自己说，脾胃病的根源是"阳气不足"，是"阳气不能生长，是春夏之令不行"导致的。这个"阳气"就是"少阳春生之气"，即甲胆生发之气。李东垣说："胆者，少阳春生之气，春气升则万化安，故胆气春升，则余脏从之。"又说："甲胆，风也，温也，主生化周身之血气。"（《脾胃论·胃虚脏腑经络皆无所受气而俱病论》）《兰室秘藏·脾胃虚损论》说："足少阳甲胆者，风也，生化万物之根蒂也。《内经》云：履端于始，序则不愆。人之饮食入胃，营气上行，即少阳甲胆之气也。其手少阳三焦经，人之元气也。手足经同法，便是少阳元气生发也。"可以看出，李东垣把少阳三焦之气提到什么位置，提得非常高。少阳三焦之气寄旺于肝胆之中，肝胆的升发之气全靠少阳三焦相火。李东垣的老师张元素说："胆属木，为少阳相火，发生万物，为决断之官，十一脏之主。"（《本草纲目》）五运六气理论认为，厥阴肝从中气少阳相火，故张元素说胆为"少阳相火"，古代好多医家都是这样认识的。张志聪也说："胆主甲子，为五运六气之首，胆气升则十一脏腑之气皆升，故取决于胆也。所谓求其至也，皆归始春。"李东垣称此为"甲己化土，此仲景妙法也"。"甲"主少阳相火，"己"主太阴脾土，"甲己"乃五运六气理论之土运。所谓"甲己化土"，乃少阳三焦相火生太阴脾土也，乃黄庭太极也。李东垣在《医学发明》"病有逆从，治有反正论"中说："坤元一正之土，虽主生长，阴静阳躁，禀乎少阳元气乃能生育也。"脾胃病必须突出少阳三焦相火的主宰地位。故《素问·阴阳别论》说："所谓阳者，胃脘之阳也"。脾胃主四肢，故《素问·阴阳应象大论》说："清阳出上窍……清阳发腠理……清阳实四肢。"李东垣"甲己化土"的思想，上继《黄帝内经》，下继张仲景，师承张元素，并有创新。比如张元素强调脏腑辨证，而李东垣则认为"不当于五脏中用药法治之，当从《脏气法时论》中升降浮沉补泻法用药耳"，创建了以脾胃为中心的升降浮沉用药理论，并将它纳入五运六气之中，成为李东垣医学思想的支柱。现在李东垣医学思想的研究者却反其道而行之，将《脾胃论》归入脏腑辨证之内，扬弃了其医学思想的支柱——五运六气理论，这是非常令人痛心的事。

《伤寒论》与《脾胃论》的师承关系如下图（图5-3）。

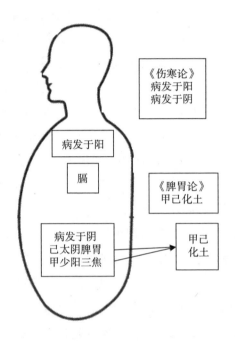

图5-3 《伤寒论》与《脾胃论》的师承关系

看这图（图5-4），张仲景的妙法都在这个甲己化土中。这才是真正把张仲景思想学到手。

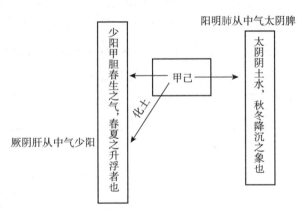

图5-4 甲己化土生理示意图

李东垣说"仲景妙法"在"甲己化土",此乃得张仲景奥秘之真言。甲者,少阳三焦相火也;己者,太阴脾湿也,故张子和说"万病能将火(相火)湿分,彻开轩岐无缝锁"。少阳、太阴者,黄庭太极也,此乃百病之源。故《伤寒论》救表用少阳阳旦桂枝汤,救里用太阴主方四逆汤。少阳相火调节着人体的基本温度,太阴脾湿土调整人体的基本湿度,基本温度和湿度是生命体生存的基本保证。不但人是这样,万物皆是如此。

二、脾胃病的病因病机与治疗

下面讲脾胃病的病因病机(图5-5)。《脾胃论·脾胃胜衰论》说:"是以检讨《素问》《难经》及《黄帝针经》中说脾胃不足之源,乃阳气不足,阴气有余。""阳气不足"指少阳三焦相火不足而言,"阴气有余"是脾湿下流来。接着说"大抵脾胃虚弱,阳气不能生长,是春夏之令不行,五脏之气不生。脾病则下流乘肾,土克水,则骨乏无力,是为骨蚀,令人骨髓空虚,足不能履地,是阴气重叠,此阴盛阳虚之证。"病机阳虚,就是少阳相火不足,阴气有余就是脾湿过多,湿气下流于肾,克肾水,导致骨病,骨髓空虚,下肢就痿软。"夫脾胃不足,皆为血病,是阳气不足,阴气有余,故九窍不通。诸阳气根于阴血中,阴血受火邪则阴盛,阴盛则上乘阳分,而阳道不行,无生发升腾之气也。夫阳气走空窍者也,阴气附形质者也,如阴气附于土,阳气升于天,则各安其分也。"为什么阳气不足都是血病?因为少阳阳气不足时,阳不升,阴不长,没有阴气去补充滋养心血,所以都是血液不足的病。血液不足导致心火、阴火亢盛。阳气不足脾湿不化,阴气就有余,阳气不能升于上窍,上窍不通,阴血受火邪,阴血不足,心火就起来了,所以有阴火病,湿气下流,阴盛了。它们之间的关系搞清楚,所谓的"阳虚三联证"是由于少阳相火这个阳气虚,导致脾湿不化,因此脾湿下流于肾,下焦寒气重,这时患者舌苔的后部就很白或很腻,而舌尖是红的,因为心血不足,心火有余,是红的。中间既有脾胃气虚、阳气虚,并且下面脾湿流于肾,同时上面心火、阴火有余,我给它起了个名字叫"阳虚三联证"。概括李东垣的医学思想,决不能一般人都知道的,脾主升清、胃主降浊,这样的说法是不通的。脾湿气最重，标、本都是阴气，哪来的升清功能？所谓的脾土升清功能，全靠少阳三焦相火来升发，它本身没有这个能力，李东垣说得很清楚。

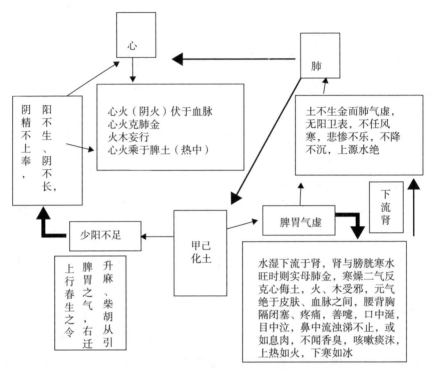

图 5-5　甲己化土脾胃阳虚三联证示意图

李东垣在《兰室秘藏·妇人门·经漏不止有三论》说："脾胃为血气阴阳之根蒂也。"一句话概括了脾胃病的病机，用简练的语言论述了脾胃虚弱的病因是"阳气不足"，其病机是"阳气不能生长，是春夏之令不行"。阳虚则阴盛，故云"阴气有余"。李东垣说："脾病则下流乘肾，土克水，则骨乏无力，是为骨蚀，令人骨髓空虚，足不能履地，是阴气重叠，此阴盛阳虚之证。"此处指水湿下流于肾，故太阴脾胃病最多见少阴肾病，多用四逆汤。少阳三焦相火衰弱，不能腐熟水谷，生化气血，故云"皆为血病"，即血虚之病也。血虚不能涵养心火，于是发生心火——阴火病。李东垣非常重视少阳相火的衰弱，它一衰弱就出现阳气不足，导致脾胃气虚，阳不生则阴津不能上奉，湿气下流于肾，则寒湿伤肾，阴津不能上奉，则心血虚，心火、阴火就起来了。这就是李东垣典型的阳虚三联证。它的代表方不是补中益气汤,而是补脾胃泻阴火升阳汤,它才是李东垣医学思想的代表方。方中黄芪、人参、炙甘草补脾胃气虚,黄连、黄芩泻心火,柴胡、升麻升阳,苍术、羌活去寒湿。脾胃气虚,营卫不生,心失其营,肺失其卫,"皮肤间无阳以滋养,不能任风寒也"(《内外伤辨惑论》),故李东垣作《内外伤辨惑论》以辨别外感与内伤之异。总之,脾胃病则气血阴阳皆病。

三、《脾胃论》的主证、主脉及主病位

"夫饮食不节则胃病,胃病则气短,精神少而生大热,有时而显火上行,独燎其面,《黄帝针经》云:面热者,足阳明病。胃既病,则脾无所禀受,脾为死阴,不主时也,故亦从而病焉。形体劳役则脾病,脾病则怠惰嗜卧,四肢不收,大便泄泻;脾既病,则其胃不能独行津液,故亦从而病焉。"这是胃病、脾病的主证。脾胃病的主证是"胃病则气短,精神少而生大热","脾病则怠惰嗜卧,四肢不收,大便泄泻"。这是脾胃的主证。

脾胃病的诊断部位在哪里?在肚脐。《难经》云:'脾病,当脐有动气,按之牢若痛。'动气筑筑然坚牢,如有积而硬,若似痛也,甚则亦大痛,有是则脾虚病也,无则非也。更有一辨,食入则困倦,精神昏冒而欲睡者,脾亏弱也。(《胃虚脏腑经络皆无所受气而俱病论》)""况脾胃病则当脐有动气,按之牢若痛,有是者乃脾胃虚,无是则非也,亦可作明辨矣。"

脾胃病的脉象是脉缓,诊断部位在肚脐,大家要注意这个诊断部位。"胃病其脉缓,脾病其脉迟",这就是它的脉象,证候是"当脐有动气,按之牢若痛。"临床中经常看到有些人的腹直肌,一按是硬的,根据轻重程度不同,有不同程度的硬,所以脾胃病"当脐有动气,按之牢若痛"。

李东垣的治疗原则,"今所立方中,有辛甘温药者,非独用也;复有甘苦大寒之剂,亦非独用也。""此阳气衰弱,不能生发,不当于五脏中用药法治之,当从《脏气法时论》中升降浮沉补泻法用药耳"。治疗的代表方是"补脾胃泻阴火升阳汤"。补脾胃气虚,所以叫"补脾胃",心火亢盛,阴火旺了,所以要泻阴火,少阳升发之气不升,所以必须升阳气。这才是李东垣阳虚三联证的代表方,而不是补中益气汤。

好，今天就讲李东垣撰写《脾胃论》的大纲，给大家复习一下。首先，《脾胃论》大纲以"甲己化土"为主，"甲己化土"属于五运六气理论，因此《脾胃论》的上卷讲"脏气法时"。《脾胃论》的中间是"气运衰旺"，讲运气。《脾胃论》的下卷讲脾胃病了，就是阳虚三联证，是阳气不足导致的，非常有法度；脾胃病的诊断"当脐为主"，在脐部为主。

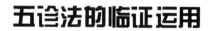

五诊法的临证运用

第34讲
病发阴阳与两仪病

2015 年 11 月 19 日

大家好，中医太极三部六经体系的内容原来讲过，为加强认识，今天再讲一讲病发于阳、病发于阴及阳仪阴仪系统的疾病。

看图 6-1，虚线的两分法按阳仪系统，也就是春夏阳仪系统和秋冬阴仪系统来分辨。春夏阳仪系统有太阳、少阳、厥阴，所以有伤寒、温病、中风。秋冬阴仪系统有阳明、太阴、少阴，所以有痉病、湿痹、中暍。

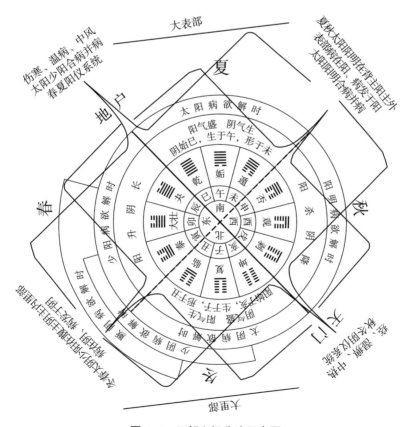

图 6-1　三部六经分法示意图

实线按秋夏病发于阳和冬春病发于阴来划分。病发于阳，有太阳阳明合病、并病，病在阳主表，这是病发于阳的系统。下面是冬春病发于阴，在里的部分，太阴、少阳为主。这样就可以看到，横向的表阳部是春夏系统，属于风寒伤人阳气，里阴部系统是秋冬系统，属于燥热伤人阴气。太极部位是暑夏时的湿火伤中，直取中道。这是中医的三大外感病种。

在纵向，有上焦太阳心系统和阳明肺系统。燥热在上。中焦部的太极部位有太阴脾系统和少阳三焦系统，湿火直取中道。下焦有厥阴肝系统和少阴肾系统，风寒在下，燥热、湿火、风寒都是《黄帝内经》的原话。这样，把三部六经体系画一个结构图，大家好好理解。中医三部六经体系，既能治外感又能治外伤，将伤寒、温病统一起来，将外感、内伤统一起来。

太极三部六经体系抓的是什么？是春、夏、秋、冬四象，张仲景治外感病离不开四时六气。横向三部六经里有春夏太阳、厥阴系统，中焦太极是三焦、脾系统，阴仪里是秋冬肺、肾系统。纵向三部六经体系中，有病发于阳表部是夏秋心、肺系统，病发于阴里部是冬春少阳三焦、脾系统，阳气来复部位是冬春肝、肾系统。所有的外感病都离不开五运六气，五运六气是专门论述外感病的，必须把《伤寒论》和五运六气紧紧地结合起来。因为张仲景就是如此，他把五运六气的部分全部放在《伤寒例》里，所以《伤寒例》不可删，一定要把原文和《伤寒例》结合起来看，才能够读懂《伤寒论》（图6-2）。

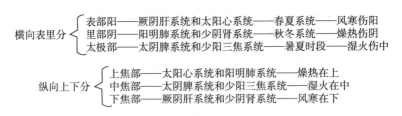

图6-2　中医太极三部六经体系发病

有五运六气作为基础理论，五运六气是一个大生物场，就是地球的生物场。万物的生长发育，生、长、化、收、藏，生、长、壮、老、死都离不开五运六气。我们人也是如此，都会被打上五运六气的烙印。我们把五运六气太阳、太阴司天在泉年出生的人称作寒湿体质，少阳、厥阴司天在泉年出生的人是风火体质，阳明、少阴互为司天在泉年出生的人是燥热体质。这样，更言简意赅地抓住六淫。《伤寒论》的六淫只要抓住这个，就不难用于临床，十分简单有效。

我们将病发于阳和阳仪系统组成人体的大表部，病发于阴和阴仪系统组成人体的大里部。在大表部要开鬼门，在大里部要洁净府。所以，这两个分法就带来了《黄帝内经》的两种治疗方法，即开鬼门、洁净府。

那么，随之而来我们创建了五诊法（图 6-3）。

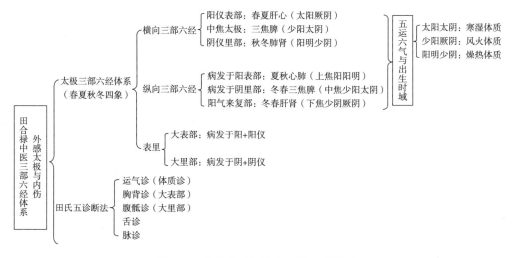

图 6-3　田合禄中医太极三部六经体系

第一，体质诊，就是运气诊。第二，胸背诊，也叫大表部诊断。第三，腹骶诊，就是大里部诊断。第四，舌诊。第五，脉诊。

利用五诊法，人的症状就无毋庸置疑，我们都会牢牢地掌握在手中，这样就会形成各种汤证。为了便于大家临床应用，我把几个主要的汤证写出来。

先看病发于阳。首先太阳阳明合病、并病，主要有麻黄汤证和葛根汤证。麻黄汤证属于伤寒，葛根汤证属于温病。若严重，有大、小青龙汤证，太阳、阳明合病的脾约证，在表阳部治疗不当、误治时，产生的大、小陷胸汤证。表部需要阳气，阳虚时要扶阳，有大、小阳旦汤证。大小阳旦汤证也治疗属于阳仪系统的疾病。另外，还有表部受寒时使用的大、小玄武汤证。这几个主要的汤证，我列出来，让大家有个认识。

病发于阴。病发于阴是在里部系统，包括四逆汤证、理中丸证、半夏泻心汤证。也就是说，病在于里的时候，如果出现误下，就会产生痞证。痞证里有五个泻心汤，我写出来三个：半夏泻心汤证、生姜泻心汤证、甘草泻心汤证。林亿在《伤寒论》里面的注解，"半夏、生姜、甘草泻心三方，皆本于理中汤"。阴仪系统要肃降，就有大、小阴旦汤证，它们都从扶阴的角度来讲。阴仪系统里部会伤阴，有大、小朱雀汤证，大、小白虎汤证，大、小承气汤证等，这是几个主要的方证。

　　第二，病发阳仪系统和阴仪系统。病发阳仪系统是春、夏阳仪系统，有太阳、少阳、厥阴，这是上半年。有伤寒、温病、中风。太阳之上，寒气主之；厥阴之上，风气主之；少阳之上，相火主之，所以会产生这三种病证。其中可以包含太阳、少阳合病并病，有大、小青龙汤证，乌梅丸证，大、小阳旦汤证等。下半年是秋、冬阴仪系统，有阳明、太阴和少阴。阳明之上，燥气主之，所以有痉病。太阴之上，湿气主之，所以有湿痹。少阴之上，热气主之，所以有中热，也叫中暍。秋、冬的阴仪系统是温热伤人的阴仪系统，有大、小白虎汤证，大、小朱雀汤证，大、小承气汤证等，我们把它们进行归类。此外，还有阳明、少阴的猪苓汤证，这是治湿热的。这样归类，大家学习《伤寒论》的时候就方便多了。《伤寒论》的六经和五运六气分不开，五运六气里有标本中气理论。标本中气理论，张子和抓得最好。他抓住了从本的两经就是少阳三焦相火和太阴脾土，这两经都是从本的，这两经是湿火，所以张子和说万病若"将湿火分"，你就打开了《黄帝内经》的锁。

　　根据五运六气的标本中气理论，可以画出太极三部六经体系（图1-6）。太极放在中间，是从本的两经，春天的厥阴从中气少阳相火，是阳气上升，春天的阳气上升，自然夏天的阳气就正常，到了夏天阳气盛极的时候，就会一阴来复。同样地，阳明从中气太阴湿土，秋天肃降要靠这个阴气，阳明肃降后就会冬藏，冬藏了，阴气盛极，就会一阳来复。这就构成人体升降浮沉的重要理论。中部太极的理论最好用来知德太极图（图6-4）说明。

　　图的中部是太极，有少阳、太阴，厥阴从中气少阳，上升到太阳，阳气就上升了，

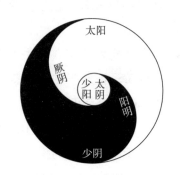

图6-4　来知德太极图

278

这样过来，就看得比较清楚。阳升到阳降，阳明从中气太阴，阴气就下降，下降后到春夏，是阳升阴长的时候。来知德太极图非常好，张仲景抓住的就是这个太极图。大家说《伤寒论》看不出来，但将张仲景的方和汤证放在一起比较，就看出来张仲景抓太极，这个图很清楚。

如图6-5所示，小建中汤、大建中汤、黄芪建中汤、理中丸。其实四逆汤也在这里面，但没有写，因为四逆汤是小泻脾汤，也是这个部位，所以你看张仲景抓的是什么。

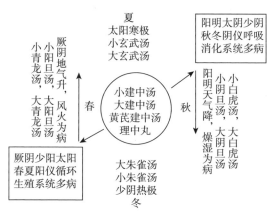

图6-5　标本中气临床应用示意图

中部太极之后，就是厥阴从中气少阳，地气上升，形成了风火为病。风火，有者求之、无者求之，当阳气不足的时候，有大、小阳旦汤；受风寒时候是大、小青龙汤等。这个系统很有意思。到了盛夏阳气该盛的时候，如果阳气不足，就会感受寒邪，有大、小玄武汤。这个寒极导致心病，所以太阳最多心病。同样的，阳明从中气太阴而降，是天气下降。厥阴是地气上升，阳明是天气下降，因为肺主天气。阳明燥气和太阴湿气会导致燥、湿为病，这时有大、小阴旦汤来扶阴，大、小白虎汤来治温热伤阴。温热伤阴导致冬天该寒冷的时候不寒冷，而产生冬温的现象。这时候就是少阴之上，热气主之的道理。热极往往产生冬温，有大、小朱雀汤来治疗热证，不能完全把少阴病的热证砍掉，只说少阴是寒证，这是绝对不对的。看张仲景的这些汤证就知道他抓什么。这样，就能看清楚《伤寒论》从三部六经如何安排，张仲景又是如何把这些汤证组合到三部六经系统。我们研究《伤寒论》应该以《黄帝内经》和《伤寒论》张仲景自己写的东西为主，而不是后人怎么说，一定要他自己怎么说，这样才够地道。现在有些解伤寒的，不是《伤寒论》的东西，而是他自己的东西，这时我们必须要抓住张仲景自己的原文和汤证。

把《伤寒论》三部六经体系加以归类，学习起来会更加系统，在临床中比较好用，就有一个思路，不会乱抓了。眉毛、胡子乱抓是不行的，必须建立总体的思路，对《伤寒论》有完整的思维，做到胸中有数，临床才会提高。

今天，我进一步加强，把三部六经系统详细地再解释一遍，让大家印象更深刻。好了，就讲到这里，谢谢大家！

第35讲

过敏性疾病的病因病机和治疗

2017 年 12 月 1 日

大家晚上好，现在我们学习过敏性疾病的病因病机和治疗。

过敏性疾病，又称作"变态性反应性疾病"，主要类型有皮肤过敏反应、呼吸道过敏反应、消化道过敏反应以及过敏性休克等。常见的疾病大概有以下几种：过敏性皮炎、过敏性鼻炎、过敏性哮喘、过敏性紫癜等。这个病从出生的新生儿到老年人，各个年龄段都有，人群范围很广。过敏性皮炎、过敏性鼻炎、过敏性哮喘这几种过敏性疾病，是不是都属于肺系统的疾病呢？过敏性紫癜在发病前一到三周，也往往有呼吸道和上呼吸道感染史。肺主皮毛，开窍于鼻，与大肠相表里，总的说起来，就知道过敏性疾病是肺系统的功能失调造成的。肺系统失调主要包括肺热、肺凉、肺气不足三个方面，是过敏性疾病的主要病机。临床中也主要从这方面进行治疗。大家看到各种杂志和书籍中，对过敏性疾病没有一个统一的认识，对病机分析的方法不少，今天我统一归纳为肺系统失调，这是主要的病机。我们在临床当中也是从这方面着手，进行治疗。由于时间关系，这里给大家举两个病例来谈谈。

病例一：患者男性，1986 年 3 月 2 日（丙寅年）出生。2016 年 8 月 5 日接诊，当时症状：发热，起湿疹、红包块，头晕，没有食欲。病程 3 年，服用了中药、西药没有好。他在病后出大汗，有时拉肚子，大便一日三次，质稀。主要工作是海上作业，湿气比较重。医院的检查并没有查出风湿的病因。当时看舌质淡黄，黄白腻苔，脉浮数，属于过敏性湿疹（图 6-6）。

从体质来说，他是 1986 年（丙寅年）出生，大运是水运太过。2016 年（丙申年）是少阳相火司天，三之气、主客气都是相火，本就多湿热，又寒中，并且他在海上作业，多湿气，所以 2016 年（丙申年）病情加重。他的湿热太重。来门诊的时候，他身上窜痛得厉害。我给他扎了解溪、太白，肌肉肿痛即刻减轻，接着用葛根芩连汤合甘草干姜汤加减。

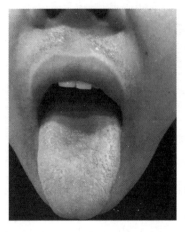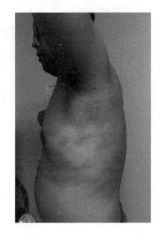

图 6-6　患者治疗前

葛根 60 克	黄连 6 克	黄芩 6 克	炙甘草 10 克
干姜 10 克	炒白术 30 克	苍术 15 克	党参 15 克
浮萍 30 克	防风 10 克	荆芥 10 克	蜈蚣 3 条

共 6 剂，日三次，忌生冷辛辣。

既要治疗湿热，也要治疗寒中。这个方患者服用了 6 天，就好多了，疼痛几乎消失，头不晕。主要是晚上 7 点到 10 点时候出疹多，一阵一阵的，有时候手发麻，手足出汗，原来耳朵痛，现在也不痛了，大便还是不成形。接着，就给他用荆防败毒散加减。

荆芥 10 克	防风 10 克	茯苓 30 克	羌活 10 克
独活 10 克	柴胡 10 克	前胡 10 克	枳壳 10 克
炙甘草 6 克	桔梗 10 克	薄荷 10 克	党参 6 克
川芎 6 克	红花 6 克		

服后，舌苔已经化开，暴露出舌有裂纹，是伤阴的现象，而且舌尖红（图 6-7），小便黄。

这个舌象比前一次看诊时明显改观。接下来，用清瘟饮合五苓散加减。因为他有伤阴，所以用四物汤补阴、补血。有阴火，用黄连、黄芩、栀子清热。但是苔下面还是腻的，因此要用五苓散来清下面的湿气。

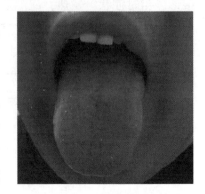

图 6-7　患者二诊后

当归 6 克   白芍 6 克   川芎 6 克   生地 10 克

黄连 10 克   黄芩 10 克   黄柏 10 克   栀子 6 克

白蒺藜 10 克   何首乌 10 克   连翘 10 克   薄荷 6 克

桔梗 6 克   清半夏 15 克   生姜 10 克   茯苓 20 克

白术 20 克   桂枝 6 克   泽泻 15 克   桃仁 6 克

红花 6 克

共 6 剂，忌生冷辛辣。

服用了上面的方子，患者的病情基本稳定了。

看这个舌象（图 6-8），是不是湿热都化开了？这时要把湿热化开，那么湿疹也就消失了。后续再用一个方进行善后。过敏性湿疹通过这样的治疗就会大大减轻、好转。这个患者的治疗方面抓住肺，葛根芩连汤从肺热来治疗，葛根解肌，黄连、黄芩清湿热，荆防败毒散更是从肺着手。过敏性疾病一定要抓住调肺的气机为主，过敏性疾病只有以肺为主来治疗，才能见效快。

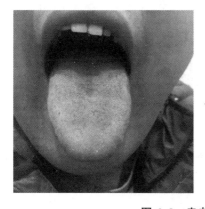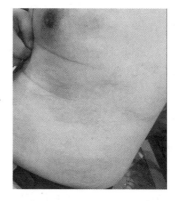

图 6-8　患者三诊时

病例二：患者女，2007 年（丙戌年）出生。2015 年 8 月 10 日来诊所里看病，当时皮肤过敏，起疹子，有时候咳嗽、嗓子疼，还有鼻炎，眼睛发涩，经常肚子疼，咽喉痒等。她本人出汗少。舌质淡，舌尖红，舌尖上有杨梅点。脉沉微数。

这个人是丙戌年出生，丙水运太过，辰戌年太阳寒水司天，体质属阳气不足，所以寒气过多，很少出汗。阳气不足，寒气盛，因此心火旺。心火克肺金，肺热就多，属于寒热错杂，所以会表现出这些症状。对于这样的病情，首先要从肺主皮毛，解表为主。当时就以麻杏石甘汤加减。

麻黄 10 克	桂枝 10 克	生石膏 30 克	炙甘草 10 克
豆豉 10 克	葱白 10 克	白芷 20 克	玉竹 30 克
升麻 10 克	蝉蜕 6 克	干姜 10 克	党参 10 克
鹿角霜 15 克	苍耳子 20 克	辛夷 10 克	

用麻黄、桂枝、炙甘草、葱白、白芷解表宣肺，石膏、玉竹、升麻、蝉蜕等散余热，肺部的郁热散了。苍耳子、辛夷治疗过敏性鼻炎，来调节肺的功能，以达到治疗目的。这个患者吃了方子以后，这些症状都减轻了，但还有点咳嗽。

第二次给她开方子，在前方的基础上调整，针对咳嗽的治疗。

紫菀 15 克	款冬花 10 克	麻黄 6 克	桂枝 10 克
生石膏 30 克	炙甘草 10 克	豆豉 10 克	葱白 10 克
白芷 20 克	玉竹 30 克	升麻 6 克	蝉蜕 6 克
干姜 10 克	党参 10 克	鹿角霜 15 克	苍耳子 20 克
辛夷 10 克			

这样，此方又吃了 10 剂，基本就好了。

上面两个病案，一个以阳气不足为主，辨证为表寒而内有郁热；一个是湿热。但这两个病例都是从肺系统着手去治疗的。《医原》说"湿热治肺，千古定论"，湿热病如果不从肺着手治疗，是治不好的。第二个病例肺凉，就是表凉，表部是凉的，所以也用麻黄汤加减，来治疗这个过敏性皮肤病。这两个病例的治疗是有差异的，大家自己体会，也可以提出不同的看法。

今天就讲到这里，谢谢大家！

第36讲
五运六气腹脑针灸法

2017 年 12 月 4 日

五运六气腹脑针灸法是我在法国巴黎讲授的内容，属于百家齐放的一种观点，很受外国同行的欢迎。他们在讲座结束后就应用起来，用的效果还挺好，我希望你们也能喜欢。

一、针刺大法——守形、守神

1. 形、神——两种生命体　针灸大法的要求是什么？是《灵枢》第一篇的内容——守形、守神，这是我们做针灸治疗的第一个要求。也就是说，基本大法要守形和守神。如果中医的针灸师不懂得这个，那么扎针就有问题。什么是形、什么是神？必须要知道这两个概念。"形"是父母给我们的形体，"形"指形体，父母给的，来自父母精卵的结合。经过胚胎、胎儿直到成为个体人，每个人的形体内部，脏腑组织都有恒定的规律，比如恒温、血常规常数、血压常数、脏腑的大小、上下、左右、位置等，这就是我们的形体。首先要懂得，我们的形体第一来自父母。现在有些人把题扯得很大，动不动就提人类是怎么来的。我们是研究医学的，应该先研究我们医学范围内，人怎么来的。那些人的题目再过一万年也不清楚，先有鸡还是先有蛋，搞不清。但对我们个体人来说，是可以搞清的，我们医学讲个体人，是研究个体人的，先定好位。

首先，我们每个人都来自父母精卵的结合，父母这个精卵"常先身生"，就是说，在我们形体之前，父母之精才叫"先天之精"，注意这个问题。父母精卵生成了我们的形体，这个形体在妈妈肚子里是母亲的一个附件，它的生命成长过程是胎儿直接由母血供养发育，脱离不了母亲的供养，所以这个胎儿的健康状况和形体状况取决于母亲身体的好坏。但是当这个胎儿出生以后，剪断了脐带，成为婴儿的时候，就成为个体人。注意，这是一个严格界限——成为个体人。个体人和婴儿（胎儿），这是两个概念，现在多数人混淆了。胎儿时期，它是母亲的一个附件，出生以后成为婴儿，这才是个体人。这时候，他有了自主的营养来源，在胎儿时期，母亲通过血液供养营养，在这里起主导作用是心脏，心脏输送母亲的血液到各个组织，生成脏腑组织，这时起主导的是心脏。母亲怀孕到第四周时，就可以听到胎心音了，这时候胎儿有没有肾脏？没生成肾脏。那么，父母的精能不能储存到个体人的肾里面去？不能，完全不能。父母的精是形成我们形体的物质基础，父母的精不可能储藏在我们个体人的肾脏之中，所以我们个体人的肾脏没有先天之精。现在所有的书籍都在提，肾脏有先天之精，这完全是错误的。因此先天之本是心，而不是肾，我是第一个提出来这个观点的，概念和大家不同。大家可以反馈，也可以接受。

如图 6-9 所示，当脐带剪断时，也就是成为个体人的时候，你需要的第一个营养是什么？是不是一被打，你就哭了。肺门打开，胎儿原本是没有肺呼吸的，这时肺门打开了，所以当你出生时，第一个最重要的脏器是肺。后天第一本是肺。当肺门打开时，脾门就打开，口就张开，能吃东西了，后天有两本——是肺和脾。这个观点和你们的原先观点不一样，所以有人听后会反对，也可能参不通。但我们从发生学研究的实际情况来讲，就是这样。现在谈论生长发育也是如此。我提出心、肺、脾三本。从你成为个体人以后，这三个里面，肺最重要。今天不展开讨论。

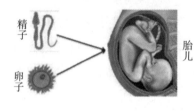
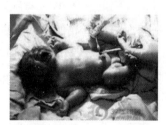

图 6-9　人体生命结构示意图

出生以后的两本——肺、脾。肺要呼吸大气，《黄帝内经》说叫"天食人以五气"，那么脾是不是要吃东西？《黄帝内经》说"地食人以五味"。《六节藏象论》告诉我们"天食人以五气，地食人以五味。五气入鼻，藏于心肺，上使五色修明，音声能彰；五味入口，藏于肠胃，味有所藏，以养五气，气和而生，津液相成，神乃自生。"气味在肠胃相合生成神，神乃自生。《六节藏象论》是很重要的一篇文章，是关于我们每一个人的神是怎么生成的。现在说法五花八门，什么上帝之神之类。其实《黄帝内经》说得很清楚，神的生成是"天食人以五气，地食人以五味"，这个"气""味"在肠胃相合，神乃自生，这是《黄帝内经》定义的。守神是守什么神？就是守这个神。现在大家扎针，都守的是什么神？《九针十二原》开篇就是如此。大家想想我提出来的形和神，这是《黄帝内经》提的，而不是我提的。《素问》的第一篇《上古天真论》说，人唯一的健康标准是什么？是"形与神俱"，而"尽终其天年"。这是《素问》的第一篇，而且提出来唯一的健康标准，形与神俱，才能度过天年。形神相离是什么？失神者死亡。《灵枢》的第一篇《九针十二原》提出守形、守神。《黄帝内经》的两本书，都在第一篇谈论这个问题。因此针灸大师们要守形、守神。而守形和守神哪一个重要？守神更重要，因为神是后天生成的，神在滋养着先天形体。

《黄帝内经》对神的定义是什么？在座的各位都有中医学基础，你们说，《黄帝内经》对神的定义是什么，你们说的"两精相搏"是另外一个方面。《黄帝内经》对神的定义："血者，神气也"（《素问·营卫生会》）神者血气，神在水谷精微，这是《黄帝内经》的原文。神有物质基础，不是虚无缥缈的东西。《黄帝内经》不信鬼神，它讲的"神"是实实在在的神。神就是饮食进入胃中，消化吸收的营卫气血。什么是神，《营卫生会》说得很清楚："夫血之与气，异名同类。何谓也？岐伯答曰：营卫者，精气也；血者，神气也，故血之与气，异名同类焉。故夺血者无汗，夺汗者无血，故人生有两死而无两生。"针灸抓神、守神，就是要守这个神，它是营卫气血的代名词。守住这个神才能够滋养我们的形体。这是父母给我们形体，它在母亲肚子里，靠母亲的血营养，剪断脐带后，靠这个来营养。

2. 天人合一　形体是先天，神是后天，这两个必须合一，才能成为一个完整的人。《黄帝内经》有明确的交代，《灵枢·天年》说："神气舍心，魂魄毕具，乃成为人。"后天的神，要舍于心脏，也就是说，营卫气血要注入心脏以后，你才能成为一个完整的个体人。我一再强调——个体人，我们医学研究的是个体人。这时就是先天、后天合一了。合一有条件，并不是通过天地就合一，现在人们对"合一"和"相应"根本没有一个完整的概念。"合一"是两个事物之间的一个事物，必须进入另一个事物的内部，互相融合、不分彼此、不分你我，叫作合一。而"相应"是指两个事物之间的感应，一定是两个事物，不用进入另一个事物，是两个事物，才叫作相应。现在无论什么书，都写出"天人合一"，合一有条件，不是随便讲的，这些基本概念，我们搞清楚才行，在此我给大家讲清楚。天人合一不要随便去讲，它是有条件的，天人相应和天人合一是两个概念。

我们的"形"定了，形是父母给的，就是肉体所有的脏腑组织，都是父母的精卵给的，它们结合，就形成我们的形体，它属于父母、属于先天。这时从个体人来说，没有一点肾脏能把父母之精储藏在里面，所以说肾脏没有先天之精。当成为个体人时，《上古天真论》说得很清楚，五脏六腑之精满，才能够储藏到肾脏，这时候才有了肾精。大家看，原文清清楚楚说"肾者主水，受五脏六腑之精而藏之，故五脏盛，乃能泻"，能够泻了，才有孩子。你们回去以后，一定要把原文看看。我们讲到形有了，神有了，个体人有了。个体人有两个生命体，一个是父母给的，一个是天地生的"神"这个生命体。它们的合一，就是一个完整的人，缺一不可。《黄帝内经》说的神，神如果"去"了，那么就成尸体了，是不是这样？形神合一，就健康、好了；形神相离，就病了、死了。《黄帝内经》从头到尾讲的就是这个内容。形体是西医一直在追求的东西，现在追求到 DNA 甚至更小的层面上，都是在有形的形体上做文章，它缺乏神，它不研究神。而我们中医的特长，不但形体要解剖，还要重视神。因为神在滋养先天形体，注意神有物质基础——营卫气血，所以要抓神。

《黄帝内经》提出养神。怎么养神？神的本源来自天气和地味。靠五气就能够调出来神，因为神来自五气。《黄帝内经》直接提出《四气调神大论》，"四气"就是指四季，四季五气就是"天食人以五气"。养生养什么？要抓住《黄帝内经》中的"神"这个来源，另外抓住吃东西，也就是吃五味。假如你不吃东西，饿着肚子，能养神吗？《黄帝内经》上说"半日不食则气衰，一日不食则气少，七日不食则死"。所以，吃东西、呼吸五气是《黄帝内经》养神最基本的东西。《六节藏象论》说"天食人以五气，地食人以五味。五气入鼻，藏于心肺，上使五色修明，音声能彰；五味入口，藏于肠胃，味有所藏，以养五气，气和而生，津液相成，神乃自生。"神最后怎么样了？《天年》说"血气已和，荣卫已通，五脏已成，神气舍心，魂魄毕具，乃成为人。"这个人是指个体人。后天生成的神，注入心脏，因此"心神"指后天注入的这个神。

中医基础理论不这样讲，它把这些合到一块去。我们现在的中医基础理论离《黄帝内经》的真实的内容相差太远，因此我最近写了一本还原《黄帝内经》原创理论体系的书，要把《黄帝内经》实实在在的东西挖掘出来，不要接受错误的理念。比如明代李中梓在《医宗必读》中提出的"肾为先天之本、脾为后天之本"根本是错误的。现在要从发生学的角度去考虑这些问题，因为我们研究的对象是人，先在人身上下功夫，去思考问题，看看《黄帝内经》对人是怎么描述的，把它发掘出来。一说到解剖，大家就认为，西医必比中医强，其实有好多地方，我们中医解剖要比西医强，比如中医的解剖就提出来五脏六腑。第一，五脏六腑有大小，第二，脏腑有上、下、左、右位置的不同。哪本西医书提出脏腑有上、下、左、右位置不同的说法？而我们中医提出，五脏六腑上、下、左、右位置不同，直接影响脏腑的生理功能，原文写得很清楚，看看《灵枢·邪气脏腑病形》。中医不要总有自卑感，好像我们解剖方面不强。中西医都有长处，而且在某些方面各有自己的长处，我们能否取长补短？现在一些人，一提起中医，就认为只有汉唐才叫中医，穿衣服也是非汉唐衣服不行，你是不是现代人？你是生活在汉唐时期还是生活在现代？你穿白大褂就不是中医了吗？非穿汉唐衣服才是中医？不是那么回事。

中医是与时俱进的，只要对中医有用的东西，为什么不能吸收呢？为我们中医服务的，为什么不能吸收呢？有些东西，好像生活在春秋战国、汉唐时期，这不符合实际情况。首先按现在生活的时代去考虑问题。因为《黄帝内经》讲的针灸大法抓形、抓神，我们先把形和神讲了。

二、五运六气腹脑针灸法

下面谈谈标本中气三部六经。

《素问·至真要大论》说："少阳太阴从本，少阴太阳从本从标，阳明厥阴不从标本，从乎中也。故从本者，化生于本，从标本者，有标本之化，从中者，以中气为化也。"

《素问·天元纪大论》说："左右者，阴阳之道路也；水火者，阴阳之征兆也；金木者，生成之终始也。"

1. 少阳、太阴从本在中，为黄庭太极，标本同气从本，主阴阳合和生化。

2. 阳明、厥阴从中气，少阳、太阴主左右阴阳之升降，所谓"金木者，生成之终始也"。

3. 太阳、少阴从本从标，为阴阳征兆之水火，主阴阳盛极转化。

这里强调了"从本者"是"化生"万物的根本，即少阳、太阴火湿是化生万物的根本。少阳火标本皆阳，是化生万物的基本温度；太阴湿标本皆阴，是万物化生的基本湿度。而厥阴阳明从"中气"少阳、太阴，"以中气为化"，少阳、太阴、厥阴、阳明四经皆从"火湿"化生。可用下图表示（图6-10）。

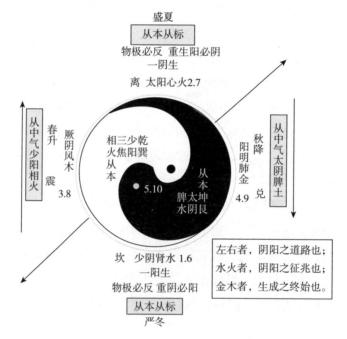

图6-10　中医太极三部六经体系图

三、五运六气太极腹脑针法

运气太极位于脐腹，以"神阙穴"为中心，由少阳三焦和太阴脾组成。

田合禄太极针灸法的十五个基本穴位：神阙、阳池（双侧）、中脘（上纪）、关元（下纪）、天枢（双侧）、太白（双侧）、公孙（双侧）、丘墟（双侧）、合谷（双侧）。

我发明神阙太极针灸法：神阙、中脘、阳池、太白、丘墟。

太极大五柱壮阳法：神阙、阳池（手少阳三焦经原穴）、丘墟（足三焦经交会穴，或足大趾三毛上）。

太极小三柱壮阳法：中脘、神阙、关元。

上、下纪洛书针法主治太极病及一切虚劳血痹证，元气不足、营卫气血虚弱等。

四、各穴位主治

阳池：三焦经原穴，补阳气、元气，通水道，腐熟水谷。三焦相火为人身一轮红日。

太白：脾经原穴、五输土穴，健脾除湿，主治体重节痛，肠鸣腹泻，腹胀，胃痛，便秘等脾胃病证。

中脘：募穴，腑会之穴。主胃脘阳气，纳食。

神阙：生神之处，主治神病，中风虚脱，四肢厥冷，尸厥，风痫，形惫体乏，绕脐腹痛，水肿鼓胀，脱肛，泄利，便秘，小便不禁，五淋，妇女不孕。

主治可以概括为以下要点。

1.属于脑病的中风——脑梗死、脑出血等，健脑。

2.腹中虚冷——男子阳痿，女子性冷淡。

3.强壮脾胃，调养后天。

4.温补元阳，胎息，针灸按摩可以延年益寿。

5.处中以制五大（四肢和头）。

关元：募穴，主治少腹疼痛，霍乱吐泻，疝气遗精，阳痿早泄，白浊，尿闭，尿频，黄白带下，痛经，中风脱症，虚痨冷惫，羸瘦无力，眩晕，下消，尿道炎，盆腔炎，肠炎，肠粘连，神经衰弱，小儿单纯性消化不良。

公孙：冲脉交会穴，主治九种心疼延闷，结胸翻胃难停，酒食积聚胃肠鸣，水食气疾膈病。脐痛腹疼胁胀，肠风疟疾心疼，胎衣不下血迷心，泄泻公孙立应。

丘墟：胆经原穴，十一脏皆取决于胆，主治颈项痛，腋下肿，胸胁痛，下肢痿痹，外踝肿痛，疟疾，疝气，目赤肿痛，目生翳膜，中风偏瘫。

天枢：大肠募穴，主治腹痛腹胀，肠鸣泄泻，痢疾便秘，绕脐切痛，水肿，月经不调，痛经，带下，肠道蛔虫症，肠梗阻，阑尾炎，细菌性痢疾，小儿单纯性消化不良等。

合谷：大肠原穴，四关穴，主治身热、头痛眩晕、目赤肿痛、鼻衄鼻渊、咽喉肿痛、齿痛面肿、耳聋、失声、牙关紧闭、口眼㖞斜、痄腮；发热恶寒、咳嗽、无汗或多汗、疟疾；脘腹疼痛、呕吐、便秘、痢疾；小儿惊风、抽搐、癫狂、癫痫；痛经、闭经、滞产；瘾疹、皮肤瘙痒、疔疮、丹毒；肩臂疼痛、手指肿痛、麻木、半身不遂。

此乃扶阳之法。《扁鹊心书·须识扶阳》记载："阳精若壮千年寿，阴气如强必毙伤"，"阴气未消终是死，阳精若在必长生。"（图6-11）

中脘，洛书针法治喘及脾胃病（图6-12）。

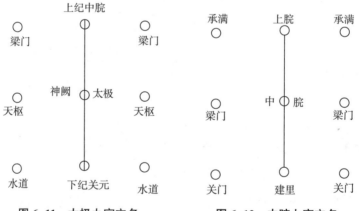

图6-11 太极九宫穴名　　　图6-12 中脘九宫穴名

关元，洛书针灸法治肾和生殖系统疾病（图6-13）。《伤寒论》第340条："病者手足厥冷，言我不结胸，小腹满，按之痛者，此冷结在膀胱关元也。"

关元穴为任脉与足三阴经的交会穴，小肠募穴。三伏天灸关元穴，可以补益元气、壮阳固本。

《扁鹊心书》记载："常灸关元五百壮长寿。"歌云："一年辛苦唯三百，灸取关元功力多，健体轻身无病患，彭祖寿算更如何。"

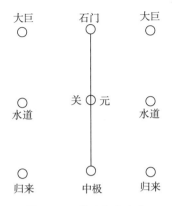

图 6-13　关元九宫穴名

《素问·气穴论》说："上纪者胃脘也，下纪者关元也。"上纪胃脘取中脘穴，中取神阙穴，下取下纪关元穴，旁取大横穴，共五穴，称太极五柱法，主治太极病。

五、运气太极大补方

如图 6-14 所示。

太极阴阳从本：太白（双侧）、阳池（双侧）、委阳（双侧）。

太极腹脑五针：神阙、中脘（上纪）、关元（下纪）、天枢（双侧）。

太极经脉冲脉：公孙（双侧）——十二经之海、血海、五脏六腑之海。

太极两仪从中：四关——肝胆、太冲、丘墟，肺大肠太渊、合谷。

太极二至从本从标：心肾——神门腕骨、太溪京骨。

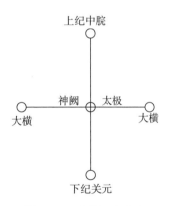

图 6-14　太极五方穴名

第 37 讲
关于 2020 年初新型冠状病毒感染疫情的思考

2020 年 2 月 26 日

田原：诺贝尔奖得主里德伯格说："人类统治地球的最大威胁是病毒。"有一部有关"生化危机"的电影，以这句话开篇。

关于瘟疫，人类经历并积累了战争经验，却还没有完全挡住而中"大招"。"瘟疫"是人类的一部分，换个语境，还是里德伯格说的："人类是和共生微生物构成的'超级生物'"。

人类不仅要解决疾病，更需要认识瘟疫，一次一次，终究要参透它神出鬼没的"障眼法"，不再迷乱，直抵本质。

今天，《温疫论》《温病条辨》和温病四大家走进了我们的生活。

《温病条辨》归纳《黄帝内经》十二属相年的温病规律：宇宙间、太阳系间的地球，在春夏秋冬、温热凉寒的起承转合中，在天时、地利、人为，三者合一的"物化反应"中，"温病"年复一年地发生着、变化着，时而温和，时而凌厉、出手必杀。

几千年积年累月，珠沉沧海的中医经典，开始一部部被捧出，启发时代。再读《黄帝内经》才发现，她是天空，其他都是她的繁星，有着点点闪光。关注历史的天空，我们开始需要学习中医思维，学习中医经典。

终究，我们会拥有这样的智慧：让人类与微生物和平共存，而不是生死相对。拥有这样的智慧：能识得天性、地气，识得自己，与温病切磋过招，化解凌厉。这也是《黄帝内经》想要告诉我们的，然后《伤寒论》《脾胃论》《温疫论》等，这些浩如繁星的经典里，随意挑选你的"如意金箍棒"，那些精美如诗的经方时方，那些随时变化熬煮的厨房汤水，来自古代伊尹的"汤液经"……

田合禄老师，近八十岁的老人，他似乎站在《黄帝内经》的时空里，诵咏古天文历法，夜访张仲景伤寒变幻，倾听李东垣脾胃如何沦陷……面对这个春天，面对未来漫长的岁月，老人家一路点亮探索的光亮，荆棘丛生，带我们无畏前行。

一、拉肚子、雾霾天与《温疫论》

田原：这次和"非典"不同，有一些人拉肚子，说明脾失运化是存在的问题。

田合禄：是的，但仅仅从寒湿这一个角度看问题，就不全面。我在《疫病早知道》这本书里，做过一个 2000 年疫病的汇总。凡疫病产生，第一，少不了相火和君火，第二，少不了太阳寒水、阳明燥金和太阴湿土这三个阴性病邪的加临。根据《黄帝内经》的记载，凡有疫病发生，最少要有两个邪气。主气和客气，再加上岁运，起码是三个因素叠加在一起，所以吴又可在《温疫论》中说"杂气为病"。

比如 2019 年尾的冬天，也是六之气，就是阴历的十一月到十二月份，主气是太阳寒水，而下半年的客气是少阳相火，岁运是土不及。你看，这三个条件造成了寒热错杂，冬不藏，有火鼓动，脾的运化不好，外面的雾霾天多一些，身体里的"雾霾环境"也产生了，病毒细菌容易存活繁殖。《伤寒论》谈到冬天的"冬温"，这个名字有很丰富的内涵，冬为寒，温是热，有寒有热，寒热裹杂的。所以这样的疫病都是寒热错杂，再加上不同人体质的偏颇，每个人都是寒热错杂的，中医治疗要全面思考。

田原：每个人体质不同，外界是寒热错杂的大气候，和人体内的小气候结合、变化，每个人都不一样，产生或者病毒进入身体，传变的时间长短很复杂，所以中医治疗也很需要工夫。

田合禄：中医要参与治疗。目前也有资讯报道，中西医结合治愈了一些病例，是好事，这是咱们中医人接受考试的时候。

二、2020 年，寒热乱码的春天

田原：全面防控，点滴处预防，这是当下每一个人都要认真做的事情。同时大家很期待有专家多做运气的预测，您怎么看？

田合禄：2019 年过去了，从正月初一，就开始 2020 年的运气了。从初一到昨天、前天（初四、初五），看看南方是不是阴雨天气变多了？温度降低，病毒的活跃程度就差一些。另外，2019年六之气的"少阳相火"虽然已经谢幕，但2020年的初之气，也就是阴历的正月和二月，主气是厥阴风木。风为阳邪，它也属于热性；冬不藏精，春必病温。也就是冬天过于外泄，伤了阴，春天也容易病温，所以今年的阴历一、二月早春，还会有温病发生，但是没有那么剧烈了。这个春天还会有"温病"，《黄帝内经》讲庚子年的初之气就没有"疫病"了吗？有温病，但仅仅会是感冒、发热、拉肚子，没有传染性，这和疫病不同，疫病有传染性。

田原：虽然没有疫病了，倒春寒也应该高度警惕。

田合禄：对，倒春寒的问题有，"春必病温"也会有，就是没那么剧烈了。往上攻的这个势头已经没有了，但还会持续一段时间，到正月结束会得到缓解。到了二之气，也就是阴历的三、四月份，初之气的太阳寒水也就结束了。二之气是厥阴风木加临到少阴君火上，这个问题不大，因为厥阴风木属于春天正常的气候，天气会有热燥，雨水要多，但是不会有疫病了。

田原：寒热错杂的大气候，也会带来很多生命的乱频、乱码。今年，太阳寒水出现在阴历一、二月份的初之气，对这个春天有压抑，压抑之后还是容易生内火吧？

田合禄：对。《黄帝内经》说了，午马年和子鼠年的初之气，"风乃至，阳气郁"，阳气还是会被郁在里面，不好生发。这两个月，初之气，雨水多，要预防水涝、水灾的现象发生。水灾要具备三个条件，一是太阳寒水，一是厥阴风木和上半年客气少阴君火的热，寒热错杂，就要蒸发水气。阳升阴长，就会雨水增多。

田原：2020年这个鼠年是个强金年，所以整个年份的气候特点也就是寒热错杂。

田合禄：对，强金之年，上半年又是少阴君火司天，瘟疫，雨水多，下半年燥热，今年就是不安定。

三、你可能养不活病毒

田原：今年春节大家都不太爽，在家里闷着。想着让大家消除恐惧，科学规避风险。

田合禄：其实不要有恐慌心理，大家应该多了解一下"气运"。我们就用中医思维，把这个事分析一下。病毒也好，细菌也好，首先它是微生物，打个比方，微生物的出现和繁殖，跟咱们家里的大米、白面、豆子生虫子是一个道理，必须在一定的温度和湿度下，才产生这种病毒或那种细菌，这些也都是生命。生命一定需要条件，不是随时随地都能生出来的。也就是说，它在什么地方产生，但是离开那个环境，地域一变，湿度和温度就跟着变了，就不一定活跃了，因为没有这个条件了。中医思维就是改变体内的生态环境，这个生命自然就生存不下去了，这也是治疗。

田原：就是病毒进来了，也没有环境活下去，未必养得起。

田合禄：这是一定的。身体没有这个条件，也不会被传染。

田原：什么体质要格外加小心？

田合禄：寒热错杂的人。一个是肺热的人，这是最重要的。肺热就是热在肺的间质，它是相火，相火属于三焦，三焦主腠理，也就是细胞间质，所以病情急、快。现代医学说的"间质性肺炎"就属于这一种，是以细胞和细胞之间的缝隙为主。相火，肯定要表现出干咳、乏力，因为壮火食气，人就乏力，总感觉没有力气。这些人都会有寒中，所以脾胃不好。

田原：这样看来，我们平时的养生就有了相对的标准，照顾好脾的运化是根本，思虑伤脾，不要熬夜是养生王道。一旦出现乏力感，就要多加小心了。

田合禄：我们为什么要讲《黄帝内经》？就是要好好培养出一批读好《黄帝内经》、读好经典的中医人。今年是庚子鼠年，庚就是金运太过，一定要小心，属鸡、兔、马、鼠的人，更要注意"防火"，因为有强金，就有郁热；有郁热，第一个就伤肺。今年金运太过，清肺热一定要加上辛温的药。

四、再回头看风火年和风火人

田原：感谢田老师的无私奉献，年后咱们的课程就要开始了，依然是生命美学、生活美学之旅，希望有更多的粉丝和我们一起前行。运气学其实不枯燥，它有意思、生动的地方很多。所谓人无完人，比如风火体质人，"风引汤"是代表性的方子，了解体质，明白方义，自己就可以"药食同源"，这样的养生才不盲目，才可以深入理解《黄帝内经》是生命大美之学。厨房里面煮秘方，我们需要懂得葱、姜、蒜，它们味道背后的属性，这就懂得了草药的生命属性。咱们体会"风引汤"里这些药材，白石脂、赤石脂这些带"石"字的药材，意在用"石"的属性，"石"的母本就是土壤，"不同地质条件下，所形成的不同形态及其稳定性"，这是中国的属性文化，是非常重要的。明了属性，才可以明白属性和属性之间的生克关系。《黄帝内经》教会我们，每一年，都要知道自己的养生原则，包括饮食、用药。从运气上防患未然，看到自己身体在今年突出的矛盾是什么。

田合禄：《黄帝内经》只给出"性味"，而没直接给出药材和方子，也没给出归经。性味是固定的，每一味药都有自己的性和味，而且每一个地区都有自己的药材和属性。人和药材之间是同气相求的，这就给你自由选择，你生活在哪片地域，就根据性味来选择你那个地域生长的药材，这就是一方水土养一方人。

田原：明白了身体属性，我们尝试把风引汤的思路引用到餐桌上，风火体质人，在2019年这样的年份适当吃一些性味咸寒的，比如海蛤，但这个咸寒会不会进一步加重下焦的寒湿？因此，我们在食材上也要进行"配伍"。未来我们要培养用真正的阴阳观和属性观来调理饮食的美厨娘。（笑）

田合禄：中医是配伍，吃饭要搭配，什么人吃什么饭。海蛤咸、寒，那么我们就帮助中焦，把中焦扶起来，比如加点儿姜和大料，这不就温中了、中和这个咸寒了。再比如，长年日久的风火体质，已经伤阴了，舌上有裂纹了，那就必须把养阴跟上，山药、石斛、玉竹就是养阴的药材，威灵仙是暖下的药材。

田原：具体到一个年份，比如我们的主创之一是位1962年出生的"虎"人。（笑）

田合禄：1962年是壬寅年，属虎，本身是风火体质。2019年又加上个风火，头部压力会更大，不能再伤他的脾胃。既然是风火体质，中焦一定是寒的，凡是风火年出生的人，没有一个中焦是不寒的。《黄帝内经》讲得很清楚，少阳司天之年，"民病寒中"，这样的人到夏天，更寒中。体态也受影响，湿、肿、胀、皮肤的黄，都来了。你看，问题看到了，养生的专属配方也出来了。

五、为什么吸一口凉气会感觉那么爽

田合禄：属马人和属鼠人的"气"是一样的，都是 2020 年的"气"——少阴君火司天、阳明燥金在泉。热在上，凉在下，所以下身寒凉得多，秋天的凉气、冬天的寒气都在下焦。不舒服的反应点一定在背部，后背、肩、颈项。背为阳；阳中之阳，心也；阳中之阴，肺也，所以心、肺的反应点都在这里。像这样的体质，首先还是白虎汤，加上黄连阿胶汤。因为有热，君火的热，既需要润肺、清热，还要养血。鸡蛋是养血的，黄连阿胶汤里有鸡蛋黄，阿胶和鸡蛋都是有情之品，用来补心血。这个肺热，太重要了，我在临床上看到，现在太多人肺热，但是他自己不知道一些身体的不舒服和是肺热有关。比如有些人膝关节肿胀，就是肺热导致的，什么道理？肺通调水道，肺热导致肺的功能失调，湿气就聚到这里。临床上的患者，肺往往都是热的多，凉的少，所以必须想办法让肺与天气相应，帮助肺恢复它的凉降功能。

田原：确实，冬天里，有时出门呼吸凉的空气就觉得很爽。人们对肺需要凉这个事情根本不重视。

田合禄：完全没在意肺需要凉。肺应秋天的收敛，肺脏过强的人，强金之人，就是收敛的力量过强。这个强金，说的也就是 2020 年的这个 0，也就是十天干中的"庚"。尾数为 0 的人，往往出汗有问题，不爱出汗。问题就在这，只要不爱出汗，就成了郁热。这样的人，冬天的时候，尤其屋子里的温度太高就不舒服，他就想出去吸凉气。我构建了一个心、肺、脾三本，三本之中，肺最主要，肺和先天之本的心结合，推动整体血脉运行。肺和后天的脾结合起来干什么的？生血，推动整个腑道的通降。肺是"风箱"，它的重要工作是推动循环，知道这个道理非常重要，但是，肺又是娇嫩之脏，热不得，也凉不得。

六、警惕上火的庚子年

田原：您一直强调，现在多数人的肺是热的，苦口婆心。当下肺癌高发，这个热需要引发更多人的思考和重视。

田合禄：这有多种原因，多数是体质导致的。现在都说亚健康，亚健康的人往往都有阴火。这个就慢慢体会吧。这个阴火不是火神派说的阴火，而是李东垣说的"心火"。这个阴火藏在血脉当中，反应不像相火那么明显，会出现一些小迹象，但人们不当一回事，其实心脑血管疾病都和它有关。

人每天都要思考，思考就要伤血脉，心一动，百脉就动。

田原：所谓"上火"，动心火的时候，有事儿就着急上火，一定要慢慢学会自我觉察，不要让这个心火起来。如此来讲，心平气和的日子才是养生大药。

田合禄：这样的体质在饮食上要极其注意，我现在在临床上嘱咐患者：生冷辛辣一概不吃。辛辣的饮食必然要动心火，像辣椒、韭菜、小茴香……一吃就上火。年轻人还在生命力旺盛的阶段，对于这点可能体会不到，一旦体质走下坡路，就能体会到。

田原：还要牢记"开鬼门，洁净府"，保持大、小便的通畅尤为重要。它们通畅了，身体内的火就有了宣发的通道。这个春节过后，提醒大家还要继续防"内热"。适当了解一些经方，如竹叶石膏汤、玉竹汤，饮食上多准备一些白萝卜、百合之类的食材，凉降肺气。然后用什么来顾护脾胃呢，姜就是我们厨房里常用的东西。

田合禄：不能光用姜，既要有温性，又要能润，这两个要把握。既要润肺，又不能过于寒凉，粳米就可以。炙甘草和姜也可以吃。不要干姜，干姜过于猛烈，应该用生姜。

田原：生姜可以腌制着吃，比如加些醋和糖，或者用好一点的酱油，使生姜的辛热之性有一些收敛。日本料理有一种"糖姜"，是用糖泡的姜，糖就把姜守在胃里，减缓它发散的力量，而且暖胃、帮助消化，就很好。

田合禄：这是个好方法。

田原：和您这样的访谈还会继续，我想用中医思维解读《黄帝内经》，在这样的时间、时空下推出来，想和更多人分享与思考。新年，庚子年来了，在祈愿 2020 年庚子年成为《黄帝内经》学习年之外，也祝福大家安康。

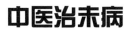

中医治未病

第 38 讲
治未病的重要性和临床中的应用

2016 年 6 月 20 日

大家好，今天我讲几个治未病的案例。

第一个案例是张仲景治王仲宣的病案。这个病案在《针灸甲乙经》里面有记载，晋代皇甫谧在《针灸甲乙经》的序中谈及，仲景和建安七子中王粲的一段轶事："仲景见侍中王仲宣，时年二十余，谓曰：'君有病，四十当眉落，眉落半年而死，令服五石汤可免。'仲宣嫌其言忤，受汤勿服。居三日，仲景见仲宣，谓曰：'服汤否？'仲宣曰：'已服。'仲景曰：'色候固非服汤之诊，君何轻命也？'仲宣犹不信。后二十年果眉落，后一百八十七日而死，终如其言。"

王仲宣生于 177 年，是阴历的丁巳年，丁是木运不及，肝胆为弱脏，肺经为强脏，升发之气不足，阳不生阴不长，而心火——阴火发病。巳为厥阴司天，而少阳相火在泉，他属于风火体质。王仲宣风火炎上，风火伤人气血，气血大伤可以导致眉毛脱落，在古代称其作"大风病"，现代医学称之为"麻风病"。王仲宣于建安十八年（公元 213 年）冬的十一月被任命魏侍中（时年 38 岁），40 岁死于 217 年（建安二十二年，丁酉年）。也就是说，这是流年发病。阴历的丁酉年，丁是木运不及，与出生本命年相同，肝胆升发之气更加虚弱，由于酉年阳明肺经司天而克肝木，生气绝而死，这就是张仲景用五运六气治未病的一个很好的例子。治未病，五运六气是最好的理论体系。王仲宣的出生年是丁巳年，死亡年是丁酉年，他原本生气就很不足，在这时（丁酉年）生气绝而死亡。请大家把张仲景这个病案好好理一理、思考思考，从这个病案大家可以看出来五运六气的重要性，以及在临床中治疗未病或者已病中的重要作用。

第二个案例是《素问·刺法论》中的记载。《刺法论》："假令甲子刚柔失守……三年变大疫……刺之当先补肾俞，次三日可刺足太阴之所注。"《黄帝内经》给出的治疗方法，首先用针刺补法补肾俞，过三天，再针刺太阴之经的所注。先补其未病的肾，之后才是分脏，这是从治未病的方面着想的。"假令丙寅，刚柔失守……三年变疫……当先补心俞，次五日，可刺肾之所入。"丙是水运太过的年，水运太过要克心火，所以弱脏是心火，因此首先治疗弱脏，先补心俞，过五天再泻肾经的穴位。"假令壬午，刚柔失守……三年大疫。当刺脾之俞，次三日，可刺肝之所出也。"都是先补未病之脏，去预防，这就和"见肝之病，当先实脾"是一样的道理。"假令庚辰，刚柔失守……三年变大疫……当先补肝俞，次三日，可刺肺之所入。"庚是金运太过，金要克肝木，所以弱脏是肝木，因此首先要补肝，取穴是肝俞穴，过三日再刺肺，肺强，所以泻肺。最后一个是"假令戊申，刚柔失守……三年之中，火疫至矣，当刺肺之俞。"戊是火运太过，火运太过则克肺经，所以这时候要先补肺俞穴，过三日再泻心火。《黄帝内经》举例了五个太过之年，知道了太过之年是这样的治疗规律，那么不及之年也就了解了，不用说，也会治了。

第三个案例：王秋霞，女，北京市昌平区人。

阴历一九四三年七月二十五日出生，2015 年 5 月 18 日（癸未年）初诊。

小便尿不出 1～2 年（插尿管导尿），腿脚肿，心脏支架 3 个，糖尿病 20 多年，打胰岛素，一天两次。2014 年 10 月患脑血栓。下肢凉，走路像踩棉花。脾胃有病，直不起腰，气短，多处看病。头不清，眼不明，视物模糊，还有糖尿病的一些兼证，眼冒火，白内障，口腔上火，上焦火大，出汗多，盗汗，出完汗就冷，咽炎，鼻子干，便秘，不服泻药不便。夏天下肢穿棉裤，上身穿单衣，口唇暗紫。

北京大学人民医院诊断：①神经源性膀胱；②冠状动脉粥样硬化性心脏病；③陈旧性心肌梗死；④冠状动脉介入治疗手术术后；⑤2 型糖尿病；⑥高血压；⑦慢性病毒性肝炎（丙型）。

运气诊：癸未年四之气。

舌诊：舌质淡，白腻苔。口无味。

脉诊：沉紧微数。

诊断：癃闭。

未是太阴湿土司天，癸为火运不及，阳虚阴盛。四之气的主气为太阴湿土，客气少阳相火。从气来说，这个患者是湿寒很盛的体质，运是火运不及，所以寒湿就更重了。她的舌质淡，白腻苔，脉诊沉紧微数，根据小便不通，我诊断为癃闭。小便不利，点滴而短少，病史较缓为"癃"；小便闭塞，点滴全无，病势较急称为"闭"。患有癃闭，她没有办法，就插了导尿管，因为各种治疗没有办法疏通小便，每天带着一个尿袋子。《灵枢·经脉》说"肝足厥阴之脉""是主肝所生病者""遗溺，闭癃"，当然这里离不开膀胱，膀胱的气化也有关系。再一个，肝经不能升发，导致上头口腔有火，而下焦癃闭，根据运气分析，这个人首先湿土寒湿，脾土克水，脾土太盛要反侮厥阴，肾的寒湿过盛，就不能升发肝木，所以她的癃闭和足厥阴有直接关系。这个病案是太阴湿土盛，而少阳阳气不足所致，厥阴不能从中气少阳获得阳气而升发，少阳三焦不能气化膀胱之水而导致的癃闭证。病因在厥阴少阳阳气不升发，病位在膀胱。治则是"六腑以通为用，上窍开则下窍自通"，所以采取泻阴补阳法。从厥阴升发的角度，论治补肝的体用。我们选择了方子——乌梅丸，厥阴病里的乌梅丸，也是从治未病这个角度来治疗。用乌梅60 克、黄连 20 克、黄柏 15 克、人参 15 克、当归 10 克、桂枝 20 克、干姜20 克、川椒 15 克、细辛 15 克、炮附子 15 克、苍术 20 克、茯苓 60 克、白术 30 克、鹿角片 20 克。吃了 6 剂，小便就通了，尿袋和导尿管也去掉了。

在临床上治未病，从未发病的脏腑去考虑，是很重要的治疗措施。病案中为什么要选择乌梅丸？因为乌梅丸酸、苦、辛等的药物都有，肝胆阳气不升发，先要补肝体，补肝体要用辛、酸、温的药物。上头有心火，则用黄连、黄柏去治疗心火。寒湿过重，那么在原方的基础上加苍术、茯苓、白术温化寒湿，加鹿角片来扶阳，这样很快就见效了，带了一两年的导尿管就去除了。

今天我举了 3 个治未病的案例，一是张仲景治疗王仲宣，二是《素问·刺法论》里的案例，还有一个是我的病案，从三方面给大家探讨治未病的重要性及在临床中如何应用。今天就讲这些，谢谢！

第 39 讲
张仲景治未病

2016 年 6 月 23 日

大家好，今天晚上我讲医圣张仲景如何治未病。

张仲景在《伤寒论·平脉法》说："上工望而知之，中工问而知之，下工脉而知之。"这是张仲景的原话。什么是"望而知之"的"上工"呢？《灵枢·逆顺》："上工刺其未生者也；其次刺其未盛者也；其次刺其已衰者也……上工治未病，不治已病。"这里说得很清楚，"上工"是"治未病"的高明医生。这就是张仲景说的"上工望而知之"，望而知之的上工是治未病的。张仲景对上、中、下三工说得很清楚，现在有一些人专门炒"脉"，以脉为主是不合适的。张仲景说的"下工切脉知之"，所以光靠脉是不行的。《素问·刺热》举例说："肝热病者，左颊先赤；心热病者，颜先赤；脾热病者，鼻先赤；肺热病者，右颊先赤；肾热病者，颐先赤。病虽未发，见赤色者刺之，名曰治未病。"所谓"见赤色"者即是"望而知之"的"上工"。《素问·四气调神大论》说："是故圣人不治已病治未病，不治已乱治未乱，此之谓也。夫病已成而后药之，乱已成而后治之，譬犹渴而穿井，斗而铸锥，不亦晚乎！"唐代医家孙思邈提出："上医医未病之病，中医医欲病之病，下医医已病之病"，将疾病分为"未病""欲病""已病"3 个层次。

医圣张仲景是治未病的上工、大家，我们看看他是怎么治疗的。首先，张仲景是一个五运六气大家，在《伤寒论》的序里面说"夫天布五行，以运万类，人禀五常，以有五脏"。在《伤寒例》中，他全部讲的是五运六气理论，所以张仲景是用五运六气来治未病的。还有一个突出的例子，晋代皇甫谧在《针灸甲乙经》的序中谈及仲景和建安七子中王粲的一段轶事："仲景见侍中王仲宣，时年二十余，谓曰：'君有病，四十当眉落，眉落半年而死，令服五石汤可免。'仲宣嫌其言忤，受汤而勿服。居三日，仲景见仲宣谓曰：'服汤否？'仲宣曰：'已服。'仲景曰：'色候固非服汤之诊，君何轻命也？'

仲宣犹不信，后二十年果眉落，后一百八十七天而死，终如其言。"张仲景说对了。

王仲宣生于公元 177 年（丁巳年），建安十八年（公元 213 年）冬十一月被任命魏侍中（时年 38 岁），他死于公元 217 年（建安二十二年，丁酉年）。大家看其本命年：王仲宣生于公元 177 年，是阴历丁巳年，丁是木运不及，肝胆为弱脏，肺金为强脏，升发之气不足，阳不生而阴不长，心火——阴火发病。巳为厥阴司天而少阳相火在泉，属于风火体质，风火炎上，风火伤人气血，气血大伤，导致眉毛脱落，这在古代称为"大风病"。《诸病源候论》里说过这属于"大风病"，现代医学称之为"麻风病"。

再看发病的流年，也即发病年：王仲宣 40 岁，死于公元 217 年，是阴历丁酉年，丁是木运不及，与出生本命年相同，肝胆升发之气更弱，又遇酉年阳明肺金司天而克肝木，生气绝而死。张仲景预测王仲宣病的死因，完全是用的五运六气理论，从生死年份上就看得很清楚了，所以张仲景是五运六气大家，《伤寒例》是他阐述五运六气理论最明确的文章。大家只有好好看《伤寒例》，才能读懂、读通《伤寒论》。

第二个病例是《金匮要略·脏腑经络先后病脉证第一》里面写的。"夫治未病者，见肝之病，知肝传脾，当先实脾，四季脾旺不受邪，即勿补之。中工不晓相传，见肝之病，不解实脾，惟治肝也。"这一段中所描述的现象，现代临床医生犯这个忌的最多。你看，一看到肝炎、肝肿大，总是在肝的治疗上面打转转，不知道先去实脾，所以大家要注意，治未病要先安未病之脏，然后再重点治疗已病之脏。

第三个病例，外邪六淫侵犯人体必从表入，而守卫人体表部的第一道防线是阳气，阳气卫外而为固。故《伤寒论》太阳病上篇首先解决这个问题，用小阳旦汤——桂枝汤扶阳固表，防患于未然。这在《伤寒论》里面也有论述。比如《伤寒论》第 54 条："病人脏无他病，时发热、自汗出而不愈者，此卫气不和也，先其时发汗则愈，宜桂枝汤。"桂枝汤就是小阳旦汤，扶阳，补表部阳气不足。还有第 53 条："病常自汗出者，此为荣气和。荣气和者，外不谐，以卫气不共荣气谐和故尔。以荣行脉中，卫行脉外，复发其汗，荣卫和则愈。"这些都是从未病的角度着眼的，所以大家一定要好好体会，桂枝汤真正的作用是什么，为什么叫小阳旦汤。

第四个例子是《伤寒论》的第 8 条："太阳病，头痛至七日以上自愈者，以行其经尽故也。若欲作再经者，针足阳明，使经不传则愈。"本条文中，一是以头痛为例，说明太阳病有自愈的能力。不仅太阳病有自愈能力，六经病都有自愈能力，故张仲景有六经病欲解时。在《伤寒论》六经病诸篇中，凡论及自愈，其病机不外乎正胜而邪衰退，阴阳自和者愈。二是论防止太阳病欲传之法。"太阳病，头痛至七日以上自愈者"是说，这七天邪气一直伏在太阳，到了太阳欲解时可能自愈，这就是第 8 条的主要内容。现在对第 8 条经文的解释五花八门，有的说这个"经"不是经络的经，是大的一个范围的"经"，像章太炎说，是月经的"经"等。张仲景告诉我们，"太阳病欲解时，从巳至未上"，从一日来说，在中午阳气最旺盛时，从一年来说，在心主夏季三个月阳气最旺盛的时候，从天人合一观点看，此时人体阳气借助天而渐渐恢复，正胜则邪衰，邪衰则病可自愈。"太阳病，头痛至七日以上自愈者"，是说这七天邪气一直伏在太阳。我从伏邪的角度来讲，不是太阳传阳明、阳明传少阳、少阳传太阴、太阴传少阴、少阴传厥阴这样的七日。而是七天，这个邪气一直伏在太阳，到了太阳欲解时，可能自愈，这正是张仲景告诉我们的"太阳病欲解时，从巳至未上"。"欲作再经者"中的"欲作再经"就是要传变的意思，这个传变张仲景有明文的阐述，他说第 4 条如果见到"颇欲吐，若躁烦脉数急"的阳明、少阳证，要传变（第 4 条、第 5 条）。这时候要"针足阳明"，可以针刺足阳明原穴——冲阳，大补三焦元气。三是胃为水谷之海，生化营卫气血之源，多气多血，也能补太阳，所以针刺阳明补阳气，就能够阻止它的传变。

为什么少阳阳明证不见的为不传？为什么"针足阳明"能不传？一是胃与心有直接的通道。《灵枢·经别》说："足阳明之正……属胃，散之脾，上通于心。"二是补阳气，《素问·阴阳别论》说："所谓阳者，胃脘之阳也。""胃脘之阳"指太极之阳，就是少阳三焦相火之阳，能补养太阳之阳气。从《伤寒论》六经病欲解时知道，太阳所在的位置是巳、午、未 3 个时辰。太阳的左边是少阳，右边是阳明，所以太阳不传阳明，那么就传少阳，这在《伤寒论》里面有明文说明，要看具体的症状是什么。大家对这点要很好地理解，历代注家对这点说得都不太清楚，总是在那个"经"字上面打转转、纠结。这个"经"其实就是六经的"经"，七天不是传六经，而是这七天，邪气一直伏在太阳，所以从伏邪一下就讲通了。这是我们提出来的新观点。

关于张仲景治未病，我今天举了 4 个例子，大家好好看一看，可以举一反三，去看《伤寒论》。今天的讲解到此结束。

第40讲
秋冬养生方法述要

2018 年 8 月 15 日

田原：人体的规律，也像自然界一样，外面越冷，身体里面越热。但是为什么现在有个普遍的观点，都认为秋冬应该进补呢？一起来听听田合禄老师对此观点是如何解读的。立秋刚过，大家都在讨论"贴秋膘"的话题，对于现在这种秋冬需进补的观点，您从中医的角度是怎么看的？

田合禄：这是人们的一种误解。不管从生理结构、还是病理结构，人体没有单纯的寒，也没有单纯的热。现在人们根本不理解这一点。最寒冷的时候，人体里面有热；最热的时候，里面有寒。所以，人体根本的生理结构是寒热错杂的，一个疾病的出现也是虚实、寒热错杂的。

田原：简单来说，天气最寒冷的时候，身体的"散热功能"也就弱了，这时候补越多的热量进去，内热反而越严重。现在很多年轻人，冬天穿不住衣服，还喜欢吃雪糕、吃西瓜，因为年轻，所以冬天内热还要更严重一些。

田合禄：这背后就是中医里的一句话叫"阳气潜藏"。

田原：这是天体、阴阳的一个运动规律，外面冷的时候，热就回来了；外面热的时候，冷就回来了。这就是天道了。

田合禄：对。

田原：您现在的生活方式也很简单吧？

田合禄：很简单，粗茶淡饭就行了，晚上喝稀饭就很好。

田原：冬天的饮食呢？

田合禄：一般情况下，我会寒热调剂。打个比方来说，用点枸杞、桂圆肉想补一下，但是会加上梨熬在一起来喝。有温也有凉，一定要这样。

田原：冬天养生的一个大法，还是让体内别太热。

田合禄：对。为什么大寒前后，心脑血管病、肺心病最多？就是补出来的。我在上半年就一直强调，今年冬天大家要注意，尤其是老年人。我把心脑血管病叫"时令病"，它就是这个时间最容易发作的疾病。

田原：这就涉及现在人们秋冬喜"进补"的问题了。人到底应该如何进补？再一个问题就是，从人体的什么地方去补"精"？一般的认识，就是补肾。

田合禄："天食人以五气，地食人以五味，神乃自生。"人体中焦这个地方，道家叫"黄庭"。《素问·脏气法时论》里说得很清楚："气味合而服之，以补精益气。"

田原：仍然还是后天和先天相合为一的问题。

田合禄：对。气，就是"天食人以五气"；味，就是"地食人以五味"。气味相合以后，才能补精益气。

田原：《黄帝内经》就像一位百岁老人，他反复在给我们讲一个中心思想，不管哪一章、哪一节，反复出现这句话，苦口婆心地想点醒我们，让我们能够参悟这个道理。

田合禄：对，这是《黄帝内经》的核心思想，张仲景也是遵循了《黄帝内经》的思想，所以他有建中汤。

田原：您的"揉脐法"，其实也是在"建中"。

田合禄：对。《金匮要略》中的《血痹虚劳》里写了，人失精了以后，虚劳、血不足，都是用建中汤来治疗。像男子遗精，从中焦补而不是从肾来补。

田原：人的"精"还是要从"黄庭"去补。这样看来，很多大腹便便的人，中焦也许是拥堵之地吧？所以老年人的长寿，首先中焦要通畅。

田合禄：对。这就涉及人的阳气在哪里的问题——在黄庭，而不在肾。《黄帝内经》说得好，"所谓阳者，胃脘之阳也"。

田原：这句话极其关键，阳气一定在黄庭。但为什么说是胃脘呢？

田合禄：这就涉及我讲的"三部六经"的理论核心了，因为少阳相火在胃脘。

田原：相当于人体的"锅炉"在胃脘这里。

田合禄：对，"锅炉"在这儿呢！所以"阳者，胃脘之阳"。还有一句，"四肢为阳气之本"。因为脾主四肢，我们就知道人的阳气在脾胃。

田原：这也是李东垣《脾胃论》的核心，还是后天补先天。

田合禄：对。阳气根本就不在肾。现在人们整天补肾，肾阳虚、肾阴虚，成天都是这些。

田原：这样说来，想要进补一定要考虑到五气和五味相合的关系，而不是说我今天吃了枸杞，明天吃了虫草就叫进补了。

田合禄：一定要考虑气、味。比如说，夏天的气、味和秋天的气、味是不一样的。

田原：四季养生，要遵循四季的原则和规矩。

田合禄：对，所以叫《四气调神大论》，为什么不叫"一气"啊？就得好好读经典。你看我讲了半天，没有离开《黄帝内经》和《伤寒论》。

田原：您对"运气"的解析，听起来丝丝入扣，既有经典的依据，又通俗易懂，而且考虑如何使经典落实到生活，直接作用于老百姓的衣、食、住、行。

田合禄：像大寒这个时候，天气最寒冷，又是身体内热最重的时候，想养生既要有温阳的东西，又要有清热的东西，而且温阳的东西要多一些。因为冬天冷，为什么这个时节有这么多的心脑血管病？因为寒导致的，这个前因后果要搞清楚。

田原：虽然说身体里面是热的，但还要以温阳为主，因为"寒"还是一个主要矛盾，温阳是为了抵御外界寒冷。在温阳的过程当中，应适当加上一些凉性作为调和，否则会造成进一步的内热，这是冬天养生的一个准则。

田合禄：对，如果没有凉性调和，就要出大问题。要注意温阳和清热的比例，而且人和人的体质又不一样，不能一概而论。到了冬天，生理功能、肾脏本来就应该是寒凉的，这是大自然的规矩，你让它热，它就病啦。这个时候阳气内藏，你不要让它太过发散，所以《黄帝内经》一直在强调"冬不按跷"，说白了就是冬天不要做让气血向外走，做让阳气散发的事情，一定要把它藏住。现在足疗店、按摩店都是天黑了，人们才去按脚吧？一天中的夜晚也和年中的冬天一样，都是阳气潜藏的时候，那样做能养生吗？这也属于"冬不按跷"的问题。所以《金匮真言论》里面就讲，只要冬不按跷，一年四季都不容易生病。但是现在，有些医生拿上几百克的干姜、附子，大辛热的药用得不对，不能让肾脏安定下来。

田原：在身体相对平衡的情况下，不要轻易去动肾脏，这是一个大原则。可是现在患者太多了。对患者来说，是不是就应该因人而异、因病而异，还有因季节而异？

田合禄：对。对患者来说，首先要保持肾脏原本"凉"的属性，但是不能过于寒凉。保持这个尺度非常重要，绝对不能把里面潜藏的阳气完全散发出来。

第41讲
有关延年益寿

2018 年 3 月 25 日

一、《黄帝内经》话青春

《素问》第一篇讲的就是生命科学。"真"，指本来固有的本性。"天真"，天道固有的本性，指自然、纯真、质朴无邪的天性。"天癸"，就是天的真元之气，人亦应之。人体固有的本性是人可以活到百岁，但由于后世人的欲望不断，所以才生病减寿。青春常在和健康长寿是每个人的愿望，怎样才能做到"青春常在"呢？首先得明白"青春"是什么。"春"是指春天，春天万物生长，青青的草木一派翠绿，所以叫作"青春"。一年四季，春生、夏长、秋收、冬藏。万物生长之机在于春，没有春天正常的阳生阴长，就没有正常的夏长、秋收、冬藏。而在一日之内，晨对应于春季，阳气有赖于清晨气机的生发，才能顺利推动一日之内的阳生阴长。

天人合一，人道法于天道，在人体中肝胆系统配应于"青春"。也就是说，肝胆系统主宰着人体阳生阴长的功能，肝胆系统的健康是人体健康长寿的基础。肝胆系统的职责失常，则五脏系统皆乱，俗称"肝为五脏之贼"，所以《黄帝内经》说"凡十一脏皆取决于胆"。金元四大医家之一的李东垣说："胆者，少阳春生之气，春气升则万化安，故胆气春升，则余脏从之。"张志聪也说："胆主甲子，为五运六气之首，胆气升则十一脏腑之气皆升，故取决于胆也。所谓求其至也，皆归始春。"（图7–1，《中国针灸学词典》，作者高忻洙、胡玲，2010 年，江苏科技出版社）

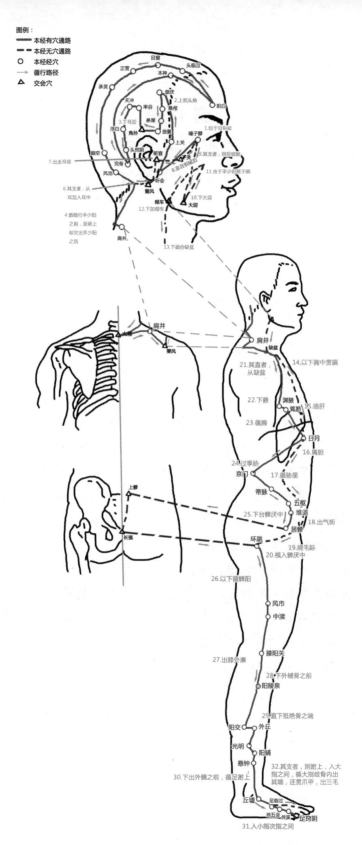

图例：
—— 本经有穴通路
---- 本经无穴通路
○ 本经经穴
→ 循行路径
△ 交会穴

目窗
头临泣
正营
本神
承灵
颔厌
2.上抵头角
阳白
天冲
率谷
悬颅
浮白
颞厌
角孙
曲鬓
瞳子髎
1.起于目锐眦
脑空
头窍阴
上关
听宫
9.其支者，别自锐眦
7.出走耳前
完骨
头窍阴
下关
11.合于手少阳抵于䪼
风池
听会
翳风
10.下大迎
6.其支者，从
耳后入耳中
颊车
大迎
12.下加颊车
4.循颈行手少阳
之前，至肩上
却交出手少阳
之后
肩井
13.下颈合缺盆

肩井
缺盆
秉风
14.以下胸中贯膈
21.其直者，
从缺盆
22.下腋
渊腋
辄筋
15.络肝
23.循胸
日月
16.属胆
24.过季胁
京门
17.循胁里
五枢
带脉
维道
18.出气街
25.下合髀厌中
居髎
上髎
环跳
19.绕毛际
长强
20.横入髀厌中
26.以下循髀阳
风市
中渎
膝阳关
27.出膝外廉
28.下外辅骨之前
阳陵泉
29.直下抵绝骨之端
阳交
外丘
光明
阳辅
悬钟
32.其支者，别跗上，入大
指之间，循大指歧骨内出
其端，还贯爪甲，出三毛
丘墟
足临泣
地五会
侠溪
足窍阴
30.下出外踝之前，循足跗上
31.入小指次指之间

314   图 7-1 足少阳胆经图

少阳之气就是寄居在肝胆中的三焦相火，张景岳称作"人体内的一轮红日"。养生保健首先要抓住"春生少阳之气"，使阳气不衰。《黄帝内经》说："阳气者，若天与日，失其所，则折寿而不彰。"阳气旺，精神就充沛，体格健壮，即所谓"阳气者，精则养神，柔则养筋"。正因如此，《黄帝内经》才称肝为"将军之官"。将军的职责是卫国、平乱、保太平。卫国就是卫外，使邪气不能侵犯人体。平乱就是安定五脏系统，使其不生疾病。"阳气固，虽有贼邪，弗能害也"，"失之则内闭九窍，外壅肌肉，卫气散解"而生病矣。春为四季之首，肝木是生气之源，故有健身作用，所以不要轻易把胆囊割除，它有免疫作用。

《上古天真论》所说的四类养生高手，都不离"时"。如真人"提挈天地，把握阴阳"；至人"和于阴阳，调于四时"；圣人"处天地之和"；贤人"法则天地……逆从阴阳，分别四时"。

气功家的炼丹就是培养少阳之气，达到阳光灿烂，谓之金丹。我不主张一般人炼金丹，很多人都是因为炼金丹出偏差而疾病缠身。而平常人可对（黄庭太极）腹部按摩，推荐"延年益寿九转法"。

二、延年益寿九转法（丘处机）

丘处机延年益寿九转法（丘处机:《颐身集》，人民卫生出版社，1982），网上名九转延年法、仙人揉腹。"摩腹之法，以动化静，以静运动，合乎阴阳，顺乎五行，发其生机，神其变化。故能通和上下，分理阴阳，去旧生新，充实五脏，驱外感之诸邪，清内生之百证，补不足，泻有余，消长之道，妙应无穷，何须借药烧丹，自有却病延年之实效耳。"

1. 具体操作

第一式：两手缓缓上提，在胸前两手中三指（食指、中指、无名指）对接并按在心窝部位（胸骨下缘下柔软的部位，俗称"心口窝"的部位），由右→上→左→下，按顺时针方向做圆周运动，按摩21圈。（图7-2）

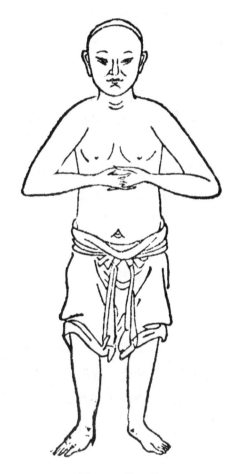

图7-2　第一式

　　第二式：以两手中三指由心窝顺摩而下，且摩且走，即一边顺时针转动按摩，一边往下移，移至脐下耻骨联合处（小腹下部毛际处），共做 21 次。（图 7–3）

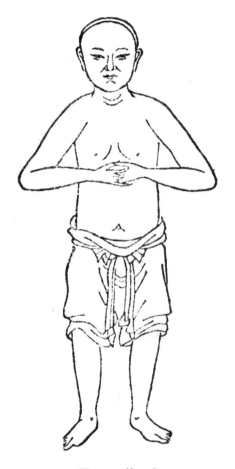

图 7–3　第二式

第三式：以两手中三指由耻骨处向两边分开，一边按摩一边向上走，两手按摩回到心窝处，两手交接而止。（图7-4）

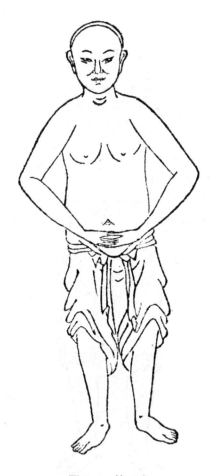

图7-4　第三式

第四式：以两手中三指由心窝向下，直推至耻骨，共 21 次。（图 7–5）

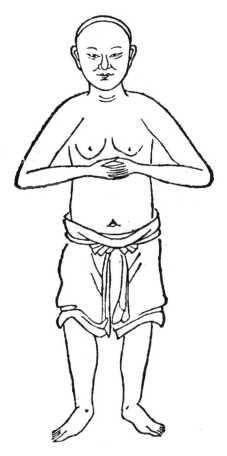

图 7–5　第四式

第五式：以右手由左绕摩脐腹 21 次。右手由左→上→右→下，按逆时针方向围绕肚脐摩腹 21 次。（图 7-6）

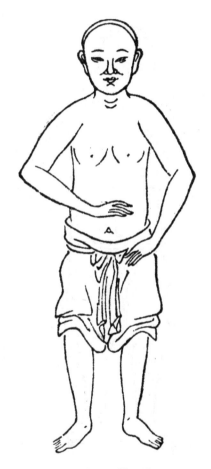

图 7-6　第五式

第六式：以左手由右绕摩脐腹 21 次。左手由右→上→左→下，按顺时针方向围绕肚脐摩腹 21 次。（图 7-7）

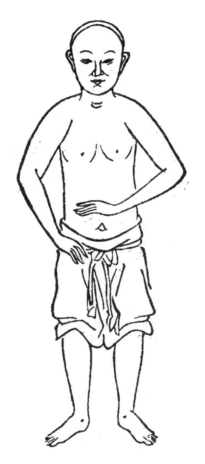

图 7-7　第六式

第七式：左手置左边软肋下腰肾处，大指向前，四指托后，轻轻捏定；右手中三指自左乳下直推至腿夹 21 次。（图 7-8）

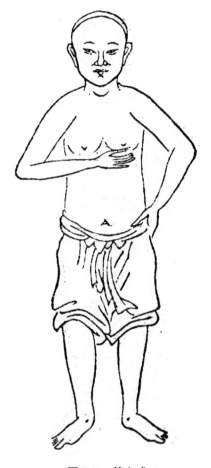

图 7-8　第七式

第八式：右手置右边软肋下腰肾处，大指向前，四指托后，轻轻捏定；左手中三指自右乳下直推至腿夹 21 次。（图 7-9）

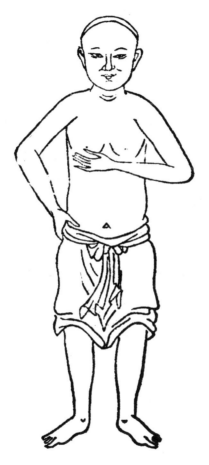

图 7-9　第八式

第九式：推毕盘坐，以两手握固分按两膝上。两足十趾亦稍勾曲。将胸自左转前，由右归后，摇转 21 次。毕，又照前自右向左，摇转 21 次。（图 7-10）

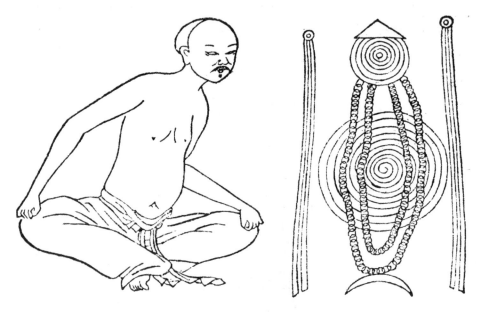

图 7-10　第九式和总图

如摇身向左，即将胸肩摇出左膝，向前即摇伏膝上，向右即摇出右膝，向前即弓腰后撤，总以摇转满足为妙。不可摇之过急，勿使着力。

2. 练习次序　将一至八式依次做完为 1 遍，应连做 7 遍。做完后，起身盘坐，按第九式摇转，左右各 21 次。照这样，清晨睡醒时做功叫"早课"，中午做功叫"午课"，晚上临睡时做功叫"晚课"。此揉腹功夫男女均适宜，只孕妇不可做。

3. 注意事项

（1）凡做此揉腹功夫，必须集中精力，排除杂念。在放矮枕卧具上平铺席子，端正身体仰卧在上面。双脚并齐，足心少许弯曲，手指轻轻揉按，缓缓移动。

（2）练功前一般要求解开衣裤，以直接揉摩为宜。姿势第一至第八式以正身仰卧为主。

（3）揉腹时必须凝神静虑，动作轻松、柔软、缓慢，不能用拙力，保持呼吸匀畅，切忌闭气着力。摇转上身时不可过快、过急，练功后应自感轻松舒适，无疲劳感。

（4）每次如认真做，大约需要 30 分钟，越慢越好。倘若有事，早、晚两次必不可少。

（5）练功期间，由于胃肠蠕动增强等生理功能的变化，常会出现腹内作响（肠鸣音）、嗳气、腹中温热或易饥饿等现象，这属于正常的练功反应，可顺其自然，无须做任何处理。

（6）凡腹内患有恶性肿瘤、内脏出血、腹壁感染及妇女妊娠期间，均不宜练此功。

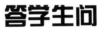

答学生问

第 42 讲
经典是中医学的根本

2015 年 3 月 25 日

1. 学生问：您对文化的定义是什么？

答：贲卦，天文也。文明以止，人文也。观乎天文以察时变，观乎人文以化成天下。这是文化之义。

再问：人文指的什么？

答：中国传统文化的核心是以天文明人事。

再问：中国传统文化，可以说是中国的古代科学吗？

答：是。

再问：明朝采用八股取士，科举考试仅从儒家的四书、五经中命题，只准用程朱理学的释经观点，即用朱注四书五经。请问：明朝发生的这个文化事件，对中医学的发展有没有不利的影响？

答：一个社会、一个学说必须要有一个统一的信仰，这样才能够天下大治。如果一个社会有多种信仰，社会就比较混乱，所以明朝这种做法是好的，它要把信仰统一起来，社会就不会乱了。我们现在的中医也是这样。正因为现在的中医没有统一的标准，公说公有理，婆说婆有理，这样中医怎么能发展？《黄帝内经》作为中医的源头。现在的《黄帝内经》教材说，《黄帝内经》是哲学，在这个理论指导下中医就是哲学中医，由哲学中医推导出来功能脏腑，这样的中医是空中楼阁，不接地气，人们学了怎么用？《黄帝内经》这一学科不萎缩等什么呢？所以《黄帝内经》教材一定要有一个标准，而且这个标准要实用化、要接地气。我为什么写《内经真原》从形和神着手呢？就是要它接地气，不能成为空中楼阁。这样人们学起来才有兴趣，这个学科就不会萎缩。

再问：讲解《黄帝内经》的作者，哪个好？

答：还是王冰讲解得好。

再问：现在很多人都说，60岁之后适合看《黄帝内经》和研究五运六气，您怎么认为？

答：这是无知的说法，学习《黄帝内经》和五运六气应该从年轻人开始，让年轻人学好，这样他这一辈子行医才能有准则，才能够为人民造福。60岁以后学，那你还有几天？还如何为人民造福呢？这个《黄帝内经》和五运六气是中医的基础。年轻时候不把基础打好，年老了如何看病、如何能看好病？如何看复杂的病、难治的病呢？

再问：您认为所谓的"中医元素"是什么？从哪些方面来体现？现在也有一种说法是"回归中医"，回归中医是回到哪里去呢？

答：所谓的"中医元素"，明眼人一看就知道，那是受西方文化影响而起的名字，不是中医该有的名字。实际上，属于中医的元素，是由《黄帝内经》所概括的一些内容，比方说中医的内容加上它的文化——中国传统文化，这些就是中医应该有的东西。我们学习中，应该离不开中国传统文化，离不开《黄帝内经》所论述的中医内容，没有必要另起一个名字——什么元素，受西方影响太严重了。所谓"回归中医"，什么叫回归中医？为什么要提出来回归中医？就是因为现在的中医受西化影响太严重，比如说，高等院校里边几乎有一半的课程都是西医。还有中药，现在教课中总要谈到中药的什么成分，而不是中医应该固有的气、味。中医是讲究气、味的，而不是什么成分，它是整体的疗效，而不是某一个成分的疗效。"回归中医"应该是按照中医的观点，去处理中医的事情，不要被西化了。所谓的辨证论治、整体观念、三因制宜，这些提法现在解释得比较混乱，中医应该把这些观点统一起来。比如整体观，有个体人的整体观，还有人和自然宇宙的统一观等，这些要全面地认识，不要片面地认识就可以了。中医不是故步自封的，中医是与时俱进的，我一再强调。不是说穿上汉服唐装就是中医，穿上现在的衣服就不是中医了，这是走形式主义。这些形式主义要不得，我们不赞成，我不赞成这种形式上的中医。我们要走的是实实在在的中医，首先要完完全全继承《黄帝内经》的思想、四大经典的思想，在继承的基础上结合现代技术的发展，把它突出。比如，现在的影像、核磁、B超，属于医学技术。这些医学技术西医可以用，中医为什么不能用？看这些核磁、B超清楚了，对我们有害吗？没有害。为什么我们不能吸收呢？吸收了有什么坏处吗？所以，并不是用到这些技术就没有中医特色，中医特色是我们固有的，但也要与时俱进。中医要与时俱进，不能故步自封，好像是看 B超、看核磁，就不是中医了，这种说法是片面的。一个劲儿地西化是片面的，完全拒绝现代技术的发展也是片面的。所以说，我们一定要注意这个问题。

再问： 您讲过"《黄帝内经》，大家一定要有前、后历代文章在里头，这样一个思想和认识。"您也说过"《黄帝内经》是黄帝师徒的集体创作。"这两种说法是不是有点矛盾？

答： 只有读懂了其中的连贯性，才能明白它是集体创作。我写的《内经真原——还原内经原创理论体系》这本书出版后，你们看了就知道了。

再问： 中医的灵魂或者说中医的核心是什么？

答：《黄帝内经》所讲的中医基础理论的核心，就是《上古天真论》提出来的"形与神俱"。"形与神俱"是中医基础理论的总纲，也是中医研究生命科学的主线。《黄帝内经》就是讲述形和神之间关系的一部书。我出版的一本讲《黄帝内经》的书，名叫《内经真原——还原内经原创理论体系》，围绕形和神展开论述，总结并还原《黄帝内经》的原创理论体系。治病应求源，首要是治神、调神。而个体人的"神"来源于后天，所生部位在"神阙"，乃为黄庭太极。"天人合一"与"天人相应"的概念应进行严格区分。"天人合一"则为"形神合一"，是后神注入先天心脉的一个顺畅的过程。

再问： 形与神俱，那么气发生什么作用？

答： 天地之气是生神的原材料。

2. 学生问： 您用五运六气解读《伤寒论》和《脾胃论》，能不能说说这两部著作对于一个医生的作用以及他们各自的贡献？

答： 外感和内伤。

再问： 外感法仲景，内伤法东垣，热病法河间，杂病法丹溪。您打算用五运六气解读其余两位医家的著作吗？

答： 河间六气化火归入外感法，丹溪杂病归入内伤法。

再问： 和您《五运六气解读〈伤寒论〉》的书配合，来读《伤寒论》，逐条解读原文的哪本书好？

答： 成无己的《注解伤寒论》、柯琴类方证的《伤寒来苏集》。

再问：怎样才能学好《伤寒论》？

答：多看几遍，前后贯穿起来就好了。

3. 学生问：治病用药，需要看哪些书？

答：看张仲景、李东垣的书。

再问：究竟外感病和内伤病怎么区分？

答：看李东垣《内外伤辨惑论》就可以了。

4. 学生问：中医以《黄帝内经》和《伤寒论》等经典为理论基础。但是这些著作有几百年、甚至上千年的历史，在当今社会和以后，《黄帝内经》等经典会不会过时？为什么？

答：不会过时，因为《黄帝内经》的理论基础是天文历法、四时阴阳的变化，一千年以前是这样，五千年之后还会是这样。这个是不会改变的，它们之间是日、月、地、五星之间的关系，还有它们的运动规律，这些都还会继续下去的。

5. 学生问：《黄帝内经》中字的含义，查什么字典或者资料准确呢？

答：《汉语大字典》，是 8 本一套的。

6. 学生问：五运六气和易医之间是什么关系？

答：五运六气和周易的共同点：都起源于天文历法。

再问：为什么一些中医的理论来自道家、儒家的经典著作？

答：同源于天道，故有相同，只是用法不同而已。

再问：中医与周易卦象的联系主要是四象（太少阴阳）还是五行？

答：不要硬把中医和《周易》的卦象牵扯到一块去！中医只是用周易的易理来阐明中医的一些具体道理，不要一个卦、一个卦地对应，非要用四象、五行来和周易相对应！中医的四象来自天道运动。四时阴阳，谓之"四象"，并把它与五行联系到一起。

7. 学生问：您提到《伤寒论》的很多版本时，都讲到五运六气。《伤寒论》的版本很多，内容也不太一致，您如何看待《伤寒论》这么多版本？如果不确定版本是否为真，引用论证五运六气与《伤寒论》的关系，是否可靠？为什么？

答：《伤寒论》的版本要以宋版为主。宋版和成无己的版本，这两个版本比较重要，其他版本为参考。这两个版本都涉及五运六气，所以引用时，要以宋版为主，宋版伤寒论第一篇就是《辨脉法》，第二篇是《平脉法》，第三是《伤寒例》，第四是《辨痉湿暍脉证》，第五是《太阳病》，它的排列很有次序。张仲景总是先讲号脉，把辨脉、平脉放在前面。之后，把《伤寒论》的导读部分，即《伤寒例》放在了第三位。而第四位就是痉、湿、暍三节，把它和太阳病的伤寒、中风、温病区别开来，因为它们不在一个系统，一个是阳仪系统，一个是阴仪系统。所以，这两个版本是最重要的。

8. 学生问：舌诊哪本书讲得好？

答：何廉臣《增订通俗伤寒论》。

9. 学生问：能不能谈谈您所建立的中医太极三部六经体系的渊源？

答：因为我母亲患有哮喘病，年年吃药、输液就是好不了，一家人很痛苦，于是我开始寻找偏方、秘方给母亲治病，并开始看一些中医书籍，逐渐爱上了中医。后来，父亲心梗又死于西医蠢医之手，更增强了我学习中医的信念。我的中医学习，没有名师指点，全是自学。20 世纪七八十年代，那时候买书难，几乎每个周日都去省图书馆看书。一开始，有书就看，不管谁写的、哪个流派的，古今各家名流的书都看，看多了就糊涂了，各说各有理，无所适从。经过迷惑、徘徊一段时间后，我开始认真学习《黄帝内经》《伤寒论》等典籍，才找到了源头，从源到流才豁然开朗，得以明辨是非。1990年，我出版了第一部中医著作——《中医外感三部六经说》，是我学习《黄帝内经》《伤寒论》的结晶。

在深化《黄帝内经》的学习中，我发现了天人合一的父母遗传和天地遗传的人体生命双结构，进而发现了"心、肺、脾"三本思想，完善了人体生命学说。《伤寒论》是讲外感病的专著，不能脱离讲自然界气候变化的五运六气理论，此部分内容全在《伤寒例》之中，所以我又写了《五运六气解读〈伤寒论〉》一书。

从 1990 年到现在的 25 年内，我出版了大约 20 部著作，仔细阅读的读者会发现，在我一系列的著作中，有些前后不一，这反映出我在不同阶段的学术发展进程。由于学术思想不断提高，与时俱进，知今是而昨非，所以我在不停地否定自己，不断地研究探索、修正、前进，超越自己，在否定、修正之中，对读者可能就有启悟，读者从中可以看出，我学术思想的动态发展全过程。任何成功都不是一蹴而就的，其中有失败、有曲折，只要勇于攀登，就能站在最高峰，就能看见成功的灿烂明天。

再问： 您读了多少中医书籍？关于读书，您给我们年轻人什么建议？

答： 前面说过，我一开始看中医书很乱。民国以前的中医书籍80%都看过了。因为一开始没有主见，看的书籍很多。我那本《医易火病学》的参考书写了两百多部。如果现在给你们推荐，就不需要读这么多书，把四大经典、金元四大家和温病四大家的著作看一看，以这些书为主学习就可以了。不要像我那样，走那么多弯路。

再问： 您的著作很多，请您谈谈每本书及它们的主要内容。

答：

（1）《五运六气解读〈伤寒论〉》 本书主张心主太阳、肺主阳明、三焦主少阳、脾主太阴，四经共主一年四时阴阳，从而揭开了"病发于阳""病发于阴"的千古谜团，创建了田氏"中医太极三部六经体系"，提出了"六经病欲解时"是张仲景创作《伤寒论》之大纲的新观点。

（2）《疫病早知道：五运六气大预测》 从气候变化、时间、空间的探讨疫病发作流行的规律，为预防疫病的发作作出了贡献。探讨历代名医论治疫病的临床经验，总结他们治疗疫病的理、法、方、药原则及预防经验，为今后防治疫病打下了坚实的基础。

（3）《中医自然体质论治》 用出生年月来判断疾病产生的原因，并根据不同的体质采用相应的辨证论治。

（4）《周易基础十五讲》 本书的创新点是对河图、洛书的新认识。

（5）《读经感悟：太极医话》 本书是关于研究中国古代医术的专著，书中具体包括《上古天真论》《五脏生成》《通评虚实论》《四时刺逆从论》《邪气脏腑病形》《逆顺肥瘦》等篇目。本书适合从事相关研究工作的人员参考阅读。

（6）《五运六气临床应用大观》 五运六气医学不仅是时间医学，还是空间医学，我称之为"中医时空医学"。五运六气是诊治疾病的大纲。

（7）《医易火病学》 本书是周易与中医智慧丛书之一，是一部历代医学诊治内伤火病经验总结的专著，亦是中医学史上内伤火病的第一部专著。全书分总论、各论两大部分，介绍了火病学的相关理论，适合医学专业人员参考学习。

（8）《周易文化的科学探索》 古代人们通过不同手段或参照物预言、观察日、月、五星等行星和卫星的变化规律。种种方式中，简单易行并能够模拟天体的便是周易及其筮占。由之，从连山到归藏，再到周易，代代薪火不断，或国之大事，或百姓小事，卦筮成了人们了解天意的重要手段，从符号到文字，并最终固定为文字与符号的结合。本书所要剖析的也正是易经或周易符号、文字，进而了解千姿百态多样世界共同遵循的法则。

（9）《医易生命科学》　全书分人体生命科学、脑与生命科学和养生生命科学三大部分，介绍了周易生命科学理论的相关内容。

（10）《医易智慧：生命与八卦》　我通过对历代医家有关医易学说的研讨探微，基本掌握了医易学说的原理，运用《医易》原理，并结合西医学知识，破解了中医三焦、心包络、命门实质的千古之谜，揭开了长寿的秘密。对君火、相火学说提出了新的学术观点，建立了以"脑 – 心 – 脾 – 肾"为生命轴的新理论以及中医太极六经说新理论。本书适合医学研究人员参考学习。

（11）《中医运气学解秘》　本书包括六十甲子历、天干地支的特性、六十甲子历的天文背景、六十甲子与生物遗传密码、"三生万物"、一年 360 天的天文背景、干支纪历及天干合化五运的天文背景、六十甲子的三维结构、六十甲子与太阳黑子活动等。

（12）《中医太极医学》《医易养生保健学》　中国最神秘的文化莫过于《周易》和中医，一个代表中国宇宙哲学体系，一个代表中国人体科学体系，两者都以中华文化的主干——天人合一观为主导思想，展示了中华文明的智慧，这种智慧开启了历代中医学家的创新。《周易》是推动中医学发展的动力，医易理论促进了中医的发展壮大。如中医典籍《黄帝内经》，就是医易结合的宝典。著名的金元四大医家都是"善为《易》者"，都是医易结合的典范，李东恒更是其代表人物，在医易理论指导下创建了脾胃学派。明清医学的创新，也没有离开医易理论的指导，"皆以《易》论"，张景岳《医易义》一文影响深远，吴鞠通在医易理论指导下写出了不朽名著——《温病条辨》，唐宗海总结前贤医易理论写出了《医易通说》一书。特别是历代医学，用医易理论对命门学说水、火、土的阐述，百家争鸣，异彩缤纷，大大丰富了命门理论。这套丛书阐述其智慧，开悟读者思维，故定名为《周易与中医智慧丛书》。

（13）《中医太极三部六经体系：伤寒真原》　学习中医就像走蜀道一样难，谷壑奇峰，云雾缭绕，不但步履艰辛，而且各种流派就像缭绕的云雾一样，让你眼花缭乱，成了学好中医的最大障碍。经过几十年在迷雾中的求索，我终于获得读经知源，由源析流的正确学习中医方法，并在知悉源流的基础上，达到了继承创新的目的，创建了"中医太极三部六经"和"中医内伤火病"两大体系，虽是艰辛万苦，耗去一生精力，却也欣欣自慰。有了这两大体系，可以应对一切临床问题。

（14）《中医太极三部六经体系：针灸真原》 太极，就是事物的源点，抽象来说，就是事物的核心，抓太极就是抓核心，太极医学就是抓疾病的核心问题。解决太极核心问题，无论是用药，还是取穴，都少而精。用中医太极创新针灸新理论：经30年临床验证，集古人智慧，独创针灸新途径，让您学习针灸少走10年弯路。书中很多理论将会引领针灸学者实践，走向成功，是一部叫人读后振奋、爱不释手的中医专著。

（15）《增修周易真原：中国最古老的天学科学体系》 我经过研究证实，太极图、河图、洛书、八卦均起源于日、月、星运行规律，《易经》是一部真正的天书——天学之书。八卦原本是古人创造发明的原始历法工具，源于天文，能推知过去、预测未来，用于占筮。正因为如此，古代统治阶级和一些江湖术士，为了统治人民和招摇撞骗，给八卦披上了一层神秘主义的外衣，搞得玄乎其玄，掩盖了其本来面目。一提到八卦占筮，便让人联想到愚昧无知，联想到巫婆、方士、术师、算命先生搞的那套迷信把戏。虽然，科学总是和迷信夹杂在一起，但科学的东西总会发散出其光辉和芳香，吸引人们，而迷信总会遭到人们的批判，进而被遗弃。研究八卦，必须分清传统观念中的精华和糟粕、科学和迷信，继承精华，发扬科学，扬弃糟粕，批判迷信。如此，才能光大中华民族的文明史。

（16）《周易自然观》 本书首先展示周易关于天道、地道和人道的自然结构，突破把自然作为人的对立物的西方哲学传统自然结构，并且根据老子关于人法地、地法天、天法道和道法自然的观点，揭示了自然结构之间的复杂关系，以及周易关于"形而上者谓之道，形而下者谓之器"的观点，阐述了精神和物质之间的幽明和感通的关系等独特自然结构观。其次，研究了易有太极，是生两仪，两仪生四象，四象生八卦，八卦定吉凶，吉凶生大业，以及"生生谓之易"的周易特有的自然演化观。探索了周易自然观立象取义的核心内容。

（17）《孔子：被遗忘的古代科学家——易传与古代科学》 本书共9章，

包括孔子作《易传》、孔子学道、孔子观天——天道论、孔子察地——地道论、孔子论人道、孔子生命科学观、孔子数学论、孔子灾害论等。书中重视《易传》，还其本来面目，并全面评价了孔子，使这位圣人更伟大。

（18）《周易·科学·21 世纪中国：易道通乾坤和德济中外》　本书用 10 章的篇幅，经过大量文献及研究成果的佐证，经过科学阐释，运用通俗的语言，准确地论述了易学同西方近代科学，属于两种独立发展的文化传统，显示出两种不同的思想体系。

（19）《用科学揭开〈易经〉的神秘面纱》　本书用科学方法揭开《易经》的全部重大秘密，包括易的起源，河图、洛书的秘密，《易经》卦序之谜等。一书在手，可以了解《易经》的全部重大秘密，何而不读？

（20）《五运六气解读〈脾胃论〉》　从五运六气角度详解李东垣脏气法时理论，为研究李东垣的医学思想开辟了一条全新的道路，对临床具有较高的指导意义。

（21）《五运六气天文历法基础知识》　论述了天文历法和中医之间的关系，是中医五运六气的基础知识。

（22）《内经真原：还原内经原创理论体系》　还原了《黄帝内经》中医理论体系，以形与神俱为基础，创建了心主先天形体和肺天脾地主后天肠胃、黄庭、腹脑的新三本论。

再问：医易和中医太极三部六经是两个体系吗？

答：周易只是中医的一个说理工具，不是体系。

再问：《医易火病学》是不是三部六经体系的？

答：是。

10. 学生问：有个说法"六十而知中医"，为什么知中医这么难？

答：所谓"六十而知中医"这种说法是针对学习中医当中坎坷的过程，这些人在学习中，一开始没有很好的老师指导，学习的过程比较艰辛。比方说我，我之前百家之书无不翻看。那时看到的公说公有理、婆说婆有理，无所适从，慢慢地摸索，到最后看到了自己想要的东西，所以说"六十而知中医"。如果有一个真正的好老师，就不用花这么长时间。在一个好老师的指导下，可能二三十岁就成为名医，并不是人人都是那样。所谓"六十而知中医"，是这些人的读书经验和临床经验。

11. 学生问：您读书那么多，请问您采用什么样的方法记住书中方剂的药物组成？

答：其实没有必要记住所有书籍上的方药组成，按照《黄帝内经》上的组方原则君、臣、佐、使，把这个选择记住，按照运气当中的气、味来组方就可以了，这是基本原则。在这个基础上，张仲景、李东垣组方，把主要的组方记住就可以了。关键要掌握《黄帝内经》的组方原则和运气的组方原则，这是最基本的。有时也可以按照《黄帝内经》的原则，自己组方来加以应用。其他的中医书太多，有一些书就是作者根据自己的想象去组方，那样不好。

12. 学生问：温病方面的名家多，读哪几本书好？

答：温病名家辈出，主要以《温热经纬》和《温病条辨》为主就可以了，这两本书基本上把温病种类全都包括进去了。另外，像《医原》、何廉臣的《广温热论》可以作为参考。

13. 学生问：您对新一代中医想说的话？

答：新一代的中医，首先要学习经典，而且要以《黄帝内经》为标准。用《黄帝内经》去衡量历代各家的学说，才能甄别出好坏。四大经典学好以后要传承，没有传承何来创新？首先把传承搞清楚，原理搞清楚，然后才能创新。

14. 学生问：中医如何传承？

答：中医应先把传承搞好，现在的教材出现了很多的问题，要在传承上好好下功夫，四大经典要精细研读。

15. 学生问：中医思维如何构建？

答：中医思维是学习四大经典方法问题，要用古人的眼光去思考。站在现代人的角度去看待传统文化是不行的。

16. 学生问：请问关于中药的功效和性能，各家注解各有差别，是不是可以把《神农本草经》作为标准呢？

答：要以《神农本草经》为标准，这是根本性的著作。后世的注解都是在这本书的基础上发展起来的，不能以后世的注解为标准。

17. 学生问：您说过中医不要排斥西医，那么中医如何利用西医的检验？

答：对这个问题我们要有正确的认识，中医和西医不要截然分开，井水不犯河水。中医不排斥西医，不是中医要跟着西医跑。现在这个时代，西医和中医各有特长，这一点大家都很清楚，谁也不要把谁灭了，中医和西医各有所长，互相取长补短。西医就一无是处了，也不是吧？比方说开刀还是找西医。其实，中医和西医是不同理念下发展起来的两种医学体系，各有长处，也各有短处。不要反对学术派，也不要仇视西医，为医者多包容。像CT、X射线、化验单，这些都属于技术，它既不属于西医，也不属于中医。技术，大家都可以应用，技术没有国界，也没有学派。不要非把CT、X射线都看成西医的东西。

18. 学生问：您认为中医理论对于中医实践和提高中医临证疗效之间是什么关系？

答：这就好比将军和士兵一样。士兵的枪法再准，指挥不了一场战争；将军能指挥一场战争，但也要有好的枪法。只有好的枪法不行，没有大的作为。理论是重要的，没有理论作指导，不可能有好的临床医家，更不可能取得好的疗效。

19. 学生问：您在文中提及很多历法和时辰的知识，我们希望在这方面学习比较系统的基础知识，应该从哪些书籍中获得呢？

答：中医源于天道、日、月行为本源，阴阳也源于太阳运动规律。没有太阳，就没有阴阳。人们把太阳在一年当中的运动规律划分为五个运动态，即是五行。医、易同源于天道、日、月行中规律，而不是医源于周易！学习历法或时辰要看一些天文历法的知识的书，像陈久金的著作，以及现代一些天文历法概论的知识都可以看。

20. 学生问：《中医运气学解秘》还会不会再版？非常想有一本属于自己的书以供继续研读。

答：关于《中医运气学解秘》的出版问题，我正在和出版社沟通，双方统一了意见之后才能再版，目前已经印过三四次，所以这次要看出版社的意见了。

21. 学生问：有人说学习您的书没错。但是学习您这个体系但不跟诊等于零，是不是这样？怎么学才好？

答：跟诊固然重要，但不是唯一条件。

22. 学生问：师承在中医传承中的作用是什么？

答：师承是很好的传承方式。通过师者言传身教、口传心授，学者侍诊左右，耳濡目染，可以很好地将师傅的经验原汁原味地继承下来，掌握其精髓。通过师承，可以培养一大批学生走向正规的中医之路。我们学中医一定要学经典，要有一个好的老师，把经典实实在在地讲解出来。我们现在身处好时代，百花齐放、百家争鸣，学术氛围十分浓厚。但是目前中医界不是一派祥和、欣欣向荣，部分人借中医发展之势，"拉山头""树大旗"，一时间搞得乌烟瘴气。要振兴中医，必须正本清源，讲经典，并且要接受好的、正规的教育。

23. 学生问： 现在网上很多治疗百病的方法，不是灸，就是针，还有各种祖传经验方，让人眼花缭乱。请问：针、灸、药，各自治病的长处或者优势在哪里？什么样的情况下用针治疗？什么样的情况下用灸治疗？什么样的情况下用药治疗？

答： 请看《黄帝内经》原文。这个问题各家说法不一样，要看《黄帝内经》的标准。

24. 学生问： 最近看到一个说法，很多疾病在没有症状前，中医是诊断不清楚的，而西医可以借助化验、检查等手段发现一些潜伏期的疾病。所以，治未病（预防疾病）西医比中医更强。您怎么看待这个问题？

答： 在治未病方面，中医要比西医有优势。西医要通过化验、借助仪器检查才能知道。中医呢？望而知之。人体只要有了变化，有不舒服的地方，一名好中医通过望诊就可以知道。当然，一般的中医望诊不精通，好像是中医不如西医，这种说法不恰当。一名好中医通过望诊就可以知道。自古以来就有中医说的"望而知之谓之神"，治未病的优势在中医。

25. 学生问： 怎么通过中医太极三部六经体系研究人体生理？对于没有疾病的人来说，中医太极三部六经体系的作用是什么？比如，想要进行中医养生保健的人，怎么运用中医太极三部六经体系？现在中医养生很热，中医太极三部六经体系如何指导疾病的预防、养生保健及中医治未病？

答： 中医太极三部六经体系首先建立在生理基础上。例如，阳仪系统讲阳气的升发，阴仪系统讲阴气的肃降，上焦讲心肺的功能，中焦是太极的功能，下焦是肝肾功能。病理是逆生理而生的，没有生理，不会有病理。首先是生理，有了生理，逆生理就是病理。这两个关系搞清楚，就知道怎么根据中医太极三部六经体系防病、治未病以及养生。太极三部六经体系是最好的养生体系，它讲人形或神的生理，先天之形和后天之神之间的关系。先天之形由后天之神来滋养。《黄帝内经》对神的定义是什么？神在营卫气血。所以，你就知道抓什么去养生，应该抓后天的神，也就是抓后天生成的营卫气血去养生。因为"天食人以五气，地食人以五味"是按四季来说，因此《素问》第二篇是《四气调神大论》，这都是养生的好方法。

26. 学生问：很多人都说，田老师是研究易学的，但是中医太极三部六经体系好像远远超越了易学，您建立中医太极三部六经体系源于什么？

答：我十几年的精力全部都在研究中医上面，不在《易经》里。中医太极三部六经体系的建立源于《黄帝内经》、五运六气标本中气理论和《伤寒论》六经病欲解时、合病、并病等理论。

27. 学生问：什么是经方？我觉得现在经方成了中医学的代名词，应该怎样准确理解经方呢？

答："经方"的说法本身就不恰当。经方专指张仲景的方子吗？其实张仲景之前就已经有方子了。这种"经方"的说法，不太妥切，不必要那样。现在好像时代的流行，一提"经方"，就成了张仲景的代名词，这种说法不好。

现在的中医界很混乱，说好点，是"百花齐放、百家争鸣"，说得不好，是"群魔乱舞、各立山头"，什么奇奇怪怪的事都能出来，就看一个人的定力了。人走错了路，很难改正，走错了路纠正起来很困难。要从经典原文开始，看经典原文就不会走错路。

28. 学生问：现在有些人对中医的学术流派有看法，认为中医不应该有流派。您如何看待中医有学术流派这个现象？

答：所谓"流派"，是一个人对学术中某些方面特别精致地认识和应用，流派不是不好。大多数人们并不精通，也并非都能应用中医的全部理论，但是，一些人突出某一学术方面的特殊研究，并且对其研究的内容拥有突出的贡献和认识，就形成了流派。实际上，流派正是这些人的独特之处。流派的现象不必苛求，的确存在。

再问：您提出和建立的"中医太极三部六经体系"是不是也是一种流派？

答：我提出的"心、肺、脾三本"是一种流派。"中医太极三部六经体系"是整体中医体系。

29. 学生问：您怎么评价中医"一气周流"的说法？

答："一气周流"的说法并不妥当。一气周流的"气"产生自哪里？是先天的元气。那么，先天的元气在哪里？生在哪里？存在哪里？这个说法交代得不清楚。从《黄帝内经》的原文来说，没有"一气周流"这种说法。《黄帝内经》里只有"营气""卫气""宗气""真气"这类说法，但没有"一气周流"。拿营气和卫气来说，它们是人体最重要的两个气，由后天水谷生成，有源头、有出处。这两个气中，营气走十二经，营血入血脉，营气走经脉；卫气结伴于营气循行，另外，卫气还有自己的循行路线。很明确它不是"一气周流"。在人体里，最重要的是营、卫二气，卫气卫外，营气走经脉和血脉，营卫二气共同起营养和推动作用。如果把营气视为"阴"，卫气视为"阳"，那就是"阴阳二气"，也不是"一气周流"。有阳就有阴，有阴就有阳，它们两个是相对的概念，也不是"一气周流"。所以，"一气周流"的说法值得商榷。再重申一遍：一气周流中的这个"一气"，生在哪里？存在哪里？循行什么路线？这个要说清，脾胃一升一降，这个就不是先天了吗？脾胃是后天的，不如说是卫气的。

再问：《灵枢·阴阳清浊》中说"黄帝曰：人之血气若一，应之奈何？岐伯曰：人之血气，苟能若一，则天下为一矣，恶有乱者乎？"这句话是不是也说明"一气周流"的说法是错误的？

答：不但"一气周流"是错误的，"一元气论"也是错误的。气离不开血，血离不开气，它们总是相伴而行，所以，不能说"什么的元气"就是主要的。"一气周流"的说法、提法都是片面的。现在的书籍动不动就是"气一元说"，而且还是很时髦的提法，特别对那些初学的人，更容易迷惑，往往跟着他们跑。另外，还把"气一元论"提到哲学的概念上去，什么"形而上"等的说法，欺骗了不少年轻人。

30. 学生问：《黄帝内经》不是一时一人所作，而是不同时期、不同人写成的。前两年，我看过一篇文章，一个老中医说《黄帝内经》中存在大量自相矛盾的地方，但您又说研究中医必须回归到《黄帝内经》。根据您研究《黄帝内经》多年的经验看，书中的理论体系是不是存在自相矛盾和理论体系不完整的地方？这本书有不足之处吗？假如有，在哪些方面？

答：凡是说"《黄帝内经》不是一时一人所著"的人，肯定没读懂这本书。《黄帝内经》是黄帝师徒集体创作出来的，围绕"形"和"神"的核心，展开各种形式的论述，从多方面研究人体生命科学，一气呵成。只有在"形"和"神"这条主线贯穿下，才能读懂《黄帝内经》。这本书由黄帝师徒团队集体创作，是统一的，而且是在同一个理论和思维方式的指导下创作而成的，所以那种观点不对。《黄帝内经》的主要成就是研究人和天的关系，人是主体，天地自然是客体。把"人"这一主体放在客体之中，研究人体健康与不健康各方面的关系。人体之外有"自然界"和"社会"这些客体，两方面都可能导致人体生发疾病。人能够适应自然环境和社会环境，就能保证自身的生活质量，保证活到天年。

31. 学生问： 您讲到主张与时俱进的中医，您也讲到现代社会不可能回到秦汉和唐宋时期。您还多次讲到要以《黄帝内经》为标准，要一个字、一个字去落实书中的经旨。现在有些人提到中医，认为中医学古老的比较好，比如古中医学派。但也有人批评"都现在了，还有人认为中医越古老越好"。请问按《黄帝内经》原意走和与时俱进中医，到底如何去做才对？

答： 其实古中医学派根本不存在，只是一种空头的名分，为什么？我一直讲，中医是与时俱进的。比方说，他们提出汉唐以前的中医叫作"古中医"，汉唐以前的中医无非就是《黄帝内经》《伤寒论》《金匮要略》《备急千金要方》《外台秘要》等，古中医学派按照医学理论来说算古老，但是中医不能离开临床，二者结合起来才是中医的理论。看病就要开方、用药。就经方来说，方子是伤寒的。可是药物是什么时代的？难道你用的是汉唐之前的药物吗？我们用的药物还是现在生产的中药。汉唐以前那个时代的时空是什么？现在能回到那时候的时空吗？汉唐时空下生长出来的中药能跟现代时空生长出来的中药一样吗？很明显，现代时空生长出来的中药不可能像汉唐以前的中药一样。既然不一样，那怎么叫古中医学派呢？我们用的是现在时空下生长出来的中药，它必然有现代的信息。它身上的各种信息不可能和汉唐之前相同，用现代的中药不可能和汉唐的经方一样，所以，中医一定是与时俱进的，不可能离开现实，所谓"古中医"是自我主观的认识，不是现实。

32. 学生问： 现在大家经常提起"中国传统文化"这个词，请问中国传统文化指的是什么？中国传统文化的精髓是什么？

答： 现在对于"中国传统文化"没有一个规范的定义。光说"国学"就是传统文化，可是国学的范围非常大。我认为，中国传统文化的核心是以天学来明人事，中医学是以天学来明医理，这才是我们传统文化的精髓所在，翻开中国古代的书籍会很清楚地看到这一点。

33. 学生问:《黄帝内经》和《伤寒论》都是中医经典，学习《黄帝内经》和学习《伤寒论》的意义各是什么？

答:《黄帝内经》是中医的基础理论，《伤寒论》是在《黄帝内经》基础理论指导下的临床专著。

再问: 要学好中医，是不是《黄帝内经》比《伤寒论》更重要？

答: 没有很好的中医基础理论，不可能搞好临床。不管什么学科，基础理论是最重要的，有了好的基础理论，才能有好的临床实践。

34. 学生问: 您在很多地方提到"太极"二字，请问"太极"的本意和在您所建立的中医理论体系中"太极"的含义和用意是什么？您提到"道生体系"和"太极生体系"，请问太极和道有什么区别？

答: "道生体系"是老子的理论，即"道生一，一生二，二生三，三生万物。""太极体系"是孔子的理论，一分为二的理论体系，即"太极生两仪，两仪生四象，四象生八卦"。这是师徒两个人的体系，二者有联系，也有区别。认识孔子的"太极生两仪，两仪生四象"的概念，就知道使用它的意义了，这是它的基本含义。中医常用到这个体系，我的"太极"是指由太阴和少阳组成，包含太极、阴阳。太极是阴阳的一个整体，大家好好看看我所写的《"形与神俱"之科学和哲学实质探秘》就会明白。

35. 学生问: 中医和西医的区别在哪里？

答: 中、西医的主要区别在于认识的思维方式不一样。西医以解剖为主，着重"形"，眼见为实，它的一切生理、病理是根据"形"来阐述的。从发病上来说，西医讲究细菌、病毒等，这些是它认识的病因。从治疗上来讲，西医把病毒、细菌杀死了，病就好了。中医的思维方法和它有区别，中医认为，人是以"形"和"神"为主的，不是单一的"形"，中医既重视身体的形体，也重视神，即天地之气所生成的神，都要综合考虑。中医认为，形是生命存在的基础，而天地气味生成的神则是滋养先天形体的物质、能量。中医治疗是从这两方面着手的。在《素问·上古天真论》里就已经提出来的一个理念，也是作为纲领性的指征，即"形与神俱"是唯一的健康标准。从发病上来说，中医讲究外因有六淫、饮食、水谷等；内因有七情、六欲等。从发病的病因认识方面就和西医不一样。西医只讲杀病毒、灭细菌；而中医讲究消灭生细菌、生病毒的环境，让它们没有生存的环境，而不是直接杀细菌、杀病毒，这二者的理念不一样。

36. 学生问：中医太极三部六经体系，是不是以道弘术为特点？

答：以理法指导医术的说法好，应该是以天道明医道。

37. 学生问：《素问·标本病传论》说："谨察间甚，以意调之"。王冰注解说"以意调之，谓审量标本不足有余，非谓舍法而以意妄为也"。唐代孙思邈在《千金翼方》中说："医者意也，善于用意，即为良医。"很长时期以来，有人将此理解为"随意诊病"而斥之为唯心的内容。请问"医者意也"究竟是什么意思？

答：王冰的注解是对的，"以意调之"就是审查疾病的情况——病因、病机去调理，而不是想怎么调理就怎么调理。《千金翼方》说"医者意也"也是王冰的意思，不是现在人们说的"任意的、主观的"治疗。

38. 学生问：《庄子·外篇·在宥》中有一段黄帝向广成子问"养生之道"的记载："黄帝立为天子十九年，令行天下，闻广成子在于空同之上……广成子南首而卧，黄帝顺下风膝行而进，再拜稽首而问曰：'闻吾子达于至道，敢问：治身奈何而可以长久？'广成子蹶然而起，曰：'善哉问乎！来，吾语女至道：至道之精，窈窈冥冥；至道之极，昏昏默默。无视无听，抱神以静，形将自正。必静必清，无劳女形，无摇女精，乃可以长生。目无所见，耳无所闻，心无所知，女神将守形，形乃长生。慎女内，闭女外，多知为败。我为女遂于大明之上矣，至彼至阳之原也；为女入于窈冥之门矣，至彼至阴之原也。天地有官，阴阳有藏。慎守女身，物将自壮。我守其一以处其和。'"请问：广成子说的"抱神以静，形将自正"和"天地有官，阴阳有藏。慎守女身，物将自壮。我守其一以处其和。"您理解它们是什么意思？很多人认为，这段记载是黄帝养生思想的来源，请您解读一下。

答：这是在讲形和神的关系。"抱神以静"是《黄帝内经》说的"独立守神"，形有了，神的滋养就健康了，所以叫"自正"。形是先天的肉体。神生于后天，是天地之气生成的，守身体就是守形，天地指气味，阴阳在里头。守住形体，有了神，形体就壮了。所以说"形与神俱"，天人合一就健康了。"守其一以处其和"是说让天地气味合，人就有神，有神就养形，身体就健康。这段话后人认为是《黄帝内经》养生思想的来源，这是错误的。现在人们普遍认为《黄帝内经》作于秦汉之间，这是不正确的。确定《黄帝内经》作于什么时代，要用书中不变的东西去确定。《灵枢·卫气行》里有二十八宿，二十八宿的位置是《尧典》上的位置，这才是真正定《黄帝内经》写作时代的标准，只有它不变，天道不变，它才是正确的。至于《黄帝内经》的语言，是这个朝代的语言还是那个朝代的用语，这些都不足为凭。为什么？因为商朝就有了完整的甲骨文，甲骨文虽然出土的比较少，但不等于没有完整的甲骨文，对不对？商代有了完整的甲骨文，就是说，在商之前的夏代已经有文字，或者说更早的朝代已经有文字，只不过从夏代之前到夏代的文字有变迁的过程。从夏代到商代又有文字变迁的过程，从商代到周代又有变迁的过程……在这些变迁的过程当中，就会把上一个朝代的语言翻译成本朝代的用语，其中就会有语言的变化，就像我们现在翻译古文一样。所以自然就会出现各个时代的语言特点，这不足为奇，不能用这去说明《黄帝内经》作于秦汉时期。只能说它"成书于"秦汉时代，但是不等于"作于"秦汉时代，因为秦朝统一六国语言以后，语言才成为统一的，并且一直沿用到现在固定下来，看起来好像成书于这个时代，这个认识的方法是错误的。

再问：关于养生，有种说法是"生命的存在，首先在于运动"，强调运动锻炼对于健康的重要性。《吕氏春秋·尽数》说："流水不腐，户枢不蠹，动也。形气亦然。形不动则精不流。精不流则气郁"。而华佗更进一步指出："人体欲得劳动，但不当使极耳。动摇则谷气得消。"但是广成子说："无视无听，抱神以静，形将自正。必静必清，无劳女形，无摇女精，乃可以长生。目无所见，耳无所闻，心无所知，女神将守形，形乃长生。"中国古代有很多关于"静"的说法，比如"静生慧"以及诸葛亮在《诫子书》中说："夫君子之行，静以修身，俭以养德，非淡泊无以明志，非宁静无以致远。"《黄帝内经》中的"形与神俱"和现代人强调的运动究竟如何理解？养生究竟要"静"还是要"动"？"静"和"动"各自的作用是什么？

答：养生的动、静只是相对的说法，既不能只强调动，也不能只强调静，否则都是一种偏颇的说法。动和静都要适度，而且二者要结合起来；比如劳作，日出而作，这就是动；到了晚上就要睡觉，这就是静。如果晚上还动，行吗？晚上就不能动了，反过来白天静而不动也不行。

第43讲
五运六气

2015 年 5 月 20 日

39. 学生问： 在三部六经体系中，纳入五运六气理论的意义是什么？五运六气理论在中医理论体系中的意义是什么？

答： 中医太极三部六经体系好比是中医大厦，大厦里边装什么？五运六气。疾病无非就是外感和内伤两大类。从经络来说是六经。五运六气是以六经为主组成的，这个"六经"完全可以是三部六经体系的"六经"。五运六气理论分为两部分，一是司天在泉法轮常转的部分，推演部分，主外感病。《伤寒论》使用这一部分，《伤寒例》是专门讲五运六气理论的。另一部分是标本中气理论，以内伤为主，李东垣用的是这一理论。标本中气很重要。现在出版的五运六气书籍只讲司天在泉推演，而很少涉及标本中气理论。我现在的研究已经向标本中气理论深入了，一步、一层，就逐渐深入五运六气理论。在我新出的《五运六气解读人体生命》一书中，重点讲标本中气理论。这样你就能够理解五运六气理论在中医里面的核心价值了。中医也好、西医也好，无非就是外感和内伤，而这两方面全部包括在五运六气理论里，而五运六气理论又是以六经为主干的。把它放在三部六经体系中意义重大，成了中医的核心理论，所以不能不学五运六气理论。

再问： 您梳理五运六气和《伤寒论》，用五运六气注解《伤寒论》的方法是什么？在学习工作中，如何驾驭丰富的文献素材并整理编纂？

答： 首先掌握好五运六气中主气和客气的关系，把握住它和《伤寒论》中的太阳、阳明、少阳、太阴、少阴、厥阴的客气次序的关系，以及它和六经病欲解时主气次序的关系。特别注意，整理出《伤寒论》中有关五运六气的内容。比如《伤寒论》讲外感病，首先要知道六淫里分了四时正气为病或时行之气为病，把这些和《伤寒论》结合起来，你就会用了。我在《中医自然体质论治》中详细解释了四时主气与四时客气之间的关系，大家可以看看。

347

40. 学生问： "天阳对地阴，天阴对地阳" 是什么意思？

答：《五运六气解读〈伤寒论〉》第 27 页有图。你看看就明白什么是 "天阳对地阴，天阴对地阳。" 太阳运动的立春点即是夏至日的日入点，夏至日入点在戌位，而太阳运动的立冬点，却是夏至日日出点的寅位，寅位属于地道的立春节，正是 "冬至四十五日，阳气微上" 之时，天道与地道的阴阳寒热相反。

再问： 太阳运动的立春点即是夏至日的日入点，这个怎么理解？

答： 首先，太阳的周年运动和太阳的周日运动不一样。在太阳的周年运动当中，太阳是逆时针方向运动，而地球是顺时针方向运动。周年里，太阳在天道运行到夏至日的日落点的时候正是天道立春点。因为它们的出发点是从冬至分开，分道而行的，这样三个节气就走到这个点。在天道叫 "点"，一定是立春点，在地道是叫 "立春"。它们两个有分别。从冬至这个点位出发以后，它们分道扬镳，所以说相差三个节气。

41. 学生问： 南、北回归线有什么意义？

答： 太阳直射点在南、北回归线之间移动，也就是冬至点和夏至点。

42. 学生问： 三部六经中，如何体现 "时"？

答： 处处都有 "时"，如春、夏、秋、冬，十二时辰等。

43. 学生问： 说说三部六经体系的起源问题？

答： 这个问题是个大问题，而且现在的争论也比较多，大家应该有个基本了解。首先，三阴三阳是怎么来的？ 在《黄帝内经》里有具体描述，《素问·天元纪大论》说 "阴阳之气，各有多少，故曰三阴三阳也。" 三阴三阳代表阴、阳量的多少。这个量的多少根据什么来的呢？ 根据太阳和地球相互运动产生的。《素问·六微旨大论》说 "因天之序，盛衰之时" "移光定位，正立而待之"，"移光定位" 就是立竿测日影，阴、阳是古人立竿测日影得来的。它有一阳、二阳、三阳、一阴、二阴、三阴，古人将阴按量划分为三个等级：一阴量最少，二阴、三阴量较大，同样地，阳也划分为三个等级：一阳、二阳、三阳。三阴三阳来自立竿测日影，它的模型图就是太极图。太极图大家比较熟悉，一阳是少阳生，这时候阳气最少；二阳阳明在中间；三阳阳气最盛，就是太阳。同样地，厥阴是一阴来复的时候，那么二阴到了，三阴是阴气最盛的时候，它的模型图就是太极图。这样大家就对三阴三阳的六经来源有基本了解了。把它抽象上升到理论，三阴三阳代表的层面就比较多了，但是它的基本起源来自日、地相互运动的立竿测日影，这个问题就解答到这里。

44. 学生问： 运气七篇大论里的胜复郁发判断场景和今天有很大不同，那时自然空间大，而现在都是高楼大厦，一直比较困惑，如何判断气候的胜复郁发？如何判断迁正和退位？三年化疫是因为有胜复郁发而形成的，如何判断当年的气候程度容易三年化疫呢？老师的疫病大预测我也看过，但是无法用古代的描述对应上现代的气候。

答： 这个问题很有意思，古时候自然空间大，有了胜复郁发。其实现在的高楼大厦对天地空间来说不算什么，高楼大厦再多、再高，它也挡不住天道和地道之间气候交合产生的大气场，它们是局部的，从根本上改变不了胜复郁发的问题。迁正和退位是个大问题，不是三两句话就能解释的。看我《中医自然体质论治》的书，里面谈到了这些问题。三年化疫也是因为有胜复郁发而形成，判断当年的气候程度容易三年化疫，看我《中医自然体质论治》第 130 页，专门讲三年化疫。三年化疫根据五行生克而来，比方说今年甲子年，甲子年的后三年是丁卯年，甲为土运太过，丁为木运不及，甲土乘反侮丁木，湿气更加旺盛，所以这一年就发生土疫，其他的年份也是根据这推演来的。大家看我书上写的内容就行。

45. 学生问： "先立其年以明其气" 此处的 "年" 指的是生年还是流年？如何理解 "乘年之虚、遇月之空、失时之和、重感于邪"？

答： "先立其年以明其气" 指流年。所谓 "乘年之虚、遇月之空、失时之和"，人们称之为 "三虚"。比方说今年运是乙年，那么这一年金运不足，这就是年之虚。遇上朔月前、后，就是 "月之空"。遇上非时之气，即不是四时的正气，就是 "失时之和"。遇上三虚，这时候你就容易感受邪气而生病，即 "重感于邪"。

46. 学生问： 癸在五运合化中属阴火，在五行中属水，这当中有什么关联？相关运用时有什么注意事项？

答： 这个 "癸" 火是火运不及，不能称为阴火。它和阴火是两个概念。这个 "癸" 在运气里不属水，与水没有任何关系。"癸" 在五运里是天道的五行癸火，癸属水属于地道的北方为水，根本不是一码事，是两个概念，不要混到一块。

47. 学生问：中运、司天、在泉、主气、客气，在一年中影响人之比例各为多少？有观点认为，中运最重要，占 50% 的份额，是否正确？

答：这个问题是没有搞清楚概念，它们根本不在一个层面。六气是天以六为节，表示天气。五味是地以五为制，表示地道。它们不在一个层面。另外，"运"讲脏腑的强弱，而"气"讲气的属性，它们根本不在一个层面。怎么去比较它们呢？这是概念的混淆，请大家分清楚。

48. 学生问：您在《中医运气学解秘》中讲述了天干化五运的问题，我学习后仍未完全参透其中的奥秘，您能再讲讲天干化五运的天文学基础吗？

答：总的来说，天干化五运来自月、地之间的关系，《黄帝内经》的"五运"讲地以五为制，是讲地道的。月亮是地球的卫星，属于地道。月、地之间的关系就是五运之间的关系，它们的代表是《月体纳甲图》。《月体纳甲图》反映了天干化五运的天文背景，大家认真看一下，我在书里面详细做了解说。

49. 学生问：己丑、己未应为平气之年，但又为太乙天符之年。平气之年气候和疾病较为平缓，而太乙天符之年气候和疾病则比较剧烈。前后岂不矛盾？另外，方药中先生认为太乙天符应该介于天符和岁会之间，田老师如何理解？

答：这个问题提得比较好。己丑之年，己是土运不及，丑、未是太阴湿土，土运不及好像是得到了太阴湿土的辅助就得到平气了，但是不要忘了，这个关键是在正位。出于丑、未的正位，也就是它本位。本位的时候，湿气比较重。因为重，所以把它命名为"太乙天符"之年，变化比较剧烈。在其他年份看见是平气，但由于它在本位，就不是平气了。平气加上本位，作用就大了。往往天符、岁会都是涉及本位的问题，特别是"太乙天符"是叫本位，它们几乎都是相遇的，特别是岁会，都在自己本位这个方向上。大家对于天符、岁会、太乙天符这些概念，还是要好好理解一下。

50. 学生问：客主加临的一般原则是"气相得则和，不相得则病"，"主胜逆，客胜从"。譬如：逢子之年，三之气主气少阳相火，客气少阴君火，则为相得、为顺。如果逢卯之年，二之气主气少阴君火，客气少阳相火，按同气则为相得，但按传统文化应该君胜相，则主胜为逆。该怎么理解"气相得而为逆"？

答：提出这个问题，没有理解相火和君火。它们两个完全不相同，不能说两个是同气相求。相火守气分；君火是心火、走血脉。在《病机十九条》里相火有五条，君火有四条。相火的五条都是与情志、神经系统有关的病证。而君火则是与津液、水液有关的病证，它们两个有区别。所以同样地，叫"君胜相为逆"。

51. 学生问：《至真要大论》这几则条文，恭请老师讲解。

"厥阴司天为风化，在泉为酸化，司气为苍化，间气为动化。

少阴司天为热化，在泉为苦化，不司气化，居气为灼化。

太阴司天为湿化，在泉为甘化，司气为黅化，间气为柔化。

少阳司天为火化，在泉为苦化，司气为丹化，间气为明化。

阳明司天为燥化，在泉为辛化，司气为素化，间气为清化。

太阳司天为寒化，在泉为咸化，司气为玄化，间气为脏化。

故治病者，必明六化分治，五味五色所生，五脏所宜，乃可以言盈虚病生之绪也。"

治病者怎样才能明六化分治？怎样才能尽快结合临床？

答：《至真要大论》中的这段文字有点不好理解，我给大家说一说。举个例子，"厥阴司天为风化，在泉为酸化，司气为苍化，间气为动化"。就是说，厥阴在不同位置上的不同的表现。"厥阴之上，风气主之"，厥阴司天的时候，以风气为主，所以叫"风化"。在天为六气，当厥阴在泉的时候，在地，也就是"在泉"，为五行。酸是五行里的味道，在地为五行、为酸化。《天元纪大论》说"在天为六气，在地为五行"，它们是有区别的。"司天为苍化"，"苍化"就是青，属颜色。"苍"就是青色，是春天的气象——青色。"间气为动化"，风性为动，风表现出来为动，所以叫"动化"。司天的位置、在泉的位置、间气的位置，它们的表现是不一样的，你要从这些方面观察它们的表现。这六个条文，我们就举厥阴司天为例，其他的道理都一样，我就不多说了。六气化分的五味、五色，"五味"指在泉来说，"五色"是司天为苍化、丹化、素化、玄化、黅化，这就是五色。

52. 学生问：不同地域的主气在同一季节都一样吗？

答：主气是地球的气场。由于地理环境不一样，不同地区的主气在同一季节也不一样，是有变化的。虽然有大的、相同的地方，但它也有地区的差别。比方说，北京和新疆乌鲁木齐，两个地方纬度差不多，都是春天，但是地区不同。新疆和北京在同一季节的气候，还是有差别的。刚才说的是不同地域，此外，同一地区由于地势不同，也会有差别。比如说，山上和山麓也有差别。所以，地气主气来讲，本地区的地理环境起决定作用，即便同样是春天，它也有差别。

53. 学生问：《六微旨大论》云："愿闻其岁，六气始终，早晏何如……甲子之岁，初之气，天数始于水下一刻，终于八十七刻半。"《六元正纪大论》云："夫六气者，行有次，止有位，故常以正月朔日平旦视之，睹其位而知其所在矣。"我想请教，两篇文章各有六气运行始终，有何不同？始于正月朔日，如果逢年闰月该如何计算？

答：这个问题也挺有意思。《六微旨大论》和《六元正纪大论》的这两个问题提得也很好，但同样的，这两个不在一个层面。学习运气，要好好学习天体的运动规律和历法，这两个问题就涉及天体的运动规律和历法。《六微旨大论》里说的"六气始终"，"初之气，天数始于水下一刻"指太阳视运动，即太阳运动。太阳运动南、北回归线，我们称为"视运动"。太阳冬至走到南回归线是天气最冷的时候，天道最冷的时候——冬至点，所以把初之气归为"水下一刻"，但是，这个"初之气"不是六气中的"初之气"，《六微旨大论》是四刻正点，按照四刻正点来分。而《六元正纪大论》的"六气者，行有次，止有位，故常以正月朔日平旦视之。"是按照阴阳合历，即按照历法来说。太阴、太阳合历就是我们现在说的"农历"，也叫"阴历"，按照年首来说。五运六气的"六气"是按照阴历的正月初一来说。注意这两个不在一个层面上：一个按照太阳的运动规律；一个按照历法，阴历的正月初一来说。周期是一年，在一年里分的六气。而《六微旨大论》按照四分历来说，是一种四分历的分法，所以两个不一样。不要看见"初之气"这个词，就认为一样，那个"初之气"和这个"初之气"的内涵不一样。大寒、正月初一谁为主？一定要以《黄帝内经》为主，《黄帝内经》最重要。《黄帝内经》讲正月初一是六气的开始时间，其他学说不成立。必须拿出充分的证据来推翻《黄帝内经》的观点，你的观点才能够成立。大家对六气之始要有明确的认识，不但涉及这个问题，还涉及其他一些推算的问题。开始很重要，《黄帝内经》规定，运气的"六气"一定是一年中的六气，不能跨年度。跨了年，就不叫"一年的六气"，那是"两年的六气"了。大寒一定是跨了年度的，不在一个年度之内。说"大寒为主"的人，他拿不出确切的证据来推翻《黄帝内经》的观点，那么他的观点是不成立的。虽然现在主流观点是这样，但它不成立。主流观点没有拿出充分证据来推翻《黄帝内经》的正月朔日这个说法，它也是不成立的。

再问:《六元正纪大论》云:"夫六气者……始于正月朔日。"如果逢年是闰月，该如何计算?

答: 哪个月是闰月，就加到哪个月，这是阴历处理闰月的一贯做法。

54. 学生问: 六气有地区的差别吗?

答: 六气有地区差别，不要把世界各地都放到一个节气上。比方说，五运六气发源于华北中原。在这当中大寒节，郑州大寒的时候，海南还是大寒吗? 海南早就进入春天了，因此《黄帝内经》就有"异法方宜"，一定要注意地区的差别。地区是有差别的，不能把哈尔滨和海南放在一个节气上来看，在推算的时候要考虑到地区的差别。五运六气适合应用于任何地方，只要考虑地区的差别就可以，既有纬度的差别，也有经度的差别。《黄帝内经》里就考虑这些问题了，它既有六气的时间观念，同样也有五运地道的空间观念。书中多次提到区域，即使在同一区域也有地势的差别。学习《黄帝内经》的关键是要融会贯通、善于区分差异。现在，中医界好多争论的问题都因为层次分得不清楚，把不同层次的问题放在一个层面上争来争去，矛盾重重解不开。就像阴、阳一样，阴阳为什么那么多矛盾? 因为阴阳也分好多层次，数之可十、推之可百、可万、可千，有不同层次的阴阳，就像《黄帝内经》谈到天地之阴阳、人中之阴阳，都不相同。前面我给大家讲《伤寒论》里有两套三阴三阳体系，一套是天地的阴阳，一套是人的阴阳。所以，说大家一定要分清不同的层次，不要混淆。

55. 学生问:《桂林古本伤寒论》中《六气主客》中有一段话:"问曰:其为病也何如? 师曰:亦有主客之分也。假如厥阴司天，主胜，则胸胁痛，舌难以言;客胜，则耳鸣，掉眩，甚则咳逆。"此句中，"主胜""客胜"指的是什么意思? 为什么主胜在上半年，客复在下半年?

答:《桂林古本伤寒论》前面加上运气的内容，说明《伤寒论》里有五运六气理论，而且《伤寒例》就是用五运六气理论写出来的。再比如，某人在某一年出生，这一年属于木运。另外，中医有地区差别，生在五方就有五行，同一年里是一个运，五方就有五，这些都有直接关系。这五术学，大家要好好理解。关于主胜客胜，"主胜"是主气胜，厥阴司天是客气。"客胜"是厥阴司天胜，它们的三之气是什么？是少阳，为胸胁痛。厥阴客胜，有头晕、耳鸣、掉眩，都是属于厥阴风木的病。"主胜"是主气胜，"客胜"是客气胜。"耳鸣、掉眩，甚则咳逆"都是属于厥阴风木的病，"诸风掉眩皆属于肝"。"主胜"就是少阳胜，"胸胁痛""舌难以言"都和它有关系。"甚则咳逆"是厥阴司天太盛，反侮肺经，产生咳逆是理所当然存在的症状。

再问： 如何判断客主加临是主胜还是客胜？

答： 客主加临判断主胜客胜，根据五行的生克来判断。

56. 学生问： 如何用五运六气预测疫情在何地发生？

答： 五运六气预测疫情在何地发生，五运六气每一个加临的地方，你都要理解。平时我们把一些舍弃了，比如主运，现在临床中我们舍弃不用。但是如果要精确预测，主运、客运、主气、客气、升降、天文等这些都得结合在一起。怎么结合在一起？要掌握天文方面的知识、天体的运动，比如日食、月食。日食、月食什么地方能看见，什么地方看不见？必须从天体来定位。同样，发生疫情也需要这样定位，看栾巨庆的书《星体运动与长期天气地震预报》就知道，需要天气定位。今年的大雨要落在什么地方？旱情发生在什么地方？必须根据这些去定性，预测才能准确。不光看五运六气这么简单。再强调一次，疫情预测发生地要结合天体运动，可以看栾巨庆《星体运动与长期天气地震预报》那本书，定点的旱情在什么地方？下雨在什么地方？书里写了很多，大家会得到很好的参考。在《运气七篇大论》里也明确写到在几宫，这都是预测疫情要参考的数据。

57. 学生问： 为什么主胜在上半年，客复在下半年？

答： 一般来说，胜气都在上半年，复气都在下半年。上半年有胜，下半年才有复，胜复要好好理解。比方：夏天的火胜了水气外复，一般都是这样的，在下半年才会发生。如果没有胜气，也就没有复气。关于胜复，大家可以看看《素问》"七篇大论"的原文，里面都有明确的指导。

再问： 关于胜复的问题，我有个疑问：如果上半年是胜气，下半年是复气，从司天和在泉来说，少阴司天、阳明在泉，太阴湿土司天、太阳寒水在泉，那么这两个应该看成胜复的概念，但是唯独有少阳相火司天、厥阴风木在泉这两个却是相生关系，这怎么理解？

答：不是所有地方都会产生。像现在有些地方报道洪水发灾，但是另一些地方却奇特干旱，中东一带就干旱得不行。它也是看到某一个地方的事情。大家要分清，它也不是每一个地方都会发生、都会看到的。

再问：判断"水郁风复"是否有一定的标准？

答：比如今年太阴湿土司天，水湿过胜的时候，湿土就能克胜水，在某种程度上，导致水郁的存在，水郁胜，则其子风木就会来救它，所以叫"风复"。这也要看某个地区，某个地区发生水郁过胜的时候，就会产生这种现象。少阳相火司天、厥阴风木在泉。少阳相火司天，要克肺金，克肺金的时候，它的复气是什么？是胜水而不是厥阴风木，是母子关系的复仇问题、来救它的问题。"水郁风复"的标准，看看"七篇大论"，里面有明确说明。郁复不是司天和在泉的关系，而是母子之间的关系，相火司天，克肺金，肺金的之子水来复，而不是厥阴来复。

58. 学生问："运气七篇"中提到的灾几宫，其基准点是哪里？

答：这几年是灾几宫，洛书上七是辛日，在西方。灾几宫的问题，我在《中医运气学解秘》里有详细提到，还有《生命与八卦》那本书里也都提到，是根据运气总结出来的。灾几宫在几宫，灾几宫用的都是洛书。其他方面，用的河图数字多一些。灾几宫基准点在哪里？《黄帝内经》"七篇"说是用河图数为主，太过用成数，不及用生数。生数年用不及来表示，太过年用成数来表示，这用的河图数，和太过、不及有关系。用河图的数字、洛书的方向就行，比如：今年是乙，金运不及，灾七宫。五运六气的发源地在哪里？是黄河流域华北平原这一带，灾几宫在几宫就是以这个地方为中心，灾七宫肯定就在西方。西面在哪里？中国来说，就是现在的陕西新疆这一带，都属于西方，所以按照《异法方宜论》来划分五方。

59. 学生问：目前对于平气的概念莫衷一是，您认为如何定义较妥？如今年乙未年按方药中的理论不是平气年，但按目前苏颖主编的《中医运气学》可以认为是平气之年。《素问·六微旨大论》云："所谓岁会，气之平也。"岁会年是否可认为是平气之年？

答：平气年要看运和气之间有没有扶助作用。一般来讲，平气年有辅助作用，这样的年才叫"平气年"。按照它们是否有辅助作用，来评断平气年。他们各有各的说法、各有各的道理，那是他们自己的认识，我们按照《黄帝内经》来说，按照辅助作用来判断平气年。岁会年都是和方位五行相合，这个方位的气和干支的气一致，也有辅助作用，主要看它们有没有辅助作用，这是按方位来说的。岁会是平气，按照方位，对它有辅助作用来说的。

再问：按照田老师的说法，今年是乙未年，这个气也能够辅助运，那么也是平气之年？

答：今年是乙未年，乙未年按照干支运的作用来说，土能生金。要按照它们的同气，而不是相生来说。一定要按同气来说。平气一定是干支同气之间，第二，干支和方位也是同气。举个例子，乙酉年两个是同气，酉是阳明经，乙是金不足，两个有辅助作用，是同气。乙未年不是同气，它是相生的。不及之年都是同气，太过之年就是相克，比如说戊辰年、戊戌年，运太过，水克火就形成运的平气了，太过的年往往是相克的。总结起来，平气年从三个方面考虑，一是太过，得到了克制，不能太过，这是平气年；第二，同气相辅助，这也是平气年；第三，岁支的方位相辅助，也是平气年。

60. 学生问：伤寒是"从霜降到春分之间，感冒霜露即发。"为什么从"霜降到春分"之间，不是"霜降到清明"，或其他呢？

答：《伤寒论》从霜降到春分之间，主要是指二分而言，即春分、秋分，把一年分为上半年和下半年，也就是"昼夜分法"。一天的"昼夜分法"放到年里，就是春分、秋分；从节气上说，春分上半9年，所以是从"霜降到春分"这是半年，从"清明到秋分"是另外半年，是这样分的，《伤寒论》讲的这些很重要。《伤寒例》讲到四时正气和四时客气，都属于主气、客气的问题。"四时正气"就是主气，"非四时正气"就是客气，涉及运气方面的问题。按照一月、二月，详细分了六气，只不过没有"六气"之名罢了，但是分法完全是按六气来分的。

61. 学生问：《素问·阴阳应象大论》说："清阳为天，浊阴为地；地气上为云，天气下为雨；雨出地气，云出天气。故清阳出上窍，浊阴出下窍；清阳发腠理，浊阴走五脏；清阳实四肢，浊阴归六腑。"在《五运六气解读〈伤寒论〉》第74页讲到，《素问·六元正纪大论》说："岁半之前，天气主之。岁半之后，地气主之。"上半年春、夏，司天之气主之，包含初之气、二之气、三之气，此春、夏为天之阴阳也，天之气重在阳生阴长；下半年秋、冬在泉之气主之，包含四之气、五之气、终之气，此秋、冬为地之阴阳，地之气重在阴杀阳藏。司天之气始于地而终于天，在泉之气始于天而终于地。阳升为天气，阴降为地气。请问三个问题：第一，《黄帝内经》讲的司天、在泉之气，是否讲阳升的天气，阴降的地气？或者说讲天气就是讲阳升的气，讲地气是指讲阴降的气（在我们江南，立秋之后的大气明显可以感觉有凉意）？

答：《黄帝内经》说："岁半之前，天气主之。岁半之后，地气主之。"还有《至真要大论》说初之气、二之气、三之气，天气主之；四之气、五之气、终之气，地气主之。天气是阳，"天气主之"就是阳气主之。地是阴，"地气主之"就是阴气主之。"初之气""二之气""三之气"都是按主气来说。春温夏热，春温是为夏热做准备的，逐渐温度升高。所以，"天气"指阳气，属阳生阴长，上半年属于阳生阴长。下半年是"地气"主之，就是阴气主之，这时是阳杀阴藏。阳气藏起来，阴气就盛了，阴盛阳藏。"司天之气"指三之气来说，这和"天气"是两码事；"在泉之气"指终之气来说，和"地气"也是两码事。司天之气和在泉之气都指客气来说，但是初之气、二之气、三之气都是指主气的气位，司天、在泉指客气说的。客气叫"左右间气"，而不叫"初之气、二之气、三之气"，要注意它们的区别。司天并不代表阳气，在泉也不代表阴气，这是两个概念。司天可能是少阳相火，也可能是太阳寒水，所以司天之气不能代表阳气。在泉之气可能是少阴君火，也可能是太阳寒水，所以在泉之气也不是阴气。它们属于客气，是轮流转的，只有主气才是固定不变的。

再问：司天之气，在泉之气是否指客气加临主气（相互作用）之后的主气抑或客气（或说杂气），而不是纯粹没有经过客主加临作用后的客气或主气？

答：司天之气属于客气，在泉之气也是这样。"先立其年，以知其气"，是按年交代，今年这个时辰是什么气。主气不动，客气加临于主气之上，产生一种杂气。两个合并一定是杂气。太阳寒水加临于三之气少阳相火之上，就是一种合气，所以叫"杂气"。杂气才能作用于人体，不是一个单纯的太阳寒水就作用于人体，一定要主气、客气相结合后，才能加临于人体。吴又可称之为"杂气",吴又可说得对。必须明白:什么时间、主气是什么,什么时间、客气是什么,客气和主气加临以后,它们之间又产生什么样的气,是什么杂气,一定要注意。

再问: 人体内的升降浮沉之气,按天人合一的观点,体内的气应随时、随刻与天地之气保持一致,而人之所以得病,是后天形体影响气机运转?还是人体内的气影响机体生长变化?还是二者相互影响?

答: 首先这个说法不对,形体没有后天,形体一定是先天的。形体是父母给的,是属于先天的,没有后天形体。人体内有卫气和中气的升降浮沉,每个人都会有。人体内的升降有自主性,属于中气自主的升降,也属于天人合一范围内。天人有两种关系:一种是天人相应,另一种是天人合一。天人相应的这一部分,每时每刻都随大自然运行着,也就是受大气主宰,所以跟它们是一致的。而天人合一体内的这一部分,由人体自主的卫气升降浮沉。这个要分清,不要把两个概念混淆了。所以,学习中医有些基本的概念要搞清楚,好多杂志和网络上发表的文章,争论阴阳、五行讨论很激烈,往往都是在混淆的概念下去讨论的,没有把阴阳放在一个水平上去讨论,有的人是拿四维的概念去讨论二维,有的人拿三维的概念去讨论平面,能讨论出好的结果吗?大家一定要把这两个概念分清。天人的两个关系:天人合一和天人相应,两个概念完全不一样。"天人相应"指两个事物相互影响的关系,比如:两个磁铁的关系,肯定受到干扰;两个人站到一块儿,也会受到气场干扰,这就是天人相应。天就要影响人,这就是天人相应。"天人合一"必须是一个事物进入另一个事物的内部,融合为一体,叫"天人合一"。两个概念不一样,大家要分清。现在好多阴阳关系,也是分不清概念,就在那里激烈争论,所以一定要把概念搞清,哪一个层面的概念,一定要分清。

62. 学生问:中运、司天、在泉,哪个外因对于人体影响更大一些呢?

答: 都重要,但是中运占的可能要多一些,因为中运主全年。中运是月、地关系,月亮对地球的影响力要大得多,从潮汐现象就可以看出来。司天主前半年,在泉主后半年,两个是分开的,但是中运是全年的,占主要地位。

63. 学生问:您在讲课中谈到,五运六气的知识并没有全用上,是否五运目前只参考中运,其他太少相生的各运先不运用?

答: 是。关于五运六气的条则,确实没有全部用上,在用的过程当中,不要求百分之百，要求百分之五六十就行。所以，我们只用中气，像主运这类的就没有用，大家在这方面应该理解。如果你能都详细地结合上、用上，就会更精确一些。

64. 学生问：能否再简单介绍一下五运六气和易经卜卦的关系？

答：在我这里，五运六气不与易经卜卦相联系。

65. 学生问：您在《中医运气学解秘》中论及日、月、年都有四特征点，请问日特征点为什么长二十五刻，而不是二十四刻？

答：这是个小学问题，是古代的漏壶计时法。古代的漏壶，一天水滴一百刻，那么四分之一就是二十五刻，怎么能为二十四刻呢？把一百刻四分，就是二十五刻。

66. 学生问：最近在看田老师的《五运六气临床应用大全》。书上写丑未之年的三气发病是寒湿邪，可我怎么推出来是湿热邪？

答：丑未之年的三气发病是寒湿邪，主要针对这个人的体质是寒湿体质发病来说的。

67. 学生问：如果一个人的阳历生日是 1977 年 1 月 26 日，该怎么看这个人的体质？是算辰，还是巳呢？

答：这是最基础的知识。五运六气用的是阴历，不用现在的阳历。用阴历来说，阳历 1977 年 1 月 26 日就是丙辰年十二月，所以要以丙辰年计算，而不能用丙巳年计算。以后大家遇到这样的问题会很多，注意阴阳历的转换，要转换成阴历，运气的计算一定是阴历，而不是阳历。

68. 学生问：五运六气理论在确定自然气象时，已经能从不同地区的气象数据上，显示其理论推算的不足，需要根据实际，进行较多修正。在研究体质过程中，我们依旧沿袭推算模式，未做过多的变通，是否是导致其不能较好吻合实际的一个关键原因？

答：这个问题提得好，实际上大家在推算时确实如此。比方说北京和广州，这两地，有时气候相差一个季节。在北京和广州同一时间出生，按照北京的气候去计算广州出生的人，行吗？绝对不行。肯定会有误差。同样，广州出生，在同一个时间的北京气候也不一样，推算的时候一定要把这个因素考虑进去，出生地是很重要的参数。但是，有时出生地不好收集，这时推算出来误差就稍微高一些，所以现在的推算不要求百分之百，能达到百分之五十就行。就是因为考虑这些因素在里面，以后在病例推算中一定要考虑，不考虑地区差别是不行的。如果没有考虑地区差别，这时你要考虑，留出的误差率要大一些。

69. 学生问：为什么要在三部六经基础上加入太极思想？有什么意义？

答：太极思想从五运六气、标本中气理论里总结出来，这是本，六经之本全在里头。太极思想，其实是黄庭思想，它的提出意义非常重大，一切的一切，人体的根本，营卫气血的本，全在这里，神气的生发也在这里，它太重要。正因为这里是生发营卫气血、生神的地方，因此佛家、道家、医家都很重视这个部位，六经的根就在这里。如果太极的意义不明确，那么六经的意义也不明确，不能彻底明确五运六气、标本中气理论，不可能提出太极思想。

70. 学生问：五运六气中，五运指什么？六气指什么？二者之间的关系如何？

答：关于运气的定义，"五运"是月地、五大行星之间的关系，在一年当中运行的规律，划分为 5 个时间段。"六气"是日、地之间的运动规律，把一年的运动时间划分为 6 个时间段。"五运六气"就是日、月、地三体之间的关系，反映了复杂的气候变化。

71. 学生问：您认为《伤寒论》中有体现五运六气思想的地方吗？具体表现在哪些方面？您认为其中的六经辨证体系的提出有必要吗？

答：《伤寒论》的太阳、阳明、少阳、太阴、少阴、厥阴六经次序，源于《素问·六元正纪大论》六经司政次序，讲天道五运六气客气。六经病欲解时的少阳、太阳、阳明、太阴、少阴、厥阴次序，讲人体应时主气。在《伤寒例》中，还讲到地道主气厥阴（正月、二月）、少阴（三月、四月）、少阳（五月、六月）、太阴（七月、八月）、阳明（九月、十月）、太阳（十一月、十二月）次序。六经辨证体系的提出有必要，但不能全部反映出《伤寒论》的辨证体系，我在《五运六气解读〈伤寒论〉》一书中讲到，有多种辨证体系。三阴三阳六经，上通天道六气为本，下通人体病位为标，六经在人体是六个发病部位，反映出病性、病机。宋代成无己的时代距离汉代不远，他第一个注解《伤寒论》，尚能知道其本源，故在《注解伤寒论》中把五运六气理论放置在卷首。

72. 学生问：五运六气在临床应用不简便、不广泛，这是什么原因造成的？有什么好的建议？

答：五运六气之所以临床中应用很少，因为医生不懂得怎样在临床中应用五运六气。在我每天看诊中，每个患者都要和五运六气结合起来。看我在《五运六气解读〈伤寒论〉》书中的医案，都是结合五运六气的医案。只有学好五运六气，才能结合临床应用。可以再看看我的其他著作，也有结合五运六气的医案。

73. 学生问：关于标本中气，《伤寒论》并不提及标本的问题，而《黄帝内经》中提的标本问题时，缺乏和临床比较、联系方面的论述和治疗方法的案例，老师您怎么看这个问题？

答：标本中气在《黄帝内经》中是一个很重要的概念。历代注解《伤寒论》的大家，从钱塘二张（张锡驹、张志聪）开始，到陈修园、唐容川等都是用标本中气来注解《伤感论》，标本中气很重要。少阳、太阴都从本：太阴从湿治本；少阳从火治本，一个主湿补；一个主温补。它们是万物生长的基本条件，人也是如此。在此基础上，春天的厥阴从中气少阳，而升发阳气，主春夏；阳明从中气太阴而发，主秋冬二气。阳气升极则为太阳，布于表，阴气旺盛，则到冬天，所以少阴盛，太阳阳极，则一阴生。太阳从本从标，少阴从本从标，这样就形成了以中气、营气、卫气为根源的阴阳气血升降，在临床中很常用。这个理论把握最好的，就是李东垣和张仲景。小建中汤生补阳气，白虎汤降阴气，张仲景既有大、小建中汤，又有大、小白虎汤，非常重要，临床中常用！

74. 学生问："以太阳周年视运动定岁，以朔望月视运动定年。定岁首在冬至，定年首在正月朔日。"请问：这里的"岁"和"年"的含义有什么区别？

答："年"指阴阳合历，"岁"指太阳历。有这个区别，但这个区别也不是很严格的，我们为了好叙述，所以这么区分。有时也把年称作"岁"，比如《黄帝内经》说"子甲相合，名曰岁立。"有时把年也叫作"岁"，有时候混称。

75. 学生问：五运六气讲的是什么？

答:"五运"即地道,地之阴阳;"六气"即天道,天之阴阳。掌握天地阴阳即掌握了五运六气。

阴阳,大多数中医研究都将其归于哲学范畴。我认为,阴阳能看得见、摸得着,并不神秘。因此,五运六气很容易掌握。

五运:木运、火运、土运、金运、水运,配以天干推演每年岁运和五个季节的变化。

六气:风、寒、暑、湿、燥、火,配以地支推演每年岁气和六个时间段的变化。

五运六气是综合天地,推演每年自然、生命、疾病变化规律。

76. 学生问:《伤寒论》和《黄帝内经》中春、夏、秋、冬四季分别是从什么时候开始?比如春三月,是从什么时候开始?

答: 阴历的四季,从正月初一开始。《黄帝内经》有明文记载。

再问: 六气也是从正月初一开始吗?

答: 是,不是大寒。看《黄帝内经》原文。

77. 学生问:《中医太极三部六经体系:伤寒真原》第 339 页提到《伤寒论》"三五体质表"时说:"以五运定病位……以六气定病性。"请问"以五运定病位、以六气定病性"在五运六气理论中是普遍性的,还是只针对"表"来说的?

答: 普遍性的。

第44讲
阴阳五行

2018 年 6 月 20 日

78. 学生问:《黄帝内经》中出现太多次"阴阳""三阴三阳",怎么理解这些不同场景中的"阴阳"?

答:阴阳在《黄帝内经》中有多种层次的不同提法,比如:三阴三阳,包括天道的三阴三阳、地道的三阴三阳、人道的三阴三阳。历代注解《伤寒论》的注家不懂得天、地、人,也不懂得三阴三阳的层次,因此在注解中非常混乱,弄得大家不清楚。

79. 学生问:您认为,阴阳的关系是阳主阴从?还是阴阳平衡?

答:先说阴阳的来源和定义。所谓的"阴阳",不是哲学意义上去谈论,而现在一般书籍都是从哲学上来定义阴阳,这个不妥当。"阴阳"的概念应该是:向阳的为"阳",背阳的为"阴"。阴阳是能够看得到、摸得着的东西,是实实在在存在的东西。向太阳的是阳,背太阳的是阴,这是最初认识阴阳的基本概念。阴阳来源于日、地相互运动。两个谁也离不开谁,如果只有太阳没有地球,就谈不上"阴"。天阳就是太阳,地阴就是大地,要有日、地的相互运动,才能产生阴阳。阴阳平衡的说法不对,应该是"阴阳是和谐的",从太极图就可以看得很清楚。太极图是日、地运动产生的自然天地之图。地球绕着太阳转的时候,形成了一个阴阳消长的关系。这个消长平衡,只是瞬间的平衡,终极、一直的平衡是不存在的,如果那样也不能化生万物。只有阴阳和谐、阴阳消长,才能化生万物。阴阳要讲和谐,而不是平衡,不是主从关系。没有阳不行,没有阴也不行,二者要和谐,它们在和谐中运动。太极图是日、地相互运动产生的图像,也是最真实的图像。到了夏至,阳多阴少,但它是和谐的。到冬至时,阴多阳少,但它也是和谐的。它不是阴阳平衡的,所以这两种说法(阴阳平衡和阳主阴从)都是不对的,应该是"阴阳和谐",《黄帝内经》讲"阴平阳秘",这样去理解才可以。

80. 学生问:

（1）试问五运六气中提到的"三阴三阳"和手、足十二经络中的"三阴三阳"有什么关系？

（2）手足均有三阴三阳，例如手太阳小肠经、足太阳膀胱经。您在书中提及"太阳心主外主表，太阴脾主里"的观点，扬弃了"太阳膀胱主表，阳明胃主里"的说法，请问太阳为何对应心，而不是小肠？为什么称小肠经为手太阳小肠经？

答: 五运六气之三阴三阳与经络三阴三阳的关系如下。

（1）五运六气的"三阴三阳"和经络的"三阴三阳"不在一个层次上。五运六气中的"三阴三阳"讲天道或地道中的三阴三阳。天道三阴三阳主"客气"，地道的三阴三阳主"主气"，再加上《伤寒论》中"六经病欲解时"的三阴三阳次序，所以《伤寒论》中共有三套三阴三阳次序。五运六气中的"三阴三阳"与脏腑十二经络之间的"三阴三阳"是两个层次：一个属于形体本身脏腑固有，一个按照天道阴阳多少的次序来划分，二者不是一个层次，要分开论述。

（2）关于阳明，运气理论说"阳明之上燥气主之"。燥气属肺系统，而不属于胃，怎么能说阳明是胃呢？阳明肺主宣发肃降，肃降出了问题，就会导致胃家实、脾家实的情况。根据"六经病欲解时"，太阳主巳、午、未三个时辰，属夏，心所主，而人体卫外的是阳气，阳气最盛的是夏天，《内经》说"心部于表"，这个阳气才能卫外而固。膀胱经是寒水之腑，那么寒气怎么能卫外而卫固呢？是不可能的，所以主表的不是膀胱寒水这个经。

81. 学生问: 天地阴阳之气"阳生阴长，阳杀阴藏"与人阴阳之气的盛衰关系用什么纽带联系？是"五气入鼻，五味入脾"吗？

答: 人摄入五气五味，五气五味在肠胃化生为人的"神气"，即指化生为营气、胃气，天地之气的"阳生阴长，阳杀阴藏"，表现在人体中的气味，在《脏气法时论》中说它是"补精益气"。"补精益气"通过厥阴从中气这个关系，导致"阳生阴长"。阳明从中气而降，形成了"阳杀阴藏"的关系。所以，自然界和人体之间有相通的地方，是吸入的五气和摄入的五味在合二为一之后，化生为阴阳之气。

82. 学生问: 阴阳五行学说会过时吗？抛开阴阳、五行，中医有没有客观知识内核?

答: 首先要知道阴阳五行学说的来源。阴阳来源于日、地的相互运动,向太阳的为"阳",背太阳的为"阴",这是阴阳学说的来源,是真实存在的。日、地的相互运动会不会消失?不会,阴阳学说就不会消灭。所以,阴阳学说永远存在,不会过时。从阴阳学说来研究人体生命科学,实际上是从日、月、地等天体运动来研究人体的生命本质。医学是针对人体的学科。知道人生命体的来源、个体人生命的来源,才能够了解如何研究人体生命的本质。人来自父母这个形体,以及来自后天生成的神,它们共同组成人体的生命本质。就研究人体生命的本质而言,阴阳五行是我们使用的工具。阴阳五行的本质、本源来自日、月、地三体运动的规律。这是从神的方面来研究。还有,从形体方面研究,其来源于父母,所以,要从形和神两方面入手,去研究人体生命的本质才是正道。

83. 学生问: 在中医太极三部六经体系中,四肢和头部是怎么分布和分阴阳的?

答: 四肢为诸阳之本,头为诸阳之会,脾主四肢。人体阳气在脾胃黄庭,四肢、头都和黄庭紧密相连。所以,四肢烦热、四肢不用这类症状,都是脾不输送营养导致的。

84. 学生问:《四气调神大论》说"逆秋气,则太阴不收,肺气焦满"这里的"太阴"指肺。《金匮真言论》说:"阳中之阴,肺也。""西方白色,入通于肺。"《六节藏象论》说:"肺者,气之本……为阳中之太阴,通于秋气。"《太阴阳明论》说:"太阴阳明为表里,脾胃脉也。"《热论》"太阴脉布于胃中,络于嗌"。请问:肺在《黄帝内经》多处经文中来看,属于太阴,但在《六经病欲解时图》中看,肺是阳明。为什么肺既可以是太阴,又可以是阳明?《黄帝内经》中的三阴三阳到底怎么分?

答:《黄帝内经》中的三阴三阳包括天道的三阴三阳、地道的三阴三阳、人道的三阴三阳,是不同层次的多种称谓。在运气里,以本气为主的称为"阳明",在脏腑里称为"太阴",有不同层面的含义。现在人们讲"三阴三阳"时不区分天、地、人三才,所以往往出现矛盾,说不清楚。要回归《黄帝内经》,以《黄帝内经》为标准,就能说清楚了。

再问: 那么,《黄帝内经》分三阴三阳,天道、人道、地道的三阴三阳,各以什么为依据？《黄帝内经》分天、地、人三阴三阳的方法和内容各是什么？

答：《天元纪大论》说："寒暑燥湿风火，天之阴阳也，三阴三阳上奉之。木火土金水，地之阴阳也，生长化收藏下应之。

天以阳生阴长，地以阳杀阴藏。

天有阴阳，地亦有阴阳。木火土金水火，地之阴阳也，生长化收藏，故阳中有阴，阴中有阳。所以欲知天地之阴阳者，应天之气，动而不息，故五岁而右迁；应地之气，静而守位，故六期而环会。动静相召，上下相临，阴阳相错，而变由生也。

帝曰：上下周纪，其有数乎？鬼臾区曰：天以六为节，地以五为制。周天气者，六期为一备；终地纪者，五岁为一周。君火以明，相火以位。五六相合，而七百二十气为一纪，凡三十岁；千四百四十气，凡六十岁而为一周，不及太过，斯皆见矣。"

《五运行大论》说："夫数之可数者，人中之阴阳也。"

85. 学生问：《伤寒论》分阴阳的三分法：寅、申分阳仪、阴仪，辰、戌分病发于阳和病发于阴，卯、酉以昼、夜分阴阳。这三种分法导致对六经的阴阳结果不同。请问这三种分法的意义和适用范围是什么？

答：寅、申分春、夏阳仪和秋、冬阴仪两部分，阳仪系统主阳生阴长；阴仪系统主阳杀阴藏。辰、戌分夏、秋病发于阳，主表；秋冬病发于阴，主里，表里分清楚了；卯、酉昼、夜分，卫气昼行于阳二十五度，夜行于阴二十五度。所以，对人的正气、正邪纷争、抗争、防御和治疗都有非常重大的意义。

86. 学生问：《中医太极三部六经体系：伤寒真原》第 112 页：三部六经解躯干部的经络循行分布，说"足厥阴为天部之阴，天覆地载，并且天大而包乎地，故循行腹部。""足厥阴为天部之阴"这句话好理解，后面的两句该怎样理解？

答："天覆地载，并且天大而包乎地"，这是中国传统文化里应有的概念，你要去看中国传统文化。古代观天是坐地观天，人们总是看到天覆盖于地之上，所以是"天覆盖于地"，这是视力感觉，叫"天大而包乎地"。厥阴是

"天之阴"就应该在腹部，背为阳，腹为阴。

87. 问: 阴阳二十五型人和运气理论是否有关联？能否用运气体质学甄别二十五型人？

答: 这样来说，人包括这样的一些五行在内，和运气有关联。五行人是在五运六气诊法里面直接用到的，所以五行人和五运六气紧密相联。二者有关联，每一行里又分了五行，五五二十五型，二十五型人就和五行学里是一个道理。经络里有五行人，比如，肺经有五输穴，五行属金，经里又分五行五输穴，五型人就包括到五行里面了。

88. 学生问:《金匮真言论》说"夏秋是病在阳，冬春是病在阴"，而四时阴阳分春、夏为阳仪系统；秋、冬为阴仪系统。可否理解为：前者说的是疾病发生的部位，而天时作用于人体有滞后现象？

答: 横向的阳仪、阴仪讲病性，寒邪伤人阳仪，温病伤人阴仪。这是讲病性的。上、下就是讲病势的，上焦、中焦、下焦讲病势。

89. 学生问: 在《中医运气学解秘》一书中谈到，六气是（地—日）关系，您特别指出，五运是（地—月）关系。这一原理，其他任何书上都未见这一解释，请老师给学生们仔细分析一下这一论断。

答: 六气是（地—日）关系，五运是（地—月）关系。这个问题提得很好。《五运行大论》里说，五行和六气就是天地的阴阳。《天元纪大论》又明确指出六气是天的阴阳，五行是地的阴阳。这样就可以分清楚了。大家看一下《中医运气学解秘》中《五气经天图》里面关于六气的解释。十二地支表示太阳周年视运动，六气是日、地之间的关系。同样，在《五气经天图》里，十天干次序是纳甲图里面的次序，十天干代表五运，五运是地道的阴阳。月亮是附属于地球的，所以它属于地的阴阳，也属于月、地关系，我在《中医运气学解秘》中说得很清楚。

90. 学生问: 我认为《黄帝内经》里面天人相应的观点，主要是强调主气和客气的相互作用，而"天人合一"是信仰上或者哲学上的那种"合一"。我最早是从《庄子·齐物论》上看到的"天人合一"的观点。庄子认为，"天地与我并生，而万物与我为一"，认为世间万物都是等同的。有一句话说："道通为一。其分也，成也；其成也，毁也。凡物无成与毁，复通为一。唯达者知通为一。"强调万事万物不存在完全的毁灭，始终是浑然一体的，即万物就是浑然一体的，根本就不存在天和人的差别。《庄子·德充符》说："自其异者视之，肝胆楚越也；自其同者视之，万物皆一也。夫若然者，且不知耳目之所宜，而游心乎德之和；物视其所一而不见其所丧，视丧其足犹遗土也。"这句话是说，如果从事物彼此相异的角度看，肝和胆就像楚国和越国一样，有很大差别。但从事物相同的角度看，万事都是一样的。对于支持"天人合一"的人，他丢失一只脚就像丢失一块泥巴一样，因为世界万物都是一样的，你的脚和泥巴有什么区别？《庄子》成书的时代比较早，可以认为《黄帝内经》中的"天人合一"的观点是庄子的思想吗？

答：我们现在讲《黄帝内经》，你先把《黄帝内经》"天食人以五气，地食人以五味……气味在肠胃相合而生神"这段话理解了，不要把《庄子》扯进来，我们就《黄帝内经》原文本身而论，你怎么理解这段话？"天地合气，命之曰人"和《六节藏象论》说的"天食人以五气，地食人以五味"，你认为这段话的本意是什么？对《黄帝内经》的原文要一字一字落到实处，不能主观上想、主观上认为，一定要符合《黄帝内经》的原文去理解。这涉及《黄帝内经》的成书时代，现在一些人认为，《黄帝内经》成书于西汉时期；还有一些人认为，《黄帝内经》成书于秦汉，秦朝还早了些；还有一些人认为，《黄帝内经》成书于西周，因此并不比《庄子》成书晚。这是需要大家探讨的，不能认为庄子就比《黄帝内经》成书时间早。天气和地气进入人体，并且在人体肠胃里相互合和，生成人体的气、血、神。神舍于心脏，归入心脏，这不是天人合一，是什么呢？"相应"指不进入人体，是一种感应。"天人合一"指直接进入人体，所以说它是天人合一的。"相应"就是相感应，就像两个磁极，它们可以相互感应，但是它们不一定进入体内。"合一"就是一方要进入另一方的内部。所以，"天人合一"和"天人相应"这两个概念不一样。

91. 学生问：张仲景治病紧紧抓住"四时阴阳"，请问中医的"阴阳"和"五行"是什么关系？为什么很多时候人们不提五行呢？

答：阴阳以天道为主，五行以地道为主。

92. 学生问：关于"阳仪""阴仪"和"病发于阳""病发于阴"，您看我总结的对不对？春、夏为阳仪系统，是上半年天气主之的一段时间，秋、冬为阴仪系统，是下半年地气主之的一段时间。"病发于阳"指横膈膜之上的背和胸部，"病发于阴"指横膈膜之下的脏腑。

答：对。

再问：建立大表部和大里部的意义是什么？好像《中医太极三部六经体系：伤寒真原》说"表之里是肝"，也有"表之里是心、肺"。

答：第一，大表部、大里部属于病位，但部位不一样，不一定都是病位，也指生理的位置，生理、病理的位置不同。第二，从受邪方面来说，受邪的性质也不一样，心、肺是太阳、阳明，病发于阳；胸、背是病发于阳的表之表部，心、肺是病发于阳的表部之里，厥阴是阳仪系统，阳仪系统也属于表，所以它是阳仪系统的里，二者要分开，不在一个层面上。

93. 学生问：网上有一部分中医人士发表观点，认为"疫苗属于阴寒之毒，疫苗属于病邪的范畴"，还有的中医认为，疫苗是不可以打的，理由是疫苗不符合中医预防疾病的思维和防治方法，您认为中医应该怎样看待疫苗？

答：谈论疫苗的阴阳属性，有什么根据？疫苗到底是阳性还是阴性，有什么根据？我们说话要有依据，疫苗的本意是好的。疫苗最早是中医提出来的，过去中国采用种牛痘的方法来预防天花，中医是第一个发明了牛痘。后来把牛痘制成疫苗，因此天花才有疫苗，可以预防了。至于疫苗做得怎么样，疫苗生产过程中的问题，或者疫苗研制的方式对不对、生产的过程对不对，这个问题是存在的，但是从疫苗本身来说，它并不一定是坏事，中医最早提出疫苗，比如种牛痘。

94. 学生问：《伤寒论》有两套三阴三阳体系，那么《黄帝内经》有几套阴阳体系？

答：按照实际情况，有客气的一套"三阴三阳"，有主气的一套"三阴三阳"，还有人的"三阴三阳"，共有三套"三阴三阳"体系。一般使用时，只用客气和人体的"三阴三阳"，主气的"三阴三阳"一般不写出来，所以就叫两套"三阴三阳"体系。《伤寒论》有两套三阴三阳体系，因为书中主气的三阴三阳没写出来。

95. 学生问：网上有人引用《周易·系辞》的"天、地、人"三才观点来解释老子"三生万物"之三，但人是由"三"产生的万物之一，而不应是生成万物不可缺少的基本元素，否则，没有人的地方，万物怎么产生呢？故以《周易·系辞》的"三才"来解释老子的"三生万物",于理欠通。请问:三生万物的"三",天地之外是人,人代表什么?

答:人是万物之一,人和万物是一样的,只不过人更灵性一点。老子的三生万物的"三",并不是代表人,不能把"三"解释为人。老子说的"道生一"中的"道"指太阳的轨道、太阳的运行路线。"道生一"就是一阴一阳的"一",《阴阳离合论》说:"阴阳者,数之可十,推之可百;数之可千,推之可万;万之大,不可胜数,然其要一也。"三阴三阳合起来还是一。由太阳运行的一,又生出一阴一阳,所以又说"一生二"。天地合气以后,生万物,阴阳由一生到二,由二再生到三阴三阳。"三阳为父,三阴为母",因此说"三生万物"。老子的说法,从医学上来说:"一"就是一阴一阳,"二"就是二阴二阳,"三"就是三阴三阳。关键是对"道"的理解,要从《黄帝内经》上去理解。《黄帝内经》上说什么是"得道",什么是"道生",都是和天地四时、阴阳有直接关系。日、地相互运动,才产生阴阳。《黄帝内经》说"三阳为父,三阴为母"都是有明文记载,所以叫"三生万物"。

96. 学生问:《阴阳离合论》说:"圣人南面而立,前曰广明,后曰太冲,太冲之地,名曰少阴,少阴之上,名曰太阳,太阳根起于至阴,结于命门,名曰阴中之阳。中身而上,名曰广明,广明之下,名曰太阴,太阴之前,名曰阳明,阳明根起于厉兑,名曰阴中之阳。厥阴之表,名曰少阳,少阳根起于窍阴,名曰阴中之少阳。是故三阳之离合也,太阳为开,阳明为阖,少阳为枢。三经者,不得相失也,搏而勿浮,命曰一阳。"请问:"面南而立,太冲之地在后"应该是在北面,太冲之地为少阴,这样的话少阴在北方。为什么说"少阴之上"为太阳,"太阴之前,名曰阳明","厥阴之表,名曰少阳"呢?

答:因为少阴和太阳相表里,"少阴之上"是太阳。同样的道理,太阴和阳明相表里,厥阴和少阳相表里,所以"太阴之前,名曰阳明""厥阴之表,名曰少阳",它们是指表里来说的。三阴在阴,三阳在阳。

97. 学生问:《中医太极三部六经体系:伤寒真原》说"相火内寄于肝胆",而书中第350页又说"肾中之阳就是柯韵伯乾之'少阳三焦相火',应以中焦太极为本,只是寄肾而已"。请问:为什么少阳相火寄存于肝胆,又寄存于肾?

答：所谓"相火内寄存肝胆"是从厥阴、从中气少阳相火而升发，这个方面来说的，至于"肾中的阳就是少阳相火"，因为少阳相火主一身之阳，也是属于少阳三焦相火，并不是少阳相火只主一个脏腑，它会依据中焦而主全身的阳气。

98. 学生问：经曰"相火之下，水气承之。君火之下，阴精承之。"请问：水气和阴精有什么不同？

答："相火之下，水气承之"，因为它在气分。"君火之下，阴精承之"句中这个"阴精"不是指肾精，而是脾胃所生之精，"阳生阴长"指水谷精微来说的。君火就是心火，心火靠营血来滋养，这个"阴精"就是水谷生成的营血。跟前面你说的"君火、相火"总是分不清一样，自然界的"相火"就是太阳，"心火"就是地热，人身上就有气分的火——相火和血分的火——君火。

99. 学生问：阳仪为厥阴、少阳、太阳；阴仪为阳明、太阴、少阴。三阳为少阳、太阳、阳明；三阴为太阴、少阴、厥阴。请问：三阴三阳之名是不是按照"卯酉分"的？

答：我在洞山会议上讲过，三阴三阳的分法有多种，包括卯酉分、子午分、上半年、下半年分等多种含义。关于三阴三阳，有多种含义在里头，这里面阳仪、阴仪只是其中的一种。

再问：《黄帝内经》说："心为阳中之太阳，肺为阳中之太阴；肾为阴中之少阴，肝为阴中之少阳。"说心肺是太阳、太阴，说肝肾是少阳、少阴。请问：这里的"太"和"少"是什么意思？

答：《黄帝内经》中"阴、阳"有多层意思，不是一个层面就能把这个问题说清楚的。肝、心是阳仪系统，是从阳仪系统来分的，所以肝是少阳，心为太阳；而肺肾是阴仪系统，所以肺为太阴，肾为少阴，因为肺是水的上源。它们是不同层面的认识。

第45讲
藏　象

2017 年 9 月 9 日

100. **学生问：**《黄帝内经》说："食气入胃，散精于肝……饮入于胃，游溢精气"，请问"食气"和"饮"分别指什么？

答：食物为"食气"，水为"饮"。

101. **学生问：**"斗柄东指，天下皆春；斗柄南指，天下皆夏；斗柄西指，天下皆秋；斗柄北指，天下皆冬。"为何又是上南下北，左东右西？

答：这是中国古人面南看世界的思维方式。

再问：为何要把太极部和三部六经并列来提？

答：太极是总纲。

再问：中医太极三部六经，太极部为太阴和少阳相火。太极部意义就是：人体阴阳生成的根源在太极部，所以中医调理人体的阴阳失调，还是主要抓太极部这个根源。是不是？

答：是。

102. **学生问：**"甲己化土，仲景妙法"。"甲"本来指甲胆升发之气，怎么又说归根结底"甲胆少阳之气"就是"少阳三焦相火之气"了？"甲"怎么可以同时是胆，又是三焦之气？

答：相火寄于肝胆。

103. **学生问：**既然补阳的根本在脾，脾为至阴，脾为水脏。那么，肾的功能是什么？怎么理解肾阳的功能？

答：肾中是一阳来复之阳，是潜藏之阳，不可升发，冬至后 45 天立春才能升发。

再问：水生木，这个"水"，是肾，还是脾？

答：树木扎根于土，土中水生木。

104. **学生问：**运行气血的道路是经脉系统。提到三焦，有观点认为，三焦也是运行气血的道路。上、中、下三焦的功能，分别与各焦所在脏腑的功能有关。也有说法认为，三焦有名无形，可十二经脉中又专门有"三焦经脉"。请问：对于三焦理论，怎样去利用？气血为病，什么样的情况下，要考虑三焦功能失常？三焦理论的价值何在？

答： 人体有经脉系统，还有血脉系统。一定要分开，这两个是不同的概念。血脉系统运行的是营血，经脉系统运行的是营气、卫气。关于三焦的问题，看看《中医太极三部六经体系：伤寒真原》和《五运六气解读〈伤寒论〉》，书中都有三焦的论述。

再问：《素问·举痛论》说："经脉流行不止，环周不休。寒气入经而稽迟，泣而不行，客于脉外则血少，客于脉中则气不通，故卒然而痛。"您先前说过，经和脉是两个系统，请问："经"和"脉"的区别是什么？

答： 凡是说"脉有内外之分"的，这个"脉"一定指血脉的脉。经脉的"脉"，即十二经脉的"脉"是不分内外的。《黄帝内经》言"经脉"的时候，有时是指血脉，有时是指经脉，这个要分清。

105. 学生问： 太阳、阳明主天道阳仪心肺系统，太阴、少阳主天道阴仪系统脾、胃、大肠、小肠、三焦、膀胱。请问：阳仪和阴仪怎么都不说"肝和肾"？

答： 你的理解不对，太阳、阳明是大表部，属于表部，太阴、少阴属于里部。太阳、少阳、厥阴才是属于阳仪系统的，阳明、太阴、少阴才是属于阴仪系统的。

106. 学生问： 您在书中说"腠理即是少阳三焦腑"，又说"细胞与细胞之间的空隙，西医称作间质，中医称作腠理。腠理连接起来的通道就是气街"。请问：可以说"气街就是三焦"吗？按照这样的说法，三焦在人体无处不在，是不是？

答： 三焦腑腠理是气血交换的通道，无处不在。

再问： 三焦腑在现在代医学看来，是什么部位？

答： 微循环发生，都在腠理部位。

再问： 以自然界比喻，三焦是不是天地之间这个大空隙？阳气要上升，雨气要下降，都要在三焦发生。木气要升发，金气要肃降，都要通过三焦来完成？

答：对，都是通过三焦来完成的。

再问：中医的理论和某些西医的理论，我发现很相似。

答：对，中医也好，西医也好，研究的都是这个活人。所以，二者有相似的地方，而且相似的地方还很多。

107. 学生问："出入废则神机化灭，升降息则气立孤危"。请问身体的升降出入和自然界的升降出入，通过什么方式实现交流或同步？

答："升降出入"是与"气立与神机"联系在一起的。"气立"讲外接六气，"神机"讲太极"脐"这个部位，这就涉及我提出的"心、肺、脾三本"。肺主天气，脾主地气，这是后天的"两本"。这两本中，肺天食人以五气，脾地食人以五味，这个五气五味，在肠胃中相和合后，化生营卫气血"乃生神"。这个"神"就是肚脐神阙穴的"神"，这个部位生成了人体所需的营卫气血、营养物质，即中气、胃气。它是由少阳相火与太阴脾土湿气相化生，然后由厥阴从中气而升阳，阳明从中气而降阴，这样就形成了升降的问题。关于出入，"入"是指肺和脾吸入的气和味。有吸入摄纳，就有"出"，就要有代谢排出，所以，升降出入就是讲吸入的气和味，这样就和自然界相交通了。想透彻了解这部分内容，第一，大家必须明白我提出的"生命双结合体系"理论，即我们的生命体一个是父母遗传的生命体，属于先天；另一个是自然遗传的生命体，天地给了我们五气五味。第二，必须明白"心、肺、脾三本"理论，那么升降出入就完全清楚了。大家可以看我所著的《医易生命科学》和《五运六气解读〈伤寒论〉》，书里面已经阐述。

108. 学生问：关于五脏，心、肺居横膈膜之上，为天、为阳，阳中之阳为心，主血；阳中之阴为肺，主气；脾、肝、肾居横膈膜之下，为地、为阴，阴中之阳为肝，阴中之阴为肾，阴中之至阴为脾。脾主水，肾中有来复之阳。请问：肝中含有的是什么？相火内寄于肝胆，到底是寄于肝，还是胆？肝、胆同为木，各自功能有什么区别？肝阳上亢的"阳"又是什么？肝阳和肾阳有什么区别？

答：肝阳上亢就是指阳气太过了，所以叫"肝阳上亢"。肝胆从少阳中气相火，这是《黄帝内经》的原文，后世把它改成"相火寄于肝胆"，其实是同一个事情。肝胆的升发阳气都来自少阳三焦相火，只不过是胆为阳木，肝为阴木而已；肾阳是冬至一阳来复之阳，而肝胆来自中气少阳相火，所以它们是不一样的。

再问： 阳木和阴木，功能有何区别？

答： 阳木为用，阴木为体。

109. 学生问：《脏气法时论》以少阴肾主冬寒水，六经病欲解时以太阴脾主冬寒水。为什么会不同？

答： 太阴为阴中之至阴，极寒主冬，标本皆阴，纯阴。少阴从本（阳）从标（阴），主天道一阳来复，只是阴中之阴。

110. 学生问： 相火的位在哪里？

答： 相火的位在胃脘黄庭。

111. 学生问： 肾中来复之阳的作用是什么？

答： 脾水，而非肾水。想想太阳南、北回归线的作用就知道了。

112. 学生问： 三部六经为什么要分纵向的三部六经（上、中、下三焦）和横向的三部六经（表、里、表里合部）？

答： 横向分阳仪伤寒、阴仪温病，纵向看上、中、下病势发展及内伤三联征。

113. 学生问： 黄庭太极的含义？

答：《黄庭经》的黄庭由少阳和太阴组成。

114. 学生问： 丹田、命门又是什么？它们的功能和脏腑有什么区别？

答： 异名而同类。

115. 学生问： 有一篇文章名叫《从气机升降谈六经病的病机》，里面讲：气机升降的基本形式是阴升、阳降、阴出、阳入，并以中土为枢轴，火、金、水、木为轮周的协调运转所体现。人体生理和病理状态，是气机升降正常和异常的反映。因此，对《伤寒论》六经病的病机，可以这一理论为指导加以探讨。关于六经病认识的主要内容如下。

（1）太阳病是营卫出入之机的失调，营在脉中为阴，卫在脉外为阳，营、卫要协调，应当营出而卫入。如果营在内而不出，卫在外而不入，就是"营卫不和"，从而导致太阳病。

（2）阳明病是阳土之气的不降，"胃家实"是阳明病的病机。"胃气以息息下行为顺"，故"胃家实"即胃气因实邪阻滞而不降。胃为阳土，其气不降，多呈阳热之气亢而向上、向外之象。

（3）少阳病是气机升降道路的不畅。

（4）太阴病是阴土之气的不升。

（5）少阴病是水火升降的失常。

（6）厥阴病是气血升降的逆乱。

您看这篇文章，六经病的辨识，从病机角度来讲，怎么看？对于抓主证辨病机，我觉得很难掌握。请问：从病机角度来讲，六经病的病机分别是什么？

答：这篇文章的作者不懂得营卫的生理是什么，提出的"营出卫入"不符合整体的营卫学说。卫气是白天卫外为固，营气在内为守。到了夜里，卫气入里，所以说，他们对于太阳病机的论述是不合适的。这篇文章的六经病辨识，既不从六经的生理说，也不从六经的六气说，抓主证是抓不住的。六经病首先要知道六经与四时相应的阴阳关系，以及六经和六气的关系，不能离开这个基本条件。这些内容我在《中医太极三部六经体系》中都有明确的阐述，看一下原书就知道了。

116. 学生问：横向的三部六经分用了"两仪示意图"，两仪示意图中两个点"人门和鬼门"；纵向的三部六经分用了"天道病发于阳和病发于阴示意图"，这个示意图中两个点"天门和地户"。您讲过"寅、申分阳仪、阴仪，辰、戌分病发于阳和病发于阴"，请问：横向和纵向三部六经体系的区别，就是这两种分法的区别吗？也就是《伤寒论》三分法同横向三部六经和纵向三部六经有关系吗？

答：知其要者一言而终。这个分法就是最简单的、抓纲领的分法。下面你可以详细再分，但是要抓住纲，提纲挈领才能行。

再问：《素问·金匮真言论》中说："平旦至日中，天之阳，阳中之阳也。日中至黄昏，天之阳，阳中之阴也。合夜至鸡鸣，天之阴，阴中之阴也。鸡鸣至平旦，天之阴，阴中之阳也。"《素问·阴阳离合论》中说："天覆地载，万物方生。未出地者，命曰阴处，名曰阴中之阴；则出地者，命曰阴中之阳。阳予之正，阴为之主。"请问：这两种辨别阴阳的标准有什么区别？

答：《金匮真言论》那是"卯酉分"，《阴阳离合论》是"寅申分"。

117. 学生问：《黄帝内经》多处讲到"肾主水"，比如《上古天真论》。为什么《伤寒论》里面是脾主水？

答： 不同层次，不能混淆。从阴阳的量说，太阴脾为三阴，主冬、主水，湿聚为水。从四季来说，少阴肾主冬、主水。

再问： 是不是《黄帝内经》对于脏腑、三阴三阳，有"形"和"气"两个层次？比如从形的角度来看，肾主水；从气的角度来看，脾主水。

答： 不能从形、气来分肾、脾主水。

118. 学生问： 请问《黄帝内经》中提到的"魂"与"魄"怎么理解？与形、气、神的"神"是什么关系？

答： 魂、魄，从五脏神来说，它们反映的是五脏的功能。而形气神的"神"是由后天五气五味合化而生成的，它来自营卫气血，其物质基础是营卫气血。所以，它们不是直接的关系。这个"神"来自后天营卫气血，"神气舍心"，即这个"神"是要舍心的。以心为主的"心神"，在这个心神主导下，五脏功能就发挥作用、表现出它们的功能，因而就叫作"魂、魄"。

再问： 精、气、神的"神"是指什么？是每人一个神还是共同一个神？三魂七魄与神的关系？中医是如何调神的？

答： 从《黄帝内经》来说，只有"形、气、神"，没有"精、气、神"。"精、气、神"的说法是后人加在《黄帝内经》上的。《黄帝内经》强调的是形气神，"形"是父母遗传给我们的形体，"神、气"是后天的天地气味在肠胃合化，化生的神，这个神很重要。它的物质基础是营卫气血。《黄帝内经》对神的定义是："血者，神气也。神者，水谷之精气也。"血和水谷都属于后天，五气五味相化合，神乃自生，所以这个"神"是后天形成的。这个神，每个人由于所处的地理、时空点不一样，接触的五气五味也不一样，因此在肠胃所化生的神也是有区别的，这个"神"是每人一个神，而不是大家共有的一个神。《黄帝内经》只有"魂、魄"，而没有"三魂、七魄"，这是后人的说法。书中说的"神"是天地五气五味合而生成的，它有物质基础，不是虚无缥缈的。书中对神的诞生、神的定义、神的归舍、神的作用，都有详细的描述和阐释，大家好好读读。至于后世医家的发挥，各有所长，那是他们个人的看法，而不是《黄帝内经》的看法。

119. 学生问： 应当如何理解六气的开阖枢理论？在六气的主气、客气，以及"六经病欲解时"这三种次序当中，开阖枢是否同样适用？

答： 这个问题也是有概念的混淆。开阖枢是六经的开阖枢，而不是六气的开阖枢。开阖枢我在《五运六气解读〈伤寒论〉》里面，第247页专门解说过。在《伤寒论》里面，三阴三阳是太阳主开、阳明主阖、少阳主枢，它们表示在表部，是对气来说的。太阳主表部之开、阳明主表部之阖，主无形之气从毛窍、上窍的出入，少阳主表部之枢，乃输转阳气于表部而卫外。那么三阴呢？太阴主里部之开、厥阴主里部之阖，主有形津液的出入，少阴主里部之枢，乃输转有形之物从二阴排出。所以，三阴三阳的开阖枢有很多种，我给大家说的是其中常用的一种。我在书里从三方面进行了论述，大家可以看一看。

120. 学生问： 我的问题如下。

（1）在学习《五运六气解读〈伤寒论〉》著作中，认为三阴三阳开阖枢为重要的基础理论，理解了这个运动规律，才可以看出《伤寒论》全貌。

（2）阳仪为"太阳－少阳－厥阴"？为何不是阳明而是厥阴？阴仪为"阳明－太阴－少阴"，问题也是如上。

（3）开阖容易理解，枢的概念非常不清楚。以少阳为例：太阳主开，阳明主阖，是否少阳就是太阳开转，阳明阖之枢？然而少阳为东方甲、木，太阳为南方午、火，阳明为西方金，在这里看不出少阳枢的作用？

（4）书中重要的阳虚三联证，强调了相火衰弱的重要性。在临床中，要想补充少阳三焦相火，是以手少阳三焦经为主，还是足少阳胆经为重？

答： 第一个问题，我在《五运六气解读〈伤寒论〉》第247页有详细的解说，大家可以看一下。阳仪是春夏系统，春夏系统当然是厥阴，厥阴主春天，不可能是阳明，阳明是主秋天。反过来，阴仪系统是秋冬，当然是阳明而不是厥阴。

第二个问题，不要老是把枢比作一个门扇，这个开枢就是少阳枢转，阳气上升到肌表，到了表部，在表部有太阳开，而阳明为阖，因为太阳、阳明主表部，太阳心阳气布于表，阳明肺主皮毛，所以它们在表部一开一阖，而表部的阳气是由少阳枢转来的。

"然而少阳为东方甲木，太阳为南方午火，阳明为西方金，在这里又看不出少阳枢之作用？"这个问题和那个问题不在一个层面，是在大表部，太阳阳明主表部，少阳是枢转阳气于表部的。

最后一个问题，补三焦相火肯定是手少阳三焦经为主，三焦经才能主相火。胆经是相火寄于胆经，它才起作用。

121. 学生问：按照《太极三部六经体系》及《伤寒论》"六经病欲解时"的观点可以明确：脾主冬，而《太阴阳明论》说："帝曰：脾不主时，何也？岐伯曰：脾者，土也，治中央，常以四时长四脏，各十八日寄治，不得独主于时也。脾脏者，常着胃土之精也。土者，生万物而法天地，故上下至头足，不得主时也。"比较两者，不是存在矛盾了吗？两者如何衔接与理解呢？

答：其实这个问题并不矛盾，《黄帝内经》里脾的问题有几个方面。先说《伤寒论》六经病欲解时，这个观点在《黄帝内经》里都有解说，《伤寒论》"六经病欲解时"里脾主冬，是按照三阴三阳中阴阳量的多少来说的。太阴是至阴，阴气最盛，所以它放在冬天。从阴阳量的多少去考虑，厥阴一阴、少阴二阴、太阴三阴，又叫作"至阴"。《伤寒论》说太阴、伤寒，它的阴气最重，因此放在冬天，这是按阴阳量的多少来说的。《灵枢·阴阳系日月》说"子者十一月，主左足之太阴"，《素问·脉解》也说"太阴子也"。这些都指太阴是至阴来说的，也是指三阴来说的，就是它阴气最盛。

另一个是地道。脾不主水，"以四时各十八日"，是从地道来说的。按五方位来说，五方位而居中，即"以四时各十八日"。这和"脾土主长夏"不一样，"主长夏"是按照"七十二日"来说的，而这个是主四季末的"十八日"来说的，从层次上来说，两个不一样。而它们并不矛盾，因为不在一个层面上。凡是发生矛盾，必须放在一个层面上去解决问题。

而"脾不主时，寄旺于四时各十八日"，是从脾的功能上来说的，这里关于脾的时令的功能，说法分为两种：一种是太阴脾主长夏这个时段，这是天道，我把它叫作"天道的脾与时令关系"，所以能长养万物。在《九宫八风》，脾土分为坤位和艮位两个方位。大家要把它们之间的关系搞清楚，要放到不同的层面去解说，不要放到一个层面。从天道来说，脾主长夏七十二日；从地道来说，脾主中央，还有脾寄旺于四时各十八日。脾和四时八方要分开，书中的《八正神明论》《九宫八风》和这个有关系。

《伤寒论》的太阴脏寒是按太阴三阴来说的，也是按至阴来说的。

122. 学生问："凡十一脏取决于胆"和中正之官，怎么去配合理解？

答：胆是少阳，属春天的升发之气。如果春天阳气不升，那么就没有阳生阴长，春温不升，也就没有夏热，没有夏热，也就没有秋收、没有冬寒了，所以一年之计在于春。"凡十一脏取决于胆"很重要。关于"十一脏取决于胆"的论述，李东垣讲得最好，看看《脾胃论》，我在《五运六气解读〈脾胃论〉》里面做了重点阐述，大家好好看一下，知道"十一脏取决于胆"的重要性。

十一脏取决于胆，真正起作用的不是胆有多大功能，关键是少阳相火寄于肝胆，春生的主要动力是少阳三焦相火，而非肝胆本身有这个作用。在运气里，厥阴从中气少阳三焦相火，所以后世把它叫作"少阳三焦相火寄存于肝胆"。少阳三焦相火具备阳生阴长的作用、春生的作用，十一脏腑取决于这个基础上，才能够发挥生、长、化、收、藏的作用。胆为中正之官，看正气旺盛不旺盛、能不能够保证"正气存内，邪不可干"。正气存内，你这天下就安定了。阳生阴长，心脏君主就安定了，它就有决定、主导的作用了。胆不仅在少阳三焦相火的作用下，有升发阳气的作用，由于分泌胆汁，它对消化道也有重要的消化作用。

123. 学生问：请问《伤寒论》和《脾胃论》中论述少阴有什么区别？

答：左少阳升阳于天，右阳明降阳于地，此即所谓"天地阴阳生杀之理在升降浮沉之间"也。一部《伤寒论》不离此理，一部《脾胃论》亦不离此理。不过，李东垣以脏腑经络思维模式，言"少阴之火炽"为夏心；而张仲景以《素问·阴阳别论》《素问·阴阳类论》及五运六气理论为思维模式，言"少阴"为肾，另以太阳主夏心，切记此重大区别。从六经病欲解时图中看，少阴肾还是伏藏于太阴脾之地中。

124. 学生问：《五运六气解读〈脾胃论〉》第25页说："春生夏长，皆从胃中出也。""所谓清气、荣气、卫气、春升之气，皆胃气之别称也。""甲胆，风也，温也……亦皆禀气于胃。"请问，胃气这么重要，胃气从哪里来？

答：胃气，即水谷之气，中气，李东垣称之为"甲己化土，仲景妙法"。甲主少阳相火，己主太阴脾土。甲己乃五运六气理论之土运。所谓"甲己化土"，乃少阳三焦生太阴脾土也，乃黄庭太极也。"甲"者，少阳相火也，"己"者，太阴脾湿也。甲己所化之气，就是胃气。胃气就是人的生气。

再问：脾为湿土，胃为燥土，意义在哪里？脾胃的功能有什么区别？少阳胆、太阴脾形成太极，那么胃呢？

答： 胃是腐熟水谷的器具而生胃气，脾替胃输布胃气到全身。少阳是三焦相火，不是胆。

再问： 少阳是三焦相火的话，那么肝胆和少阳是什么关系？"相火内寄肝胆"是什么意思？"人之饮食入胃，营气上行，即少阳甲胆之气也。"（《五运六气解读〈脾胃论〉》第 22 页）。《兰室秘藏》说："心者，君火也，主人之神，宜静而安，相火代行其令。相火者，包络也，主百脉。"三焦、包络都是相火吗？肾阳、肝阳都是相火吗？

答： 厥阴从中气少阳相火，指肝胆春升之气来源于少阳相火。人体的阳气都源于少阳相火。

125. 学生问： 在《五运六气解读〈脾胃论〉》中说："三焦有手足三焦之分，手三焦主持上，主纳而不出；足三焦主下，主出而不纳。"书上写得比较简短，能否请老师再详细讲解。

答： 三焦是个大问题，不是十分钟、八分钟能讲清楚的，请大家看看《五运六气解读〈脾胃论〉》和《五运六气解读〈伤寒论〉》两本书。三焦里面，将手足分开的论述，从《黄帝内经》就有，我在书里详细做了考证。手三焦现在大家都比较清楚。关于足三焦，它有起止的经络、穴位、诊断部位、病证。书中说得很清楚，大家注意足三焦的作用，这是我考证《黄帝内经》的时候考证出来。足三焦非常重要，肝胆的作用主要靠三焦来升发，而肝胆本身没有升发的作用，所以《黄帝内经》说"厥阴从中气少阳三焦相火"，李东垣也一再强调这一观点。在《五运六气解读〈脾胃论〉》中，足三焦经络的循行部位起源于足大趾，一直循着少阳胆经和膀胱经之间直上，从背部上到头部，再上到面部，有详细的路径。这个过程在《周易》里有记载，它是练功中一个重要的经络。请大家认真看我关于三焦腑的解释，这是一个完整的大问题，以后有时间展开专门讨论，再给大家讲，今天就解说到这里。

126. 学生问： "四时阴阳"讲究"时立气布"，以时间的变化为六经六气变化的主要依据。请问：中医太极三部六经体系中，如何运用脏腑辨证？对六经来说，心为君火，但是中医的每个脏腑都有气、血、阴、阳，又如何与六气划分？

答:《脏气法时论》不就是完美地把"脏腑"和"时"结合起来了吗？太阳经主心火，心火就是阴火。阴火起来的原因是什么？是心血不足、心阳不足，这样就将"阴火"和"气、血、阴、阳"结合起来了。

127. 学生问: 是"六经来自八纲"，还是"八纲来自六经"？

答:"六经来自八纲"是胡希恕提出的观点，胡希恕的观点值得商讨。比方他提出关于的表部的论述：太阳为表部阳证，少阴为表部阴证，这一提法本身就存在很大问题。少阴病只有表阴证吗？只有麻附细、麻附干这样的方子吗？那么少阴病的主方——黄连阿胶汤是主什么的？如果按这样削足适履的方法去解读《伤寒论》，那《伤寒论》还叫《伤寒论》吗？所以，胡希恕的很多观点值得商榷。这种提法不合适。没有六经，哪来的表里？哪来的阴阳？不是"六经来自八纲"，而是"八纲来自六经"。

128. 学生问:《素问·痹论》中说:"卫者，水谷之悍气也，其气慓疾滑利，不能入于脉也，故循皮肤之中，分肉之间，熏于肓膜，散于胸腹。"《灵枢·邪客》中说:"卫气者，出其悍气之慓疾，而先行于四末、分肉、皮肤之间，而不休者也。"请问：卫气产生的具体过程是什么？和哪个脏有关？

答:《灵枢·营卫生会》说水谷是营卫产生的根源，卫气产生于水谷，水谷在脾胃中，经过生化作用，产生营卫二气，营卫二气分为两道。所以，卫气生于水谷精微，它的循行路线有两个通道：一个是通道是和营气一块儿循行；另一个通道是卫气自己的循行道路，比如：卫气平旦出于目，然后行于诸阳经，夜里行于诸阴经。这是卫气自己的循行路线，卫气的自循路线是协日循行。卫气是人体的阳气，卫外而为固，保卫人体，用现在的话说，它是人体免疫系统的重要组成部分，《黄帝内经》提出"卫为百病始"。《伤寒论》首先提出：调和营卫，通过调和营卫来防卫邪气。《伤寒论》的第一个方子是桂枝汤，也叫"阳旦汤"，起到护卫人体表部阳气的作用。护卫表部阳气主要在卫气。

再问: 食气入胃产生营卫的中焦，心、肝属于横向三部六经体系的表部，饮入于胃，脾气散精，输精于肺，肺气宣发，水归于肾，这几个脏属于横向三部六经体系的里部，病发于阴和阳的本意就是如此吗？表部、阳部的脏长生营卫，里部肺、肾为水液运化的脏。营卫阳是上升的，水液是下行的。"病发于阳"就是营卫的生成和升发功能受阻，"病发于阴"就是肺、脾、肾在代谢水液过程中受阻。

答：病发于阳和病发于阴，是以横膈膜为界限。病发于阳属于横膈膜之上心、肺，也就是太阳、阳明合病，属于大表部。病发于阴是横膈膜之下，属于里部。

第二，以横膈膜为界分上、下：病发于阳病与病发于阴是以表里为主，以左右阳仪和阴仪主阳升阴降为主，二者要分清。阳仪系统生阳，阴仪系统生津液。营卫产生于太极水谷精微，而不产生于心、肝。营气和卫气行于经脉，营血行于血管系统。太阳、阳明合病的温病以葛根汤为主。

第三，阳仪、阴仪决定病邪的性质，是属于伤寒还是温病。上、中、下三焦决定病势的发展趋势：在上焦轻一些，在中焦就加重，在下焦最重。阳仪系统属阳。寒邪以伤寒为主，比如太阳、阳明合病，麻黄汤主之。

129. 学生问：下面是《难经》原文。

《四十二难》

曰：人肠胃长短，受水谷多少，各几何？

然：胃大一尺五寸，径五寸，长二尺六寸，横屈，受水谷三斗五升，其中常留谷二斗，水一斗五升。小肠大二寸半，径八分、分之少半，长三丈二尺，受谷二斗四升，水六升三合、合之大半。回肠大四寸，径一寸半，长二丈一尺，受谷一斗，水七升半。广肠大八寸，径二寸半，长二尺八寸，受谷九升三合、八分合之一。故肠胃凡长五丈八尺四寸，合受水谷八斗七升六合、八分合之一。此肠胃长短，受水谷之数也……肝重四斤四两，左三叶，右四叶，凡七叶，主藏魂。心重十二两，中有七孔三毛，盛精汁三合，主藏神。脾重二斤三两，扁广三寸，长五寸，有散膏半斤，主裹血，温五脏，主藏意。肺重三斤三两，六叶两耳，凡八叶，主藏魄。肾有两枚，重一斤一两，主藏志。胆在肝之短叶间，重三两三铢，盛精汁三合。胃重二斤一（二）两，纡曲屈伸，长二尺六寸，大一尺五寸，径五寸，盛谷二斗，水一斗五升。小肠重二斤十四两，长三丈二尺，广二寸半，径八分、分之少半，左回迭积十六曲，盛谷二斗四升，水六升三合、合之大半。大肠重二斤十二两，长二丈一尺，广四寸，径一寸，当脐右回十六曲，盛谷一斗，水七升半。膀胱重九两二铢，纵广九寸，盛溺九升九合。口广二寸半，唇至齿长九分，齿以后至会厌，深三寸半，大容五合。舌重十两，长七寸，广二寸半。咽门重（十）十二两，广二寸半，至胃长一尺六寸。喉咙重十二两，广二寸，长一尺二寸，九节。肛门重十二两，大八寸，径二寸大半，长二尺八寸，受谷九升三合、八分合之一。

我的问题：一直以来，大家都认为中医的五脏不能和西医解剖的五脏直接挂钩，中医对于五脏的描述更注重功能，是功能的总结。可是，从《难经》的原文看，很显然中医的五脏不仅仅是功能。而且，现在的中医书上对五脏的描绘，也是直接使用西医解剖的内容，请问：您认为中医五脏和西医解剖的五脏，二者的区别是什么？

答： 那些只注重中医脏腑功能的医者，不是一个完全的中医。《黄帝内经》明确指出，中医有解剖学。中医的解剖学和西医的解剖学各有所长，不是中医没有解剖，只有功能，这种认识是错误的。中医的解剖，甚至有些地方比西医解剖还有专长。比如，西医脏腑解剖只有形态学，中医的脏腑解剖还有大小、高下、左右、横竖等这些特殊的说明。所以说，中医有自己的解剖学。如果中医不注意形体的病变，只注意功能的病变，那是看不好病的。

130. 学生问： 中医的"失时"和"失位"各指什么？

答： "失时"指失去时机，没有抓住时机。"失位"指失去本有的位置，比如少阳相火的主气是三之气，这是它应有的位置。如果少阳到冬天了，冬有少阳之气吗？这就是失位。

131. 学生问：《黄帝内经》里面的诊断方法和辨证方法有哪些？

答：《黄帝内经》的辨证方法和诊断方法是多方面、多层次的，不是一种。既有脏腑辨证，也有经络辨证、六经辨证、八纲辨证等，要看放在什么层面去考虑。所以，不要认为《黄帝内经》的方法就是一种，要多方面去考虑。

132. 学生问： 在中医太极三部六经体系中，如何根据脏腑功能来理解"阳生阴长"和"阳杀阴藏"？它们的表现分别是什么？

答： 三部六经体系中肝、胆主"阳生阴长"。"阳不生阴不长"就会导致心火内蕴，也就是阴火。这个理论是从阳仪系统来说的。阳仪系统主心、肝两个。在三部六经理论体系中，肺和肾主"阳杀阴藏"。肺是秋天，这时候肃杀之力很强，阳气下降，阴气升不起来，阴气就藏。所以这时候，就和阴仪系统合在一起了。这个理论在临床上非常实用，《黄帝内经》称之为"阴阳的左右升降"，"金木者，生成之终始也"。这些都是针对"阳生阴长"和

"阳杀阴藏"来说的。

133. 请问：胎儿的五运六气强？还是人出生后的五运六气强？

答：这个提法不太恰当。胎儿在母亲肚子里时，胎儿是母亲的一个附件，它不是个体人，胎儿的五运六气由其母亲的五运六气来定，不是"个人"的五运六气。当胎儿出生那一刻，就接触了天地之气，这时才是"个体的人"，所以个体人的五运六气，应该从胎儿出生剪断脐带，这个时候开始计算，不应该算在母亲肚子里面这段时间。所以，就不存五运六气哪个强的问题。显然，出生后的五运六气才是主宰个体人的天地之气。个体人这时所接触的天地之气，直到他成年以后，都是他生命存在的基础，这个后天之气是滋养先天的能量。天食人以五气、地食人以五味，它们所生成的能量，滋养先天父母所遗传的形体，我们要重点探讨的就是这个问题。所以，后天之气、味生成的精气，是个体人长、养的物质基础，也是滋养先天形体的能量，因而是后天的能量大。

134. 学生问：为什么说"肾水来自心血"？

答：从中医来讲，水是小便的来源。从现代理论来说，肾脏过滤血液以后，产生尿液。心主血，主循环系统，通过肾脏的过滤，把精微物质变成肾精，把不需要的物质变成水液，由膀胱储藏起来，就是小便。

135. 学生问：三焦的功能是什么？

答：研究三焦，首先要有共识基础，否则公、婆各说各有理。

（1）三焦之气是相火、主阳气。

（2）三焦是一个阳腑，能纳入、能排出。

（3）三焦一体属胃（包括：小肠、大肠，中焦在胃，上焦出胃上口，下焦出胃下口，上下焦源胃）。

（4）三焦相火腐熟水谷，生化营卫血气。

（5）三焦主水道（体液流通的渠道）。

（6）三焦主元气（相火阳气，气化体液）。

要在上面 6 条的基础上来讨论三焦。研究脾胃，离不开三焦。这两天有报道说，西方科学家曾在 2018 年 3 月 27 日《科学报告》杂志上发表了文章，名为《"间质"新器官》。其实，第一个发现"间质"——组织间隙是人体器官的人，不是西方科学家，而是中医田合禄。我在 1991 年出版的《生命与八卦——医易启悟》（山西科学技术出版社）中"气街三焦说"一节，明确进行人体组织间隙的讨论。《黄帝内经》将这个器官称作"腠理"，这个器官就是三焦腑。在 2006 年出版的《中医太极医学》（山西科学技术出版社）和 2010 年出版的《中医太极三部六经体系：伤寒真原》（山西科学技术出版社）之中，将其加以转载并逐步完善。在《中医太极三部六经体系：伤寒真原》一书中附有下图（图 8-1）。

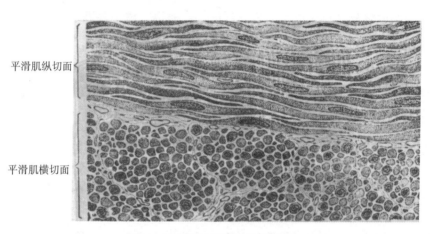

图 8-1 平滑肌纵切面和横切面

我第一个发现"人体三焦腑——腠理——组织间隙"这个器官，并以其为主体，创建了"中医太极三部六经体系"，并融合了《黄帝内经》《伤寒论》《脾胃论》之中的理论，临床疗效肯定。

西方人不是讲知识产权吗？我们中医要争这个知识产权！这是有文章可查的，他们只是通过实验，证实了《黄帝内经》的解剖所见而已。从某种程度上说，这个实验的结论也是令人可喜的，它证明了《黄帝内经》作者的大智慧。

136. 学生问:《上古天真论》中"肾者主水，受五脏六腑之精而藏之，故五脏盛，乃能泻。"请问：五脏六腑之"精"各指什么？

答: 指水谷精微——营卫气血。

再问: 具体到脏腑，有区别吗？比如：就心来说，"精"是什么？就肺来说，又是什么？肝、脾呢？

答: 水谷精微含有的五味不同，则反映到五脏就不同。

再问： 一阳来复部的"一阳来复"，和"一阴生"，是不是也与水谷精微的五味有关？比如：不及，除了阳气不来，在五味上是否也相应地不及？人体三本：心为先天之本，肺、脾为后天之本；心为阳仪，肺、脾为阴仪。是不是先天之本，主人体阳气，而后天之本，主人体阴液呢？

答： "一阳来复"和"一阴来复"都是指中国特有的观天视运动，是从特定环境方法来说的，即太阳的回归运动。南回归、北回归就是一阳来复和一阴来复，是针对自然界来说的。具体到人体，也有这种现象，因此就有阳旦汤和阴旦汤的汤证概念和方剂，与一阳来复和一阴来复有关。小阳旦汤扶阳气，小阴旦汤扶阴气。太阳心是人体最旺的阳气，主人体的阳气。后天两本——肺、脾主阴气，水谷到了脾胃，才能布散全身。

137. 学生问： 为什么"浮阳说"是错误的？

答： 对于"浮阳说"，应该有不同的层次认识。不是所有的"浮阳说"都是错误的，而是针对某一种说法是错误的。比如：火神派说的"相火衰弱却是浮到上边了"，这种说法错误。少阳相火虚弱，怎么能够浮上头、怎么能够浮阳？这种说法是错误的。太阳主人体最旺的阳气，在表，这种"浮阳说"是生理现象，这个说法就是对的。

再问： 六气里，有少阴君火和少阳相火，所以火有两种。为什么有这两种区分？具体到人体，各自的生理功能有什么不同？病理上，二者又有什么关系？

答： 少阴君火是二之气的主气，少阳相火是三之气的主气，相火要比君火热，少阴君火是春夏之交的温度。相火以暑夏的时期为主，所以暑属于相火。往往是暑必加湿，暑常常和太阴湿土交到一起，二者有区别。另外，相火代君行事，因为夏本应该是君火的位置，但是相火把它的位置占了，《黄帝内经》称其为"君火以明，相火以位"，即相火占了主位。相火和君火的生理、病理在《病机十九条》里面分得很清楚，少阴君火有它自身的生理和病理，少阳相火也有它自身的生理和病理，病机十九条包括四条热病、五条火病，所以二者是不一样的。

138. 学生问： "人，这个生命体由三部分组成：第一是父母遗传的，有形的生命体；第二是天地之气，包括天的五气、地的五味，二者合成的无形生命体；第三是神，天地合气生成的神。"请问：父母遗传的有形的生命体是阴还是阳？

答：总体来说，形是阴（其中还有阴、阳），神为阳（其中也有阴、阳）。

再问："天地合气，命之曰人"，能不能说人是由天气和地气组成的？

答：不能。那是对"神"这个生命体来说的。

再问：先天形体的本质是什么？

答：精卵。

再问：父天气，母地气，能不能这样理解？

答：不能。

139. 学生问：三焦"焦膜病"的说法是不是正确？

答：现在中医对三焦没有正确的认识。20多年以来，我一直阐述"三焦腑就是腠理""焦膜之说不妥当"的观点。我在《黄帝内经·三焦说探源》一文中对三焦的解剖、生理、病理和治疗等问题，有全面的论述。

140. 学生问："太阳病"和"太阳之为病"类似的这两类疾病，有什么不同？

答："太阳之为病"是太阳本气（寒水）为病，"太阳病"是其余五气及五运伤及太阳经所患之病。

再问：您对"六经"的本质又如何理解？

答：《黄帝内经》的"六经"有多层含义，包括脏腑经络之十二经、《热论》之"六经"，还有五运六气之"六经"。三阴三阳以阴阳为基础，表示阴阳气之多少，在自然界中三阴三阳代表了一年四时不同之气，并有万物应之，故有自然之象、有人体之象。这个"象"包括四时六气、人体脏腑、经络。"四时者，春夏秋冬"，就是五运六气中的三阴三阳病，它包括主气三阴三阳和客气三阴三阳，同时它还说明人体经脉气血的多少。《伤寒论》中，三阴三阳不可直谓经络，不可直谓脏腑，不可直谓六气。此"三阴三阳"在天讲六气，在人讲六经及与六经相关联的经络、脏腑和疾病。通过"脏气法时"理论，将天之四时、六气与人沟通。

141. 学生问：为什么唯独提起肝的时候，有一个"体阴用阳"的概念，而其他的脏腑则没有这个说法？

答："体用说"不仅仅针对肝脏的，《脾胃论》的作者李东垣说"四时都有体用"，"四时"也就是五脏，都有体用关系。

142. 学生问:《素问·五脏别论》说:"所谓五脏者,藏精气而不泻也,故满而不能实。六腑者,传化物而不藏,故实而不能满也。所以然者,水谷入口,则胃实而肠虚;食下,则肠实而胃虚。故曰实而不满,满而不实也。"这句话如何理解? 在临证中,"五藏满而不能实""六腑实而不能满"又怎么理解?

答: 五脏是储藏水谷精微的地方,它储藏神、魂、魄、意、志等的表现。五脏本身有生化作用,藏精而不能泻,比如:心藏神,主血液。如果心不能藏而泻,出汗多了,心脏就受伤,所以五脏不能泻。六腑泻而不藏。如果六腑藏而不泻,大便就不通了,就有病了,六腑肠道必须是泻的,不泻就成"胃家实"了。

143. 学生问:《素问·调经论》说:"阳受气于上焦,以温皮肤分肉之间,今寒气在外,则上焦不通,上焦不通,则寒气独留于外,故寒栗。帝曰:阴虚生内热奈何? 岐伯曰:有所劳倦,形气衰少,谷气不盛,上焦不行,下脘不通,胃气热,热气熏胸中,故内热。帝曰:阳盛生外热奈何? 岐伯曰:上焦不通利,则皮肤致密,腠理闭塞,玄府不通,卫气不得泄越,故外热。帝曰:阴盛生内寒奈何? 岐伯曰:厥气上逆,寒气积于胸中而不泻,不泻则温气去,寒独留,则血凝泣,凝则脉不通,其脉盛大以涩,故中寒。"针对"上焦不通,则寒气独留于外""上焦不行,下脘不通""上焦不通利,则皮肤致密",请问:五脏六腑的升降是由上焦,或者说,是肺的宣发和肃降决定的吗?

答: 是,肺主宣肃。

144. 学生问:《素问·灵兰秘典论》说:"心者,君主之官也,神明出焉……凡此十二官者,不得相失也。故主明则下安,以此养生则寿,殁世不殆,以为天下则大昌。主不明则十二官危,使道闭塞而不通,形乃大伤,以此养生则殃,以为天下者,其宗大危,戒之戒之。"请问:这里把"主明"作为养生的原则,这里说的"主明则下安"指什么? 它与"形与神俱"是什么关系?

答: 这里的"神"就是天地气、味生成的神,要注入心脏,"心"代表神明。"主明"是指心来说的,心为先天之本,心君相当于国家的首脑,它好了,人就都好了。

第46讲
辨证求因，审因论治

2017年5月6日

145. 学生问： 舌诊和脉诊各自意义如何？

答： 舌诊属于望诊的范畴，望诊以色为主。《黄帝内经》强调"色脉"诊，色以应日，候阳气；脉以应月，候阴气。

146. 学生问：《伤寒论》中的"一两"，以及《脾胃论》中的"一分""一钱"各是现在的多少克？

答：《伤寒论》中的"一两"相当于现在的25克多。至于《脾胃论》，一般"一钱"按照现在的3克来算就可以了。

再问： 现在可以按照《伤寒论》中的药量来用药吗？

答： 乌梅丸、小柴胡汤等方，我用过原量，效果很好。李宇铭用原量，你查查他的书。如果你没有把握，不要用。

147. 学生问： 您提到《灵枢·九针十二原》中的"四关"指手腕、脚踝、剑突下和肚脐。文中列举了"十二原"，为太渊、大陵、太冲、太白、太溪、鸠尾和脖胦。请问：如何认识这里的"十二原"和十二经的原穴？脖胦多注解为"气海"，与肚脐有别，这又如何理解？如何理解"膏肓俞"和"膏肓"的关系？

答： 关于四关，过去认为是手足关节的问题，这和《黄帝内经》完全符合。《黄帝内经》说，是手腕、脚踝、剑突下或肚脐之间。剑突下，为先天之本——心脏的位置，有巨阙募穴。脐是后天之本，肺脾、神生的地方。这两个很关键。手腕、脚踝的原穴是元气输送经络脏腑的穴位。有人把"脖胦"解释为"气海"是不合适的，应该是"膏肓"。膏肓俞和膏肓不一样，前者指太阳膀胱经的反应，就像五脏在背部的反应一样，募穴在腹部，俞穴在背部。膏肓俞和膏肓的具体解释，可以阅读《五运六气解读〈伤寒论〉》"病入膏肓"一节。

148. 学生问: "风寒在下，燥热在上，湿气在中，火游行其间"这句话怎么理解?

答: 心热、肺燥在上，脾湿、三焦火在中，肝风、肾寒在下。

再问: "心热、肺燥在上，脾湿、三焦火在中，肝风、肾寒在下。"为什么这样的病例很多? 为什么一个患者身上同时出现"上见燥热，下见风寒"，这样的病例该怎么处理?

答: 这就是一个人的运气体质，寒热虚实错杂，只有寒、只有热的人很少。少阳三焦衰弱而阳虚，则脾胃气虚。一方面导致阳不生、阴不长，阴阳不能滋养心肺，就会出现心火旺的病理现象，心火或上炎，或走血脉，或克肺，或乘脾，或营卫虚损而发生很多疾病；另一方面水湿下流于肾，寒湿合邪，伤肾肝，或伤腹部，或伤筋骨，或伤下肢，或伤督脉、任脉、冲脉等，而发生很多疾病。张仲景抓住四时阴阳，李东垣也抓住四时阴阳。李东垣十分强调，生理方面的阳仪春、夏的升浮和阴仪秋、冬的沉降，春天少阳阳气的升发起主导作用。其病理产生是因为阳仪春、夏阳气不足，而阴仪秋、冬阴气太过。中焦少阳太阴，然后是上焦心、肺气不足和下焦肾、肝受寒湿。病及太极三部六经与《伤寒论》所述相同，但分外感和内伤而已。外感首发太阳部，内伤首发中焦太阴，救外感之表用桂枝汤，救内伤之中用补中益气汤。与《伤寒论》救表用桂枝汤，救里用四逆汤相媲美。

再问: 治疗方法，就是"救表用桂枝汤，救里用补中益气汤"，对吗?

答: 这是举例，方法很多，具体人应该具体对待。

再问: 上焦的燥热和下焦的寒湿同时并见，该如何解决?

答: 方义参考补脾胃泻阴火升阳汤。

再问: 这就是《脾胃论》中"阳虚三联证"的治法?

答: 对。

149. 学生问: 现在内伤多、外感少。但是读《伤寒论》的人都说:《伤寒论》绝不仅仅为伤寒立法，六经是百病的六经。

答:《五运六气解读〈伤寒论〉》里有李东垣的三部六经，内伤可以纳入三部六经之中。

150. 学生问:《三因司天方》中的岁运方和岁气方有人"奉之如圭臬"，有人言其"胶柱鼓瑟"。请问田老师怎么看待这个问题? 另外，一年中具体应用，应依岁运方还是岁气方？是否需要根据一年中是运盛，还是气盛，来区别运用？

答：《三因司天方》里有岁运方和岁气方，关于应用，我们不要绝对化。我们看病是以人为本，首先要看这个人的体质如何，然后选择岁运方和岁气方，它针对具体诊断来说。以人为本，如果这个人正气存内，邪就不可干。如果这个是火型体质，或者寒湿型体质，比方说：紫菀汤，那么，火型体质或者是寒湿型体质，两个体质都能用这个方吗？不一定。所以，不要看到今年的气，凡是病的人都用它，这是不合适的。要针对具体的人来说，不加选择、一概而论是不合适的。有些人执着于使用《三因司天方》，照搬下来，这也是不合宜的。具体该用水运方还是水气方，要针对具体人来不同对待。看这个人表现在哪些地方，是表现在水运方面的症状多，还是水气方面的症状多？还是两方面都有？如果两方面都有，我们的方就必须结合起来用，不能单打一个方面。大家不要生搬硬套，必须在本人体质的基础上，来选择应用这些方。再强调一次，一定要和本人的体质结合起来应用，看他属于哪一方面的体质。

151. 学生问：关于解读《伤寒论》，脏腑、表里、经络思维的模式和五运六气、四时阴阳及脏气法时的思想，这两种思维的区别在哪里？为什么会有区别？您在《五运六气解读〈伤寒论〉》第 72 页中指出："李东垣以脏腑经络为思维模式，《伤寒论》创作的理论基础是五运六气理论。"那么《脾胃论》创作的理论基础是什么？

答：五运六气三阴三阳是天道阴阳，故用于《伤寒论》的外感病。脏腑、表里是人体三阴三阳，故用于《脾胃论》的内伤病。

152. 学生问：为什么说"六经病的辨识，要抓六经的气或者四时阴阳"？抓主证、辨病机抓不住吗？

答：中医治病是辨证求因、审因论治，而不是针对某一个证去治疗，一定要找到病因。抓住四时阴阳，就抓住了六经的阴阳属性，比如：春夏经脉属阳，属于阳仪系统，秋冬经脉属阴仪系统。伤阳仪系统的是寒性的外邪，伤阴仪系统的是温热性的外感，这样，六经就和六淫、六气结合起来了。六经辨识要抓六经的六气和四时阴阳，只抓主证是辨不清阴阳六气的，我们是根据病因来治病的。

再问： 中医审因论治，《伤寒论》的六经病，太阳篇、阳明篇、少阳篇、太阴篇、少阴篇、厥阴篇皆言"某某之为病，某某是也"，请问这里的"病"指的是什么？

答： "某某之为病"都是指某经的本气为病，也就是"六经某某之为病"就是六经的本气为病，归根结底还是审因论治。

再问： 谈到一个病或者方，都会判断是什么证，或者方主治什么证。关于病，比如：太阳病的中风证；关于方，比如：《中医太极三部六经体系：伤寒真原》提到"通脉四逆汤证是阳虚阴盛而阴火上冲证，多上热下寒"。请问：判断病和方的证，目的是什么？

答： 首先判断病，看这个病有哪些证。在这个基础上，再出方子，这是一个过程。而不是什么方子的证，那样就颠倒了。

再问：《金匮要略》中有很多病，比如黄疸病、百合病、水气病等，这些"病"是什么意思？

答： 黄疸、百合、水气都是病因。

153. 学生问：《中医太极三部六经体系：伤寒真原》中"伤寒论阴阳大纲"一节讲过，"仲景把一年分为两个阶段，来阐述病因病理。把霜降以后至春分以前，划分为一个阶段，这个阶段以论正气伤寒病和冬温为主，以阳气之盛衰，而断病之轻重。把春分以后至秋分节前，划分为一个阶段，这个阶段以论正气温病和寒疫为主。以阴气之盛衰，而断病之轻重。这是论其常，知常才能达变。临证又不可拘泥于四时，有此证则用此理，万万不可学守株待兔。"请问这里的"临证又不可拘泥于四时，有此证则用此理"的"此证"指的是什么？

答： 指临床当中所见的具体证候。

154. 学生问： 纵向三部六经中"上、中、下三焦表示外感病的发展趋势，上轻而下重。"横向三部六经中"形成了横向的表、里、表里合部三部。此三部表示感受外邪的性质。"从纵向和横向来看，六经被分为三部六经。请问：纵向三部六经和横向三部六经的内涵是否不同？怎么理解？这两种分法如何使用？

答： 是的，纵向的三部六经和横向的三部六经内涵不同。比如：横向的三部六经表部为阳、里部为阴。表部为阳，属于寒邪伤阳；里部为阴，热邪伤阴。所以，这表、里两部，就分开了伤寒和温病。表里合部就是湿热滞中。横向的表、里、表里合部三部，就概括了外感病的伤寒、温病、湿热三大病种。纵向的上、中、下三部六经，在上是在表部。吴鞠通说"泄上焦"属于太阳、阳明合病，在上焦部位，多属实、轻证，刚刚感受外邪。到了中部，病势就向前发展，比在表部要重一些。到了下焦，就更重了，这是病势的发展趋势。吴鞠通说"治上焦如羽，治中焦如衡，治下焦如权"，这些都体现在这里，这是不同的，我们把外感病的大方向把握住。从治疗方面来说，也是这样。病在上焦，吴鞠通说"上焦如羽，非轻不举"，概括了一种治疗方法，属于表阳部，它是伤寒，治疗以辛温为主，要用温性的药物。在里属于温病，治疗要以寒凉的药物为主，里面有很多不同。生理、病理、治疗原则和用药等这些内容，全都包括在三部六经体系当中。

再问：可不可以理解为，横向的三部六经是看五运六气的三阴三阳，而纵向的三部六经是看人体的三阴三阳？

答：不要这么分。到时候混乱了，人们就看不懂了。

155. 学生问：您《五运六气解读〈伤寒论〉》中有一段话："伏藏于皮肤肌肉间的冬天寒邪，被春天风阳或夏热引动后再发病，就变为春天的'温病'或夏天的'暑病'，性质已经改变为温热，不再是单纯的寒邪了，不能够再当作寒邪治疗了，所以用到一个'冬之变'。这个变化，现在一般讲解都说，是伏寒化温、化热，但是寒邪怎么化热，怎么化温？其实不是伏寒化温化热，是春温、夏热驱寒外出。'暑病'就是夏天热气重于春天风阳而发病，所以《热论》说：'凡病伤寒而成温者，先夏至日者为病温，后夏至日者为病暑，暑当与汗皆出，勿止。'"请问：外感六淫之邪气，进入人体之后，病邪本身会发生什么变化？寒邪化热又是怎么回事？

答：六淫病邪进入人体之后，六淫本身的属性没有发生任何变化，只是其病势、病位不同罢了。寒邪化热是人们的一种错误理解。寒邪怎么能化热呢，只不过是人感受寒邪以后，毛孔闭塞，导致人体阳气不能散发，郁而发热。不是寒邪化了热，而是寒邪闭塞，人体阳气没有散发，而导致的郁热，这种说法是错误的。寒邪进入人体以后，发病部位、藏匿部位不同，导致各种病证。比方说，寒邪藏匿于下焦后，导致上焦热起来了，这不是寒邪本身化热，而是单纯的外邪进入人体，这种情况临床很少见，多数都是合病。再比方说，寒邪加临相火之上，这时候就成了吴又可说的"杂气为病"，它不是单一的，单一的邪气临床很少见，多数都是杂气合并进入人体。

156. 学生问：请问六经辨证和脏腑辨证的区别？

答：六经辨证以经络、脏腑为重点，是三阳经为热、为实，三阴经为五脏虚寒证。脏腑辨证以脏腑病证为主，是以阴阳、气血、寒热、虚实八纲为主的辨证法，所以，脏腑辨证和六经辨证有这些区别。现在的主流观点认为，六经辨证主要指《伤寒论》的辨证。实际上，现在所说的六经辨证不符合《伤寒论》原文的实质，《伤寒论》原文的六经辨证，有"六经之为病"和"六经为病"，二者是不一样的，这是两套理论体系。从外感病来说，六经病主要以风、寒、暑、湿、燥、火六气为主来划分。

157. 学生问：如何区分寒邪伏气在其他季节发病和其他季节的时疫病？冬令感受主气寒邪而未发病，来年病温，这是伏气致病的特点。对于这类疾病，医生可以提前发现。如何让患者避免发病而及时就医？或者说，治未病的切入点是什么？

答：寒邪藏伏在身体里面，必然有反应，就像一个间谍或者一个盗贼，藏伏在你家里，不可能没有反应。《举痛论》里就讲了很多，像"寒气客于肠胃之间，膜原之下，血不得散，小络急引，故痛。按之则血气散，故按之痛止。""寒气客于经脉之中，与炅气相薄则脉满，满则痛而不可按也。寒气稽留，炅气从上，则脉充大而血气乱，故痛甚不可按也。"都有相应的反应，还有"寒气客于背俞之脉，则脉泣，脉泣则血虚，血虚则痛。其俞注于心，故相引而痛。按之则热气至，热气至则痛止矣。""寒气客于厥阴之脉，厥阴之脉者，络阴器，系于肝。寒气客于脉中，则血泣脉急，故胁肋与少腹相引痛矣。""厥气客于阴股，寒气上及少腹，血泣在下相引，故腹痛引阴股。"还有，"寒气客于小肠膜原之间、络血之中""寒气客于五脏"等，只要在里面潜伏，就一定有反应，这个不难发现。诊断的时候，只要仔细，就能掌握。

那么，藏伏的寒邪和当时的时令感邪，二者有什么区别呢？新感时令之邪，首先要发热，有表部的发热，因为是新感，没有传入里边，所以往往症状都在表部。这时感邪一定会有发热，正气要抗邪。如果寒邪内伏在春天或者阳气把它驱逐出去的其他时间——夏暑，这时它是从内部发出来的，就会有口渴这类的表现，二者有明确区分。

至于寒邪伏并在其他季节，和其他季节里面的时令病，这个时疫病就是当时的新感，按新感来治疗就行。再一个，就是按斗历推知，这个季节有什么疫病而发病？寒邪内伏，它发病不会传染、不会流行，但是时疫会流行，所以二者不难区别。

158. 学生问： 为什么冬病可以夏治？

答：《辨脉法》里有一段话："假令夜半得病，明日日中愈；日中得病，夜半愈。何以言之？日中得病，夜半愈者，以阳得阴则解也。夜半得病，明日日中愈者，以阴得阳则解也。""日中"就是一天的中午，对一年来说，就是夏天，这时往往得的是热病。得了热病，到半夜阴气盛的时候，这个热病就会解。同样的道理，夜半得病，往往是感受寒邪，寒邪要用阳气来驱散，所以到了日中，得到天阳的帮助，疾病就解除了，这叫作"阴得阳则解"。《辨脉法》还说："五月之时，阳气在表，胃中虚冷，以阳气内微，不能胜冷，故欲著复衣；十一月之时，阳气在里，胃中烦热，以阴气内弱，不能胜热，故欲裸其身。又阴脉迟涩，故知血亡也。"冬天寒凉，得到夏天阳气的补充，再加上医生的治疗，来补充他的阳气，到冬天病就不容易再犯了，把《辨脉法》这两段理解了之后，你就不难理解"冬病夏治"了。

159. 学生问： 中医如何认识西医学的"基因缺陷"疾病？如何利用后天条件去治疗这类疾病？

答： 有些疾病，应该中西医结合治疗的，还要结合。运方或者气方，都是针对某一年的岁运来说的，但某一年的岁运，必须加临到人体上，才能发病。大家一定要承认中医在这方面的缺陷。基因方面的疾病，西医可以做手术治疗，这是它的特长，但我们不能因此就否定中医。临床里，中、西医各有优点、各有缺点，比方兔唇病，用中医治疗，怎么也治疗不好。但是西医手术进行修补，是可以的，但是修补之后，中医可以吃药进行后续治疗，这也是可以的。

再问： 基因缺陷的疾病，比如兔唇，这个先天形体上的不足，是可以理解的，但是，一些基因缺陷或突变导致的人体激素或酶分泌缺陷的疾病，又该怎么理解呢？

答： 基因缺陷或突变，导致人体激素或酶分泌缺陷，这些疾病可以用中药进行适当调理，但是需要西医治疗，比如心脏的二尖瓣缺陷，这种疾病该手术的，还需要手术。有些疾病是没办法手术的，我们则可以用中药辅助调理。

160. 学生问：从中医三部六经生命双结构的角度，应该如何认识实体肿瘤的发病机制，它对于预测肿瘤发生与肿瘤治疗有哪些指导作用？

答：关于人体生命双结构和肿瘤的关系，我正在写的一本书里会提到这个问题。双结构由父母遗传，是有形的，后天遗传是无形的。先天形体能够受到后天的影响，水能载舟也能覆舟，后天能滋养先天形体，也能造成先天形体发病。这从两方面来看，一个是表部的，表部不通，就会导致气滞血瘀的现象；里部不通，也会导致这些现象，这样两方面对这个形体来说，既表部不通，又里部不通，这个形体会产生气滞血瘀、痰饮等，各种疾病就会出现，继而就会形成肿瘤。现在我在临床当中，治疗一些肿瘤，都是按照三部六经体系去治疗，大家掌握它对治疗肿瘤有很大帮助。

再问：双生命结构中，后天如何养先天？就是说，婴儿在后天的气、味中，如何成长起来呢？这个过程是怎样的？

答：关于先天生命和后天生命，二者之间的滋养问题在《五运六气解读〈伤寒论〉》和《五运六气解读〈脾胃论〉》里面都有。而且《黄帝内经》里也有明文说明，像"食气入胃，散精于肝，淫气于筋。食气入胃，浊气归心，淫精于脉。脉气流经，经气归于肺，肺朝百脉，输精于皮毛。毛脉合精，行气于府。府精神明，留于四脏，气归于权衡；权衡以平，气口成寸，以决死生。"又如"饮入于胃，游溢精气，上输于脾；脾气散精，上归于肺；通调水道，下输膀胱；水精四布，五经并行，合于四时五脏阴阳，揆度以为常也。"这都是属于后天滋养先天的过程。

161. 学生问：我想请田老师讲一下，对温病治病规律的见解。因为田老师的《伏气温病辨析》让我明白了内伤和外感的关系，但是具体在临床中，如何体现温病的治疗思路？尤其是，如何把握和学习王孟英和石芾南的学术思想？

答：温病本身是属于《伤寒论》里应有的内容，只不过后世把它发展得更加深入、细致罢了。三部六经里面分为阳仪系统和阴仪系统，寒邪伤人阳仪系统，而温病伤人阴仪系统。阴仪系统由肺、肾组成，所以说温病首先犯肺。"温病首先犯肺",这是温病医家提出来的。其实,在《伤寒论》里,它就会属于阳明,阳明之上燥气主之,指的就是肺。它们一脉相承,温病只是把它系统化了。由于温病伤肺,肺的宣发、肃降功能失常,叶天士、王孟英、吴鞠通在这方面有很大发挥,但这些发挥都是在《伤寒论》的基础上,没有跳出它的范围。特别是张仲景给出的治疗肺不能宣发肃降的根本治疗原则,即"上焦得通,津液得下,胃气因和,身濈然汗出而解。"温病学派在这方面做了重大发展,直接说:首先伤了肺,如果邪气在肺不解,就顺传于胃,就是里结。这其实是把张仲景的话,用他们的观点进行阐述和注解而已。胃里面的微结、里结,首先要开肺,开通上焦,上焦一通,腑就通了,津液得下,腑气就通了。在这方面,叶天士、吴鞠通、王孟英都做了发挥,王孟英说得更清楚一些。王孟英治疗里结,往往用轻开肺气的方法,我写过一篇论文就是关于王孟英治疗气结的,王孟英对温病的发展做出了很大的贡献。关于这方面,要好好学习《伤寒论》,它里面讲得最清楚了。《伤寒论》里面的温病虽然不详细,但是它给出了治疗原则,白虎汤就是治疗肺热的方剂,也就是温病的犯肺肺热,竹叶石膏汤等都是治疗这方面疾病的,所以叫大、小白虎汤。肺不能肃降,导致阳明腑实、脾家实,就要开肺,张仲景用小柴胡汤。到了腑实阶段,里急了,急则治标,这时候就用承气汤,急则治标,通腑。为什么叫小承气汤、大承气汤呢?承什么气?肺主气,就是承气让它肃降,所以叫作"承气汤"。吴鞠通后来定了好多变方,如黄龙承气汤、增液承气汤等,都是为了治疗这个疾病。关于阳明,大家要综合地看一下这方面的内容。

162. 学生问: 在讲表里的时候,您讲过"表是指部位来说,表部有表证。里也是指部位来说,里部有里证。所以大家还要分清楚表——表证,里——里证。"而在《五运六气解读〈伤寒论〉》第148页中,您写到"六经皆有表证"。请问:里部怎么能有表证呢?表证和里证的划分依据是什么?

答: 这是不同层次的分法,六经当然都有表证。比如:少阴的麻黄附子细辛汤证不是表证吗?黄连阿胶汤证不是少阴经本气、热气感热的方子吗?不是叫朱雀汤吗?那不是治外感的吗?每一经的本、标,两种病性都有,要这样考虑问题才对。并不是感受寒邪,就都从太阳开始,传下去六经的,六经都有表证。阳明经是不是有麻黄汤证,也有桂枝汤证呢?所以,不是太阳才有。

163. 学生问： "至而不至者，谓从后来者为虚邪，心与小肠来乘脾胃也。"请问：火生土，心为火，为脾胃之母，心与小肠和脾土是母子关系，怎么会有心和小肠来乘脾胃？

答： 母病及子。

164. 学生问： 关于"口苦、舌干、咽干"，脾热，故口中津液不行，而"口苦、舌干、咽干"和津液不足导致的"口苦、舌干、咽干"，二者如何鉴别？

答： "口苦、舌干、咽干"有多种原因，有阳不升阴不长，津液不上奉，导致的"口苦、舌干、咽干"。有心火乘于脾土的脾热、脾胃湿热的脾热、脾阴虚的脾热，不能笼统地说"脾热"。

165. 学生问： 《五运六气解读〈脾胃论〉》中第一章末尾，在解释"脏气法时"的时候，说"六腑阳升和五脏的阴降"怎么理解？"腑为阳，脏为阴"这点我知道。

答： 看《五运六气解读〈脾胃论〉》第 90～96 页。"气运衰旺图说"是李东垣内伤医学的核心体系，以脏腑分天地、阴阳。胃、小肠、胆、大肠、膀胱等腑，皆是阳气不足而不升；脾、心、肝、肺、肾脏等，皆是火热而不降。

《内外伤辨惑论》对此做了详细论述："天地之间，六合之内，惟水与火耳！火者阳也，升浮之象也，在天为体，在地为用；水者阴也，降沉之象也，在地为体，在天为殒杀收藏之用也。其气上下交，则以成八卦矣。以医书言之，则是升浮降沉，温凉寒热四时也，以应八卦。若天火在上，地水在下，则是天地不交，阴阳不相辅也，是万物之道，大《易》之理绝灭矣，故经言独阳不生，独阴不长，天地阴阳何交会矣？故曰阳本根于阴，阴本根于阳，若不明根源，是不明道。故六阳之气生于地，则曰阳本根于阴。以人身言之，是六腑之气，生发长散于胃土之中也。既阳气鼓舞万象有形质之物于天，为浮散者也；物极必反，阳极变阴，既六阳升浮之力在天，其力尽，是阳道终矣，所以鼓舞六阴有形之阴水在天，在外也。上六无位，必归于下，此老阳变阴之象也，是五脏之源在于天者也。

天者，人之肺以应之，故曰阴本源于阳，水出高源者是也。人之五脏，其源在肺，肺者背也，背在天也，故足太阳膀胱寒生长，其源在申，故阴寒自此而降，以成秋收气寒之渐也。降至于地下，以成冬藏，伏诸六阳在九泉之下者也。故五脏之气生于天，以人身，是五脏之气，收降藏沉之源出于肺气之上，其流下行，既阴气下行沉坠，万化有形质之物皆收藏于地，为降沉者也；物极必反，阴极变阳，既六阴降沉之力在地，其力既尽，是阴道终矣，是老阴变阳，乃初九无位，是一岁四时之气，终而复始，为上下者也，莫知其纪，如环无端。"

五脏之源在肺天，位于天背，六腑之源在胃土，位于土地九泉之下。

166. 请问：舌象反映病机的机理是什么？最核心的知识点在哪里？

答：《灵枢·脉度》说："心气通于舌，心和则舌能知五味矣。""脾气通于口，脾和则口能知五谷矣。"《素问·阴阳应象大论》说心"在窍为舌"。《灵枢·经脉》说："唇舌者，肌肉之本也。"先天之本心为五脏六腑之主，主寒热虚实。后天之本脾主口舌，主湿，土生其苔，主胃气、中气，也主寒热虚实。神生于黄庭，神舍于心，所以舌能察神。

167. 学生问：能不能简单谈谈《黄帝内经》的"病机十九条"？既然我们治病要抓住四时阴阳和六气，如何看待"病机十九条"在诊断中的作用？

答："病机十九条"属于五运六气理论的范畴。十九条里面，有十二条属于六气范围内，五条属于五脏，再加上、下两条，共十九条。六气里有"风、热、火、湿、寒"五气，缺"燥"一气，后世医家补了一个"燥"字，所以里面六气都有，这与五运六气的"六气"直接相关。五气归入五脏，用在人体或自然两方面加以论述，即在自然界当中的六气，归入人体为五脏，用五脏来总体上归纳人体的病机，再加上、下两条，一共是"病机十九条"。六气属于外在，六气影响到人体，导致六气影响下的病证，属于感应到人体而发生的病证。外界六气，由于同气相求的关系，也可以引起人体属性相同的脏腑发生疾病，因此可以用人体的五脏，来辨证对机体发生病理的反应。"病机十九条"中的五气和五脏是和四时阴阳紧密相连的，是分不开的。因此，在临床中，病机十九条要和运气理论结合起来应用，就好用了。

168. 学生问："病机十九条"辨证的结果如下。

（1）第一、二、三、四、六条属于五脏。

（2）第七、八条属于上、下。

（3）第五、九、十一、十三、十六条属于火（共五条）。

（4）第十二、十五、十七、十九条属于热（共四条）。

（5）第十条属于湿。

（6）第十四条属于风。

（7）第十八条属于寒。

风、寒、湿、上、下、五脏各占一条，共十条。火有五条、热有四条，共九条。很明显火热占了一半内容。这有什么意义？

答：火热是夏天之气，是万物生长的、阳气旺盛的气。人在这时候，火太过会病，火不及也会病。火热是发病的主要因素，注意这个火热，如果和心脏联系起来，百病由心生。

169. 学生问：中医治病，要抓住四时阴阳的根本。天地阴阳的理论在中医上占有重要地位。我看到一些老师提出，中医的特色是"平脉辨证"，有的老师提出"四诊合参"，对于突出脉诊的说法持否定态度。请问：究竟中医在临证中，应该坚持什么原则才是正确的？

答：中医治病一定要"四诊合参"，不得偏废，诊脉只是四诊之一。而且，按照四诊的次序来说，是望、闻、问、切，脉诊只是四诊中最末一回。不得炫耀脉诊的重要性，而不及其他三诊。"望而知之谓之神，切而知之谓之巧"，要懂得这里边的真正意图。《黄帝内经》强调"色脉"，"色"就是望诊为主，"脉"是第二位的。"脉"就是诊脉，也必须按四时阴阳去定位才可以，不能脱离四时阴阳。

170. 学生问：《黄帝内经》有一句话"虚则补其母，实则泻其子"，但是现在治疗虚证，一般方法是：阴虚的滋阴，阳虚的补阳，血虚的补血，气虚的补气，缺什么就补什么。实证、气实则行气、破气，火盛则清热泻火。请问：《黄帝内经》中的"虚则补其母，实则泻其子"应该如何理解和应用？

答：这是不同层次的说法，不要放在同一层次上去考虑。"虚则补其母"，比方说心阳虚，首先要升肝木之阳，春天温热了，夏天才能热，要放在不同的层次上去考虑。

171. 学生问：刚听了一段讲课，说"急诊可以不必考虑五运六气学说"。难道在临床上，根据患者的出生日期，算算患者的运气体质，才算使用五运六气吗？

答：这要看是什么样的急症，像 2013 年的 SRAS，不是要用五运六气吗？如果从高处跌下来，跌伤的患者，这个外伤急诊需要用五运六气吗？所以，要看具体情况，不要一概而论。像这样的声音不会少，不必过多考虑。

172. 学生问：中医说的辨证论治，对于临证处方，很多情况下都是随症状的变化，用药也随着加减。《伤寒论》很多条文也是随症加减和选方，这怎么理解？

答："辨证论治"是现代才提出来的，其实应该是"辨证求因，审因论治"。在这种情况下，才会随症加减，也是为了治疗病因。《伤寒论》里有很多治疗，都是根据病因，产生了什么症状，而加的药物。现在主流观点认为，辨证论治是中医学特色的集中体现，继而产生了"方证相应"的简便疗法，其实这是受西医辨病治疗的副产品：证 = 症。中医强调"辨证求因，审因论治"，不针对那么多症状，只对病因病机。

再问：总结每个方子的主要症状范围，可能利于学习方剂，从症状的角度更利于融合。假如从医理的角度，因为各家理解不同，可能不利于掌握方剂。岳美中也说"辨证论治是不完善的"，能不能提出"辨症论治"呢？到底如何学习和使用方剂（包括经方），才是正确的方法？

答：中医的治疗是"辨证求因，审因论治"，中医的经方都是根据"病因"来组方，而不是针对"病证"来组方。中医是"审因论治"而不是"辨证论治"，"辨证论治"的提法不妥当。正因为中医审因论治，所以不能方证对应。方证对应是不要理论指导下的临床，他们才提出了方证对应，这是日本人首先提出来的，因为他们不了解《伤寒论》的原理，他们只看到症状。真正的中医是针对病因的治疗，比方说麻黄汤证。麻黄汤是针对寒邪、燥邪两个病因去治疗，这两个病因治好、解除了，那么所有的症状就都解除了，而不是针对几个症状。

再问：《伤寒论》中也有"桂枝证""柴胡证"等，这样的提法是不是方证对应？

答："方证相应"理论是消灭中医医理的一种提法。《伤寒论》里有桂枝证和柴胡证，它们是针对病的升降来说的，只有这两个证，没有第三个证。张仲景只提到一个阳旦、一个阴旦，阳旦和阴旦是主升降的，所以他提出来有这个意义在里面。现在人们提出"方证相应"不妥当，举个例子来说，白虎汤证的病位在阳明肺，但是形成白虎汤证的病因却不在阳明，而是少阳相火太过。如果只知道方证相应，它就是阳明肺，就不知道真正的病因，所以方证相应是消灭医理、自我灭亡的一种提法。

再问：辨证论治和"辨证求因，审因论治"有什么区别？

答："辨证论治"就是方证相应，"有是证，就用是方"，这就是辨证论治，不求其因。"辨证求因，审因论治"是针对病因来说的，而不是针对病症。消除了病因，症状自然就解除了。所以说，两者有根本的区别。

173. 学生问：说"至于六气（六淫）在不同的情况下，受到各种因素的影响，而发生转化，其阴阳属性当然会随之改变。但是寒邪化热，已不再是寒，湿邪化寒，已不同于湿了。"请问："寒邪化热，湿邪化寒"，六淫有这样的变化吗？

答：寒邪就是寒邪，不可能化为热邪。所谓的"伤于寒病发于热"，不是寒邪化成了热，而是寒气外束，内郁的阳气不能散发，而导致的发热。湿邪也是这样，湿气聚多了，就寒凉了，因为湿气本身就是阴邪，所以湿重则寒，不是化成寒。

174. 学生问：一些病的发病，有时间的节律性，比如：在某个固定的时段加重或者减轻。如发热，在申、酉、戌三时加重或者减轻，这个如何分析？

答：参阅《素问·脏气法时论》，里面就有论述。"夫邪气之客于身也。以胜相加，至其所生而愈，至其所不胜而甚；至于所生而持，自得其位而起。必先定五脏之脉，乃可言间甚之时，死生之期也。"

175. 学生问：面对三焦相火虚亏，导致心血失养，阴火上炎的情况，郑钦安扶阳派往往喜欢单刀直入，使用四逆汤（辈），但是又会出现诸如：流鼻血等排病反应。按照田老师的《内伤火病学》理论，在培固相火的时候，佐加一些清宣透热的药品，诸如桑叶、芦根，甚至石膏、芩、连，将过盛的阴火加以引导，是否可以避免过度的排病反应？

答：关于火神派用四逆汤，出现流鼻血是排病反应，这种说法是错误的。这不是排病现象，而是误治现象。大家一定要分清是排病还是误治，不能够马虎。这涉及扶阳的问题，如何扶阳我在《五运六气解读〈脾胃论〉》一书中有详细的说明，大家可以看一看。

176. 学生问：胃气上逆的机理是什么？

答：胃气上逆可以从两方面考虑，一是浊阴。即水气上逆导致。像苓桂术甘汤、苓桂甘草汤这类方，都属于水气上逆导致的。另一种情况是肺不肃降导致。像旋覆代赭汤、苏叶黄连汤等，这些都属于肺气不肃降而导致的。所以，胃气上逆应该从这两方面考虑。

再问：胃以通降为顺。胃中水气向上，脾气散精，属于脾所主，那么胃中浊阴下降于肠，要靠肺的肃降功能吗？即脾升、肺降，决定了胃的通降吗？胃的上逆与肝气的升发有关系吗？冬天本应该寒冷，假如冬天热，是少阳相火之气的缘故。胃气本来要降，胃气的上逆，是否受到其他以上为主的脏腑作用而导致？比如：肝升，脾也升。胃的上逆，可以从肝、脾的升来考虑吗？不然，它怎么能升呢？

答：胃以通降为顺，全靠肺的肃降功能。没有肺的肃降功能，胃不可能通降，要知道这个基本原则。肝也好、肾也好、脾也好，它们本身没有升的能力，肝、脾之所以能升，全靠少阳三焦相火，这是基本的生理常识。如果不能按正常的生理，就是病理，病理是逆生理的。

再问：正因为肝、脾、肾没有升的功能，所以病理性的上逆，应该多从阳、从热论治；病理性的下降之类的疾病，应该多从阴、从寒论治，对吗？

答：正常的生理功能是左阳仪系统阳气上升、右阴仪系统阴气下降。病理是逆生理，也就是左边阳气不升、右边阴气不降，了解这些，自然就知道治法了。

177. 学生问：运气诊、胸背诊、腹骶诊、舌诊、脉诊，以上就是"田合禄五诊法"，课本上讲中医的诊法是"望、闻、问、切"四诊，您又指出中医的治病是"辨证求因，审因论治"，能不能谈谈我们在实际中运用"田合禄五诊法"应该注意些什么？如何才能用好五诊法？您提出的五诊法，有什么积极意义？

答：第一，运气诊，是根据患者本命年运气产生的体质，来诊断他的素体情况，再结合流年，把两者结合起来，就能知道患者的体质情况。第二，胸背诊。胸背诊就是大表部，包括春、夏、秋三个季节。这样一个大表部，也就是太阳、阳明、厥阴，属于表部的内容都包括在内。它不但包括：在表的表之表的症状，胸背之内那就是表之里。把表部分成了两部分，更便于诊断。第三，腹骶诊。它就是大里部，包括秋、冬两个季节。大里部就是太阴、少阳、少阴，这些都在大表部的范围之内。疾病反映在腹部，那么骶骨部和下肢一定会有反应。这样的诊断要更加全面、现实，而且更有诊察力，因为这些诊断方法里都含有触诊，能够直接摸到病灶及患者的反应点，要清楚得多。舌诊、脉诊，这里就不说了。总之，这样的诊法，在临床当中用起来，要比"望、闻、问、切"这种单纯的诊法更加具体、详细、好用。在五诊当中，有表、里的部分，还有上、中、下三焦的部分，都包括在里面，比较适合人体的生理结构。以横膈膜为分界线，横膈膜之上和体表是胸背诊，横膈膜之下是腹骶诊，它同时又是人体生理的结构。五诊法应用起来，对一个初学者来说，是比较好用的，比其他的方法，学起来要好掌握、好应用、直观，可以得到人们的认可。

178. 学生问：怎么选方，才能准确地使用方？

答：首先抓住病发于阳还是病发于阴，确定了阴、阳之后，再看发的病是伤寒还是温病。这里分为两大块：伤寒叫作"太阳、阳明合病"，麻黄汤主之；温病开始也叫"太阳、阳明合病"，葛根汤主之。张仲景分得很清楚。第三，张仲景在以上的前提下去辨：病在表还是病在里；是在上焦、中焦，还是下焦。因此，不是光抓主证、方证对应，就能解决问题的，应该要有一个过程。

179. 学生问：如何补少阳相火？

答：用阳旦汤。

再问：是《辅行诀》里面那个阳旦汤吗？

答：对，就是这个阳旦汤。

180. 学生问：在网上看到，今年 3 月会有一次流感疫情发病，某地为了预防该病，已经在学校等人群密集的地方，让大家服用今年的"流感预防处方"汤剂，喝这样的预防性中药汤剂，有没有效果？

答：这样的预防根本没用，所有人都吃同一个方子，不符合实际。

再问：那怎么做才对？根据运气学推算，假如一个时期内会发生某种疾病的流行，从中医来说，大众应该怎么样预防？

答：针对个体，预防用方。

再问：2019 年阴历十二月底，武汉发生新型冠状病毒感染的肺炎疫情，请问您对这次疫情的发展和预后有什么看法？

答： 关于 2019 年终之气的治疗，以竹叶石膏汤为基础方加减就可以。

2020 年初之气，寒包火，以麻杏石甘汤为基础方加减就可以。二之气厥阴风木加临少阴君火之上，以竹叶石膏汤和黄连阿胶汤为基础方加减可以。

基础方不同于固定方，西医称"新型冠状病毒用药一样"，中医不能那样固定一个方，因为地区不同、个体体质不同，则用药有异。（2020 年 1 月 23 日）

181. 学生问： 有个说法，"八纲辨证，独缺上下"。《黄帝内经》时期却较多地提及了有关"上下"的论述，如《素问·至真要大论》中的"病机十九条"，直接论述"上、下病机"的有两条："诸痿喘呕，皆属于上"，"诸厥固泄，皆属于下"。《素问·五脏别论》曰："凡治病必察其下，适其脉，观其志意，与其病也。"其中有"必察其下"，《太素·人迎脉口诊》作"必察其上下"；另外在《素问·至真要大论》中有"补上治上制以缓，补下治下制以急"，《素问·阴阳应象大论》中"其高者，因而越之；其下者，引而竭之"，以及在《素问·五常政大论》曰："气反者，病在上，取之下；病在下，取之上；病在中，傍取之"，在《灵枢·终始》中"病在上者下取之，病在下者高取之，病在头者取之足，病在腰者取之腘"，都用了诸多篇幅来论述"上、下病变"的治则。可见，在《黄帝内经》时期，先辈们是很注重上、下辨证关系的。

答： 关于"上、下"，这个说法太笼统。"上""下"有多种含义：上焦是"上"，下焦是"下"；横膈膜之上是"上"，横膈膜之下是"下"；腰、脐之上为"上"，腰、脐之下为"下"，因此不能笼统地说。

182. 学生问： 从中医临证和历代经验看，中医对具有什么特征的疾病，疗效好？对具有什么特征的疾病，疗效差？对具备什么特征的疾病，没有疗效呢？

答： 中医对于气化方面的疾病，疗效好。对于形变的疾病，疗效要慢一些。对于体质差并且有疾病的人，疗效就更差一些。

183. 学生问：《此事难知》卷下曰："六脉俱弦，指下又虚，脾胃虚弱痛也，食少而渴不已，心下痞，腹中痛，或腹中狭窄如绳索之急，小便不利，大便不调，精神短少。此药专治大渴不止，腹中窄狭，所食减少，大有神效。白茯苓、陈皮、人参、生姜、甘草。"请问"腹中狭窄"指什么？

答： 脾胃虚弱后，人体消瘦，人体瘦了以后，腹中就会狭窄。因为脾胃虚寒，腹直肌都是收紧的，就会发生腹直肌紧张的现象，所以像绳索一样。《灵枢·口问》云："中气不足，溲便为之变。"出现小便不利、大便不畅的现象。脾胃虚弱，神不生了，就会精神短少。"短少"就是指精神不足，所以要温中。温中后，就会神气复，也就是说，温中以后，消化吸收功能好了，生神的力量就有了。

再问： 腹中狭窄，是患者的一种感觉，还是医生看到的情况？

答： 医生看到的情况。

184. 学生问： 在《五运六气解读〈脾胃论〉》一书中，我发现主要围绕以下内容来论述。

（1）"至而不至者，谓从后来者为虚邪，心与小肠来乘脾胃也——子病及心母"。

（2）"所胜妄行者，言心火旺能令母实——克脾，肝木妄行"。

（3）"所生受病者，言肺受土、火、木之邪，而清肃之气伤——脾土病及子肺"。

（4）"所不胜乘之者，水乘木之妄行而反来侮土——脾土克肾水"。

请问："求其至也，皆归始春，未至而至，此谓太过，则薄所不胜，而乘所胜也……至而不至，此谓不及，则所胜妄行，而所生受病，所不胜薄之也。"这个规律适合所有脏腑，还是只针对脾胃来说？为什么《五运六气解读〈脾胃论〉》主要依此展开论述，从而引出阳虚三联证，涵盖了所有的内伤疾病？

答： 这个规律都适用，只是《脾胃论》是以脾胃为主，所以《脾胃论》里面只取了这个，这样总结出来"阳虚三联证"。当然，其他脏腑不会有"阳虚三联证"这个规律。

185. 学生问： 《伤寒论》说："太阳中风，阳浮而阴弱。阳浮者，热自发；阴弱者，汗自出。"这里的"阳浮发热"和"阴弱汗出"怎么理解？

答： 太阳中风，风为阳邪，其性疏泄。中风以后是阳浮发热，阳邪，所以浮而发热。"阳加于阴谓之汗"，阳强了，必然伤阴，而且风又疏泄，所以伤阴后，会汗出，就会营弱了。

186. 学生问: "三伏贴"和"三九贴"的原理是什么?可以治疗哪些疾病?能不能给我们介绍几个配方?

答: 这是我在《中医太极三部六经体系:伤寒真原》《五运六气解读〈伤寒论〉》里面说的夏至、冬至"二至病",病机、治法和方药书中都有阐述。

187. 学生问: "表之表部"和"表之里部"疾病的治疗方法,有什么区别?

答: "表之表部"指表部属于阳,是表阳部的病变。"表之表"是指在皮毛的部位,这叫"表之表"。所谓"表之里"指在表之表没有治好,而进入到胸部,这就是"表之里",二者有差别。本应该在表之表治疗,因为治疗不当,邪气陷入胸部,这就是"表之里"。比如:小柴胡汤是治疗表之里的方剂,作用是"上焦得通",开上焦了,然后"胃气因和,身濈然汗出而解"。

188. 学生问: 张仲景《伤寒论》第16条曰:"观其脉证,知犯何逆,随证治之。"李东垣在《脾胃论》中,探讨《素问》《灵枢》及《黄帝针经》时说,"脾胃不足之源,乃阳气不足,阴气有余。当从元气不足,升降浮沉法,随证用药治之。"张仲景和李东垣都提到"随证治之"。这也许是后世"辨证论治说"的源头。请问:张仲景和李东垣所说的"证",指的是什么?证和症状(后世说的临床表现)怎么区别?

答: 张仲景的《伤寒论》是按照六经辨证,随证治之;李东垣的《脾胃论》属于内伤疾病的治疗,辨证体系是脏气升降浮沉的辨证法,来随证治之。二者的辨证体系不一样,所以"随证治之"也就不一样。

再问:《伤寒论》有没有辨病?"六经辨证"的提法可否理解为"辨六病"?您认为《伤寒论》六经辨证的提法是否恰当?《伤寒论》中的"三阴三阳"是否由一阴一阳,进一步分为三阴三阳?

答: "六经辨证"是后人总结出来的说法。其实,《伤寒论》本来是辨病多,因为中医是讲究"辨病求因、审因论治"的,这才是正道。每一经里面,都需要去辨病,每一经里面,都不是一种病,至少"六淫"都可以让这一经发病。首先是辨病,这个说法是正确的,现在"六经辨证"的提法不太恰当。关于三阴三阳的问题,不是一句话说得清的,现在只是一种"三阴三阳",永远说不通。我有一篇文章说过,仅仅《伤寒论》里,至少有两套"三阴三阳"。

再问:《素问·六微旨大论》说:"帝曰:其升降何如?岐伯曰:气之升

降，天地之更用也。帝曰：愿闻其用何如？岐伯曰：升已而降，降者谓天；降已而升，升者谓地。天气下降，气流于地；地气上升，气腾于天。故高下相召，升降相因，而变作矣。"请问：这里的"高下相召，升降相因，而变作矣"该如何理解？有什么意义？

答：天地气交。

189. 学生问：《素问·五脏生成》说："人有大谷十二分，小溪三百五十四名，少十二俞"。王冰注释说："小络所会，谓之小溪也。"请问："小溪三百五十四名"，指的是腧穴（穴位）吗？

答：是，"小溪"和"三百六十五节"都指穴位。

190. 学生问：历节病的"黄汗出"中的"黄汗"，怎么理解？

答："黄汗"不是指汗出有黄色，而是由于脾虚、脾阳虚的汗出，所以叫"黄汗"。

191. 学生问："心窍"指什么？为什么叫"开窍"？开窍的说法，和三阴三阳开阖枢中的"太阳为开"的含义是否一样？

答：这是从古人一直沿用到现在的一种说法。古人认为：心有七窍。现在来说，心有左心房、右心房、左心室、右心室等，开窍是存在的，这是从古代沿用下来的说法。但这种"开窍"和三阴三阳"太阳为开"是两个概念，不是一回事。

192. 学生问：是不是中医学根据"象"和准确推断内在脏腑的各种功能状态来医治疾病，所以虽然起初也有解剖学，但是中医没有跟西医一样，发展出"细胞学说""病毒学说"等显微结构的学科？现在，西医的解剖学、生理学已经很发达了，是不是中医依然必须坚持"天人合一"和"天人相应"的基本思维方式？是不是因为望诊的特点，所以中医才说"望而知之谓之神"？从天人合一的角度出发，是望诊重要，还是脉诊重要？为什么《伤寒论》说"上工望而知之，下工脉而知之"？

答：关于解剖学。中医最小的解剖单位是细胞，但是中医不称它为"细胞"，而为"腠理"。腠理由细胞组成，所以中医最小的解剖单位是"腠理"。望诊和脉诊是一个事情的两个方面，望诊是望神，色、脉就是由神来决定的。脉里面是什么？是神，它是营卫气血，营卫气血就是神，所以号脉是号神。不仅号脉是号神，望诊也是望神，所以它们是统一的。

第47讲
中药与方剂

2017 年 10 月 10 日

193. 学生问：小柴胡汤和桂枝汤，感觉这两个方，可以治疗的疾病很多。请问：为什么小柴胡汤和桂枝汤有如此多的适应证？

答："治病求本，本于阴阳"，桂枝汤是阳旦汤，小柴胡汤是阴旦汤。本于阴阳，二者是阴、阳方的代表，所以，它们在临床中应用很多，调理阴阳，首选小柴胡汤或者桂枝汤。

再问：阳旦和阴旦的"旦"字，是什么意思？

答："旦"的本义表示日出。

194. 学生问：请老师讲解阳旦汤的使用。上次老师论述了"半百而衰，肝胆开始"。若人生于金运太过之年，肝本已是弱脏，从预防角度来看，阳旦汤是否合宜？

答：我给大家解答阳旦汤，也就是如何扶阳的问题。《黄帝内经》讲得很清楚，阳气在哪里？《黄帝内经》说，阳气在胃脘，"阳者，胃脘之阳也。"另外说"脾主四肢""四肢为诸阳之本"，《黄帝内经》给出阳气在脾胃，扶阳应该从中焦扶阳。张仲景遵照书中的观点，创建了小建中汤。在《辅行诀脏腑用药法要》里有"阳旦汤"。阳旦汤包括：小阳旦汤和大阳旦汤。小阳旦汤就是桂枝汤，大阳旦汤就是小建中汤，还有黄芪建中汤、大建中汤、理中丸、四逆汤。张仲景是从中焦来扶阳的，扶阳的基础方就是桂枝汤。在此基础上，加入饴糖，加大了白芍的用量，这时就是小建中汤。扶阳的基础是小建中汤、阳旦汤。在这个基础上再加黄芪，扶阳不是单单用一个黄芪就能扶阳，而是在建中汤的基础上，加上黄芪来扶阳。扶阳分几个层次，一是用小阳旦汤、桂枝汤来扶阳，再进一步是小建中汤，再进一步是黄芪建中汤，再进一步是大建中汤。如果中焦阳虚，就是理中丸，表现出寒象了，所以用理中丸。如果不但有虚寒，还有寒湿，这时候是实证，这个寒湿，是实证的寒湿，就用四逆汤。张仲景说"脏寒，要用四逆辈。"在《辅行诀脏腑用药法要》里，把理中丸叫"小补脾汤"，是治虚寒的方；而四逆汤叫"小泻脾汤"，是治疗寒实的方。一个实证、一个虚证，现在有些人不分虚、实，这是不对的。而且书中明确提出，四逆汤是太阴脾土的主方，而不是少阴肾的主方，由于寒湿过重，湿气下流于肾，所以四逆汤能够治疗少阴寒湿证，但它不是少阴病的主方。《黄帝内经》没有把阳气放在少阴肾里，而是在中焦，所以大家在扶阳的时候，一定要尊重《黄帝内经》和张仲景的观点，扶阳应该循序渐进、分层次，看哪一个层次，该用哪一个方。李东垣秉承了张仲景的思想，在这方面发挥很多，他提出"阳虚三联证"的观点。"阳虚"就是中焦阳气虚，由于中焦阳气虚，导致脾胃气虚，水湿下流于肾。针对这三个证，李东垣创建补脾胃泻阴火升阳汤，一个方把三个方面全部照顾到了，大家要重视李东垣这个方。李东垣的主方不是补中益气汤，补中益气汤后面还有安神汤、安神丸，都是泻阴火的，应该合起来，不要断章取义。李东垣的完整方子是补脾胃泻阴火升阳汤，这才是完整的"阳虚三联证"的方，我在《五运六气解读〈脾胃论〉》里有详细的介绍，大家看一看，这样就了解该怎样扶阳，阳气到底在哪里。至于"肾阳"，那是后人的说法，不是《黄帝内经》的说法。

195. 学生问：如何理解小柴胡汤的解表作用？小柴胡汤辛开苦降的作用，是通过半夏和生姜的辛味，所致的宣发解表吗？

答：小柴胡汤解表的作用，《伤寒论》第 230 条说得很清楚"上焦得通，津液得下，胃气因和，身濈然汗出而解。"

196. 学生问：中焦湿热，用茵陈蒿汤还是温胆汤？

答：中焦湿热首先考虑用茵陈蒿汤加减，如果湿热加肾结石，就用金钱草这类的药。有些症状不确定，如果上面有风火，就配合风引汤，在风引汤中挑一、两味药就行，不必全用。对湿热偏重的黄腻苔，温胆汤不太适合，而茵陈蒿汤是合适的。

197. 学生问：四时阴阳理论确实好，我想用这个理论，理解中药的四气五味。请问：

（1）四气和四季的对应关系是"春温——夏热——秋凉——冬寒"吗？

（2）五味和四季的对应关系，我觉得有点矛盾。比如：肝本来主宣发，而酸的作用趋势是收涩，这好像和肝木宣发的作用相违背，怎么能酸入肝呢？另外，苦味归心也与火热相违背，苦味能泻、能燥、能坚。请您谈谈五味和四季对应的问题。

答：四气对应四季，就是"春温、夏热、秋凉、冬寒"，这是对的。关于五味对应四季，《金匮真言论》里有明确的说明：春天是酸味、入肝等，这些都有明确记载，并不矛盾。你认为的"矛盾"，要区分出来：酸是干什么用的？酸味是补肝体的，它能够助肝的升发。肝主升发，而不是宣发，升发酸，这个地方要用酸温的。如果是酸凉的，就成泻肝而不是补肝了。酸温补肝体。你说的那个"升发"，是指肝用。肝升阳气，这是肝用。肝用和肝体是两个概念，要注意分清楚。

198. 学生问：在这本书中，为什么不太提及五运六气，根据运气进行的药物性味配伍与《伤寒论》方剂之间的关系？这一点该如何认识？

答：五运六气中，根据运气进行的药物性味配伍，我在《五运六气解读〈伤寒论〉》中"五运六气将中医标准化"一节，论述了这个问题。五运六气与药物性味的配合有中医严格的标准。这里只讲了性味，而没有提出具体的药物，需要你根据原则去选择药物。个体的药物不同，你可以灵活选用，但是五运六气和药物性味是有严格规定的，不能变，这是中医的标准。《伤寒论》中的方子，就是这样规定的，如麻黄汤是治疗太阳、阳明合病的方。太阳寒水之病，要用炙甘草、桂枝，辛、甘、温的药；而阳明之上燥气主之，燥气要用苦、温的药物来治疗，麻黄汤中的麻黄、杏仁是苦温的药，它们都是治疗燥气的，而桂枝是治疗寒气的，所以《伤寒论》中的药物，已经严格地与运气结合起来了，建议你看《五运六气解读〈伤寒论〉》中"五运六气将中医标准化"一节。

199. 学生问：请问您对于把中医古代经典名方做成适宜剂型的中成药，有何看法和建议？

答：经方制成成药可以，有其适应证。

200. 学生问：《太平惠民和剂局方》："香苏散，香附子（炒香，去毛）、紫苏叶各120克，甘草（炙）30克，陈皮60克（不去白）。功能主治：理气解表。治外感风寒，内有气滞，形寒身热，头痛无汗，胸脘痞闷，不思饮食，舌苔薄白。用法用量：每服9克，用水150毫升，煎100毫升，去滓热服，不拘时候，日三服。若作细末，只服6克。入盐点服。"请问："入盐点服"是什么意思？有什么作用？

答：指服药时加点盐，取咸味，防燥。

再问：水煎服的时候，为什么不加？

答：都加，一气读之。

201. 学生问:《金匮要略》中的"治咳五方"指什么？

答:"治咳五方"指《金匮要略·痰饮咳嗽病脉证并治第十二》中的小青龙汤加减五方。

再问:《伤寒论》中治疗咳嗽的方子很多，为什么这里只提出五方？ 是总结不全面，还是就只有这五方？

答:每个医生都有自己的习惯用方，不是所有的方剂都用。治疗咳嗽的方剂很多，不只是五方。我治咳嗽分：外感伤寒、温病及内伤三方面。

再问:《金匮要略》中《肺痿肺痈咳嗽上气病脉证并治》和《痰饮咳嗽病脉证并治》两篇中的咳嗽，有什么区别？ 为什么同一个咳嗽会放在两篇中呢？

答:一个以虚、热为主，另一个以痰饮为主。

202. 学生问:中医的经验方有没有效果？

答:经验方有效果。我也经常根据自己的经验开方，但不固定。

203. 学生问:《神农本草经》中提出："上药一百二十种，为君，主养命以应天。中药一百二十种，为臣，主养性以应人。下药一百二十五种，为佐使，主治病以应地。"请问：

（1）上、中、下三品为君、臣、佐、使的具体分法，是不是更加有利于指导临证开方？

（2）对于现在来说，"养命、养性、治病"的积极意义是什么？

答:很有指导意义，整部《黄帝内经》就是讲天、地、人三才之道，这是核心内容，《神农本草经》这种分类法和《黄帝内经》相吻合，有积极的临床指导意义。"应天"就是要顺应天道，《黄帝内经》称之为"四气调神大论"，必须顺天而不能逆天。另外，还要法天地之理。不法天地之理，动手便错。这个指导意义很大，特别对于养生、治未病，都很重要。治病，就是我们的形体有病了，这时候要注意升降浮沉、寒热虚实，选择寒热方面的药物、五味方面的药物，来加以调和治病。治病就是"纠偏"，气味把握好了，就能治好病。

204. 您说:《脏气法时论》和《辅行诀脏腑用药法要》是同一个理论体系，《金匮要略》和《脾胃论》是同一个体系。那么，这两个理论体系有什么不同？

答：两个体系的不同，我在《五运六气解读〈脾胃论〉》第 75 页已经写出来了，你好好看看。

205. 学生问： 关于柴胡的炮制作用，醋灸是使升散之性缓和，增强疏肝止痛作用。请问：升散之性和疏肝的作用，二者的区别是什么？

答：《神农本草经》记载，柴胡是苦、平、寒的药，它本身没有升发的作用，升发的作用是后世发展起来的。柴胡，即便是从它的气来说，有升发作用，那么用醋炮制以后，就会降低其升发作用。为什么？因为酸苦涌泄，为阴，就会减缓它的升发作用。至于柴胡疏肝止痛的效果，在《伤寒论》里讲所谓"疏肝"的作用，主要是指柴胡能够开上焦胸，上焦胸开通以后，肝木自然就会升发，也就恢复了疏泄作用。肝木正常，它就有疏土的作用，肝木疏土。所以这时候，它就有疏肝止痛的作用。

206. 学生问： 四君子汤方剂中，人参为君，甘温益气、健脾养胃。臣以苦温之白术，健脾燥湿，加强益气助运之力。佐以甘、淡茯苓，健脾渗湿。苓术相配，则健脾祛湿之功益著。使以炙甘草，益气和中、调和诸药。四药配伍，共奏益气健脾之功。请问：中医所有的方剂，都有扶正和祛邪两方面的作用吗？

答： "邪之所凑，其气必虚"都是正气不足。总体来说，方剂的合成都是扶正祛邪。从正虚受邪的观点来看，所有的方剂都是扶正祛邪，只不过偏重不一样罢了。有的扶正多、祛邪少，而有的祛邪多、扶正少。这就是医理，要知道理法才行。再者，中医非常可悲啊。针灸只讲穴位，哪个穴在什么地方、主治是什么，讲完了，就操作了。方剂就讲方证相应。这两个都不要医理，那么就把中医的魂丢了。不讲医理的中医，你说是好中医吗？能把中医传承下去吗？整天在讲，只要认准几个穴位、主治，认准一个方证、记住方证就可以治病，临床有效果，就是一个好中医。这距离好中医，还差得远呢！必须把"理、法、方、药"中的"理"放在前，而且一定要继承"理"。只有继承理，才能够很好地创新。针灸也好、开方也好，都属于医技，而不是医理。

207. 学生问：《伤寒论》的处方能否和针灸处方相对应，就是方剂处方的君、臣、佐、使与针灸的处方相匹配？

答： 关于经方和针灸的对应，说法不恰当。方剂是通过药物的气味来调节人体营卫气血虚弱的，是滋补的。而针灸没有这个功能，它只是调节脏腑内气，与方剂采取外界的药物补充，来调节人体的营卫气血，根本不是一回事。

第48讲
医案分析

2018年8月8日

208. 学生问: 我儿子悬雍垂边上有绿豆大的一块溃疡,请问大概是什么原因? 该如何调理? 照片要等到晚上再拍。他的生日是2002年2月28日。

答: 这个病例中,孩子早晨起来后,悬雍垂边上有绿豆大的一块溃疡。他是2002年2月28日出生的,是壬午年的初之气。这是他本命年,本命年上头有风火。从流年来说,现在是阴历的七月,属于四之气,主气是太阴湿土,客气是少阳相火,这样的流年加上本命年,君火、相火都有了,再加上一个风,所以风火扰上,就出现口腔里面的溃疡。这位患者出现在唇上面,还有的会是舌上面、满口腔都产生这种溃疡。注意考虑湿气,会有一种湿火的现象在里面。治疗的时候,要从这方面着手。这个医案分析比较简单,就是让大家注意,本命年和流年应该如何结合起来看。有时候看病,不要只看本命年,也要看发病时间的流年。现在有的医生看病时,本命年考虑得多,流年考虑得少。新发病的患者,我们要考虑他的流年;慢性病的患者,我们考虑他本命年多一些。

209. 学生问: 本人去年十月(阴历)生完孩子,一个半月后出去,可能吹风了,然后出现双膝发冷,膝关节及双大腿前侧偶尔疼痛,伴腰痛。曾服独活寄生汤及补肾阳的中药,另外温针灸、火针都试过了。目前腰痛已经缓解,但双膝偶尔痛。请教老师有什么好办法? 我出生于1983年七月初八。可能真是内热外寒? 朋友摸我脉象,是内热,但我就是怕冷,怕风、怕吹空调。

答: 这个病例是患者生完孩子以后受了风,出现双膝发冷。虽然她通过治疗,症状有所好转,但是仍然剩下双膝偶尔痛的症状。她是1983年七月初八的生日。那么1983年的"3"就是火运不及,多阳气虚。火运不及、阳气虚,会产生怕冷。她是癸亥年出生,癸亥年是厥阴风木司天,在三之气上头又加少阳相火，是不是风火扰上呢？叶天士多次说过，"风火扰上，下头必有虚寒"，所以她本人下面是比较寒凉的，再加上火运不及，她不是外热内寒，而是上热下寒。因为下寒，所以腿、膝寒凉，是在所难免的。总体来说，大家注意风火扰上。风火扰上，会有什么现象？会伤损肺气。肺气受伤以后，必然会怕风、怕冷，大家在临床当中要多体会，这些都是实际问题。

210. 学生问：病例，2～5岁小孩，哕白沫，心衰，拉稀便，齿龈苍白，食欲也不好，腹痛。

答：这个病例收集有问题，所以解答的时候就有问题。2～5岁的小孩，出现心衰，哕白沫，拉稀便，但是没有给出发病的季节。是一年四季都如此吗？还是某个季节这样呢？我考虑，不应该一年四季都如此吧，一定是在一个时间段里面，而且根据症状来看，冬、春季节比较多见，这是以我的临床经验来考虑的。根据给出的症状，拉棕黄色稀便，还带血，小孩因为便血，而出现贫血、齿龈苍白、食欲不好、腹痛，要从四诊八纲去考虑。这里没有日期，大概率上说，季节性孩子们多发此病。考虑用干姜黄芩黄连人参汤加赤石脂，治疗这个病。拉稀便、哕白沫，病位在肠道系统，要从肠道系统去治疗。孩子拉得多了，也有体质虚弱，心衰，所以用干姜、人参等这些药来温补虚弱，黄芩、黄连以清热凉血，赤石脂止血。

211. 学生问：左、右脉浮，应该怎么分析？

答：这个说得不清楚。左、右脉浮，这个"脉浮"是寸、关、尺都浮，还是只有寸浮、关浮，还是尺也浮？这些没有区分清楚，这里面差别很大。比如：尺浮，病在表；关浮在中焦；尺浮在下焦，差别很大，笼统说左、右脉浮，让人不好去分析，这个病案怎么去推断？从哪一方面去推断呢？所以，病案的收集一定要到位，不到位到时候，不好论断。以后讨论病案，临床资料要尽量齐备。

212. 学生问：每年的阳历元旦前后，全国各地会发生不同程度的流感疫情，而且我觉得这时候发生的流感，往往是全年最严重、波及面最广的流感。这个流感的发病时间，大概在阴历十一月前后。请问，从中医太极三部六经体系来看，诊治此类流感的发病原因和处置方法是什么？虽然每年的运气都会不同，但是几乎每年，都在这时候发生流感疫情，这是为什么？

答：每年的阴历十一月、十二月是终之气，终之气是地道最寒冷的三九天。这时候的终之气是严寒的时候。如果此时发生暖冬，比如冬行夏令、冬行春令、冬行长夏令等这类气候，就会导致该藏的不藏，那么形成的客气就会和主气太阳寒水在一起，客气、主气形成了一种杂气。由于该冬藏的时候不能藏，往往是阳气外泄的情况多，这时最容易形成流感和疫病。从运气来说，这不奇怪，往往都发生在这时候。严重的话，会一直延续到明年的初之气或者是二之气。因为冬不藏，往往导致春温发作，也会有这样的疫情发生，现在叫作"流感"。西医是以"流感"一个词来概括的，可是中医就有区别。比方客气是属于相火、还是君火、还是湿气、还是风气呢，这是不同的。那么，它们的"流感"所导致的细菌、病毒，也是不同的。所以，不能用一个简单的"流感"来限定它的名字。

213. 学生问：有个病案，请老师指导治疗。

初诊日期：2017 年阴历十二月十三日。患者张某，女，出生日期：1986 年阴历十二月九日，甘肃省天水市人氏。

患者自述：2017 年阴历八月二十二日，白天感觉身上发冷，吃了些感冒药。到晚上十二点，开始发热，浑身发冷，间接性地发热，刚开始冷，接着就是热，热的时候淌汗，身上冒气，最高烧到 42℃，不发热的时候，一切正常。现在发热的时间一般在下午 5～6 点，发热症状是冷，不出汗，咳嗽，有点气短，头疼，伴有便秘。曾经在兰州某三甲医院住院，住院期间做各项检查未发现病因，好转后出院，出院后病情又发作如前，到现在还没好。各处治疗都没有效果。患者是微信上询问的，因为患者离得远，其他情况不太清楚。舌象如图 8-2 所示。

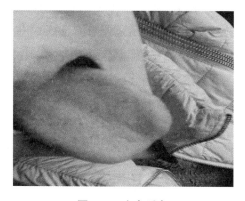

图 8-2　患者舌象

答： 用葛根汤加减：桂枝 10 克，白芍 10 克，炙甘草 6 克，生姜 10 克，大枣 3 个，葛根 20 克，麻黄 6 克。

学生问：方剂服用了 6 剂，再没有吃。这个患者最近 20 天没有再发热，算治愈了吧。您能分析一下这个病例吗？（时间：2018 年 1 月 12 日）

答： 这个人的发热治愈了。这个人发病在 2017 年的六之气，六之气的主气是太阳寒水，客气是少阴君火，是个寒热错杂的病。冬行夏令，《伤寒论》称之为"冬温"，应该按照冬温来治疗。冬温初期，会有不出汗的时候，所以她身上无汗，这时就考虑用葛根汤。因为葛根汤是治疗温病初起无汗的方剂，《伤寒论》叫作"太阳、阳明合病"。太阳阳明合病里，有个以桂枝汤为底的方子，然后加入了辛凉的葛根和麻黄来发表。凡是受邪的初期，都是阳气不固，要用桂枝汤固表，葛根辛、凉去温，麻黄发汗，所以表证就治好了。你不能用单纯的凉药，这不行，用单纯的热药也不行，外感病往往是两种以上的气合起来为病，也就是所谓的"杂气为病"，不能只看一种热就是热、凉就是凉，这在临床当中很少见，相比起来杂气为病的情况更多。患者虽然发热，外感治好了，但是从她的舌象上看，这个人的体质还要做后期的调理，这样比较好。

214. 学生问： 田老师医案分享：患者男，生于 2003 年 8 月 7 日（阴历七月初十），癸未年，四之气。2018 年 1 月 12 日，其母亲微信主诉：儿子近期反复感冒，起初咽痛，昨日（1 月 11 日）又出现恶寒发热，咳嗽，有血丝，咳黄痰，无汗，高热时恶心。医生以"麻黄杏仁甘草石膏汤"加鱼腥草、瓜蒌皮、浙贝、枇杷叶、桔梗等治疗后，出现胃脘部疼痛，无按压痛，恶心欲吐，乏力短气，纳差。田师微信处方：桂枝 10 克，党参 10 克，白术 15 克，生姜 15 克，大枣 3 枚，炙甘草 6 克，陈皮 10 克，清半夏 10 克，竹叶 15 克，白茅根 15 克，牛蒡子 10 克，服用 1 剂后，患者流了一点儿鼻血，热退，精神好转。但仍有咽痛，左侧淋巴结肿大，咳嗽咳痰，继续以原方加连翘 10 克，川贝 6 克，再进 2 剂后，咳嗽明显好转，基本好了。

案例分析：患儿素体脾胃虚弱，故自小容易感冒。今，丁酉年终之气，又反复感冒。终之气，主气为太阳寒水，客气为少阴君火。病邪寒热错杂。患儿感受太阳寒水之邪，寒邪郁闭腠理，故恶寒发热、无汗；表寒在外，必有内郁之心火；火热乘客肺金，则有咽痛、咳嗽、咳痰黄；同时患儿本就脾胃虚弱，又有医生过用寒凉之品，损伤脾胃，出现病邪陷入于里部，而成表

（太阳阳明）里（太阴）并病之证候。治以六君子汤固护脾胃，桂枝汤去芍药，以去太阳寒水在表之邪，竹叶、白茅根去内郁之心火，牛蒡子利咽喉。故一剂热退，之后再加连翘，清热散结，川贝清热化痰，前后三剂，咳止痰化、精神恢复。

请问：这个病案，您能不能分析一下？

答： 原文分析得就很好，既抓住了体质，又抓住了病邪的性质。原文分析抓住了三点：第一，抓住了体质，就是患者素体抓住了。第二，抓住了误治，误治导致的病证。第三，抓住了当时的邪气，是寒热错杂的病气，从这三点进行分析就可以了。

再问： 我觉得病案中的医生并不是"过用寒凉之品，损伤脾胃"，而是见病在肺，只知道治肺，而没有考虑患者出生的体质年，尾数为 3，是阳气不足，而非是寒湿体质，辛味药用量过多来发表，导致里气不守，表邪入里。这样的看法，是否有道理？

答： 这是不考虑素体的原因。病案中的医生只看见温病是治肺，根本不考虑素体，所以是一个是否考虑素体的问题。按温病来治疗，都是用寒凉药，所以还是考虑不全面。提这个问题的人，就没有考虑到素体的问题。

215. 学生： 田老师医案：患者，男，丁酉年初之气，江浙生人。1995 年左右出差北方，较为劳累，后头皮、四肢、躯干依次出现瘙痒红疹，后确诊为银屑病。吃海鲜、牛羊肉等食物会瘙痒。现全身病患面积超 60%，死皮较厚。怕冷，脚汗多，身体不太出汗，半夜 3 点至 5 点出汗，大、小便无特殊，爱吃甜食，无其他特殊症状。如图 8-3 所示。

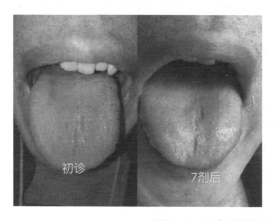
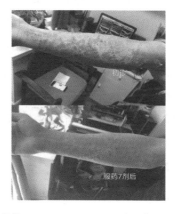

图 8-3　患者舌象及上肢症状

处方：麻黄 6 克，桂枝 10 克，杏仁 10 克，生甘草 6 克，石膏 30 克，当归 10 克，川芎 6 克，党参 10 克，干姜 6 克，赤芍 10 克，生地 15 克，白茅根 30 克，芦根 30 克，元明粉 6 克（包）。

共 6 剂，日三次，饭后服，第一次服药发汗，忌生冷辛辣。

许帅分析：

（1）运气体质　丁酉年初之气，阳明燥金司天，少阴君火在泉。初之气，主气厥阴风木，客气太阴湿土，故患者为燥热体质。丁年，木运不及，气从金而化，肝弱、金强、心复。结合运与气的格局，患者少阳三焦不足，阳不升，阴不长，故阴血虚，心阴火盛，有心火克肺的发病倾向。

（2）发病原因　外感病，从发病时间看，1995 年为乙亥年，厥阴风木司天，少阳相火在泉，加之年运为金运不及，气从火化，故风、火、热为病居多，更损伤人体的阴仪系统，病肺、脾、肾。其次，内伤为病，饮食劳作，皆伤少阳三焦阳气，其发病因北方出差劳累引发，因此发病时，存在阳虚"阴火三联证"的病理基础。饮食海鲜、牛羊肉后加重，更反映出其脾胃阳虚，运化不及，阴火克肺。

（3）发病病位　患者就诊时，病患处皮肤瘙痒，红疹碎屑，死皮较厚，"诸病疮痒，皆属于心"，太阳心，布体表，肺主皮毛，提示太阳、阳明病位。

（4）病理病机　患者发病，死皮较厚，怕冷，身体不太出汗，全身皮疹，说明寒燥伤太阳、阳明部位，太阳阳明郁热。半夜三点至五点出汗，舌质红，中、后舌苔厚腻并有裂纹，结合运气体质，说明存在"阳虚三联证"的"少阳阳虚，心阴火，下寒湿"的身体状况。

（5）治疗思路　根据田氏太极三部六经体系的治疗思路，先针对大表部郁闭，用辛、苦、温的麻黄、桂枝开表解肌，尤加大桂枝解肌，杏仁以降气化燥，辛、凉的石膏来清透郁热，同时结合患者体质多"阳虚三联证"的血虚阴火状态，加当归、芍药、川芎、生地以凉血养血润燥，甘、寒的芦根、白茅根以清阴火，其中石膏、芦根、白茅根应用大剂量，均对阴火而设，生甘草、赤芍清热活血，党参、干姜，辛、甘、温，补少阳、健脾，咸、软的元明粉以治火燥。首次治疗，务必全身微汗出，开鬼门，发腠理，打通大表部，顺畅肺、脾后天之本，恢复升降之机。

李正富分析：

（1）患者出生运气体质分析　丁酉年初之气，木运不及，病位在肝、肺、脾，阳明燥金司天，少阴君火在泉，初之气主气厥阴风木，客气太阴湿土，病性以燥热为主，同时伴有风湿。

（2）病情分析　患者出生于上半年，凉燥在外，郁闭腠理，故平时出汗少。凉燥在外，心火内郁，火热必克肺金。心主表，肺主皮毛，心肺郁热，故而红疹、鳞屑泛发，舌质红，亦为心、肺有热之象，舌有裂纹，为热邪伤阴之象。同时，患者木运不及，少阳相火不足，脾胃虚弱，又加重阴火——心火的产生；脾胃虚弱，不能运化水液，水湿停聚，湿蕴化热，舌苔中后部黄腻，为湿热之象。

（3）治疗原则　《六元正纪大论》言："丁卯（岁会）、丁酉岁，上阳明金，中少角木运，下少阴火。清化热化胜复同，所谓邪气化日也，灾三宫，燥化九，风化三，热化七，所谓正化日也。其化上苦小温，中辛和，下咸寒，所谓药食宜也。"

（4）处方分析　田师方，用《金匮要略》中所载《古今录验》的续命汤加味。方中，麻黄汤辛、苦、温，以祛在表之凉燥；石膏辛、甘、寒，芦根甘、寒，元明粉咸、寒，以清表之里肺热；生地、白茅根甘、寒，清心火，同时心火必伤营血，故用生地、赤芍、川芎、当归凉血养血，又取"治风先治血，血行风之灭"之义；患者肝木不及，故用桂枝、干姜之"小补肝汤"主药以辛温和中，配伍党参，健脾胃。诸药和参，标本兼顾，扶正与祛邪兼施，共奏解表清热、凉血养血、健脾利湿之功。

安广青分析：出生时间：丁酉年初之气。中运木不及，阳明燥金司天，主气厥阴风木，客气太阴湿土。凉燥寒湿郁闭，升发不及。生内热。热郁肌表而病作。初诊舌红，裂纹，苔黄腻。田师用麻杏石甘以辛凉透表，并特别要求首剂发汗。舌裂纹，为郁热伤阴，用四物汤以养血、养阴。芦根、白茅根、元明粉利湿热，给邪以出路。党参、干姜以温脾护中。四物汤去白芍而用赤芍以养血。七剂后，从舌象看，舌红所示的内热明显减轻，裂纹减轻，提示阴伤好转，舌苔较前明显松动。

以上是三人关于这个病案的分析，请问哪个分析得对？

答： 关于这个医案，以上三人的分析都抓住了基本的要领，只是陈述方式、方法各有不同。许帅的条理比较清晰,分开来讲,初学的人更好接受。李正富比较系统,而且点出这个方就是续命汤,这样便于分析。安广青虽然比较简单,但是还是抓住了要点。

216. 桂枝人参汤治疗冠状动脉粥样硬化案

杨某,男,53岁,出生于1963年(癸卯年)。

初诊:2019年3月28日。

自述:冠状动脉粥样硬化,清晨起来清醒,上午9点后头晕,患有慢性咽炎,食管炎,咽喉有异物感。两肋、胃部疼痛,疲劳后加重,生活无规律,有时小便刺痛,疲劳,腰痛。望诊:唇紫暗。舌诊:舌淡胖,大齿痕,苔白厚腻。脉诊:脉沉,以桂枝人参汤加减。

处方:桂枝、炙甘草、干姜、炒白术、党参、茯苓、炒鸡内金、木香。共7剂。

二诊:2019年4月4日。

患者来时心情愉快,自述服药3剂后,肋疼减轻一半,嗓子稍有异物感,诸症悉减。舌诊:舌质红,有裂纹,厚苔减。脉诊:左浮无力。

处方:桂枝、炙甘草、干姜、炒白术、党参、茯苓、炒鸡内金、木香、焦苍术、炒山药。共7剂。

上方加焦苍术、炒山药,增加健脾化湿之力,去其厚腻之苔。

三诊:2019年4月11日。

患者甚为喜悦,自述服上方三剂后,两肋疼愈,服完药诸症悉愈。望诊:面色暗红。舌诊:舌质紫暗,胖大,舌根苔白厚腻减,裂纹减。

处方:桂枝、炙甘草、干姜、炒白术、党参、茯苓、炒鸡内金、木香、焦苍术、炒山药、蒲黄。共7剂。

上方加蒲黄以活血利水。

答:1963年为癸卯年,火运不及,水湿大行,水湿易困脾阳。阳明燥金司天,还易兼有局部津液不足之患。综合四诊资料,患者为中焦虚寒,阳气不得升发,治以升阳健脾散寒为法,故以桂枝人参汤加减。